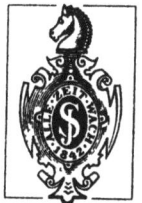

Monographien aus dem Gesamtgebiete der Psychiatrie

61

Herausgegeben von
H. Hippius, München. W. Janzarik, Heidelberg
C. Müller, Onnens (VD)

Band 52 **Basissymptome und Endphänomene der Schizophrenie**
Eine empirische Untersuchung der psychopathologischen
Übergangsreihen zwischen defizitären und produktiven
Schizophreniesymptomen
Von J. Klosterkötter

Band 53 **Psychisch kranke Straftäter**
Epidemiologie und aktuelle Praxis
des psychiatrischen Maßregelvollzugs
Von N. Leygraf

Band 54 **Die Lichttherapie der endogenen Depression**
Ein Beitrag zur chronobiologischen Depression in der Psychiatrie
Von M. Dietzel

Band 55 **Kategorien der Lebensgeschichte**
Ihre Bedeutung für Psychiatrie und Psychotherapie
Von A. Zacher

Band 56 **Die Wirksamkeit ambulanter psychiatrischer Versorgung**
Ein Modell zur Evaluation extramuraler Dienste
Von W. an der Heiden, B. Krumm und H. Häfner

Band 57 **Grundgefühle**
Phänomenologie – Psychodynamik – EEG-Spektralanalytik
Von W. Machleidt, L. Gutjahr und A. Mügge

Band 58 **Schizophreniebehandlung aus der Sicht des Patienten**
Untersuchungen des Behandlungsverlaufes und der neuro-
leptischen Therapie unter pathischem Aspekt
Von K. Windgassen

Band 59 **Depression und Angst**
Von H. Kuhs

Band 60 **Verlauf psychischer Erkrankungen in der Bevölkerung**
Von M. M. Fichter

Band 61 **Schizophrenie und Alkohol**
Zur Psychopathologie schizophrener Bewältigungsstile
Von J. Zeiler

Joachim Zeiler

Schizophrenie und Alkohol

Zur Psychopathologie
schizophrener Bewältigungsstile

Mit 3 Abbildungen

Springer-Verlag Berlin Heidelberg GmbH

Priv.-Doz. Dr. Joachim Zeiler
Zentrum Psychologische Medizin
Medizinische Hochschule Hannover
Konstanty-Gutschow-Straße 8
W-3000 Hannover 61
BRD

ISBN 978-3-662-02618-2

CIP-Titelaufnahme der Deutschen Bibliothek
Zeiler, Joachim:
Schizophrenie und Alkohol: zur Psychopathologie schizophrener Bewältigungsstile / Joachim
Zeiler.
  (Monographien aus dem Gesamtgebiete der Psychiatrie ; Bd. 61)
  ISBN 978-3-662-02618-2   ISBN 978-3-662-02617-5 (eBook)
  DOI 10.1007/978-3-662-02617-5
NE: GT

© Springer-Verlag Berlin Heidelberg 1990
Ursprünglich erschienen bei Springer-Verlag Berlin Heidelberg New York 1990
Softcover reprint of the hardcover 1st edition 1990

2125/3130-543210 – Gedruckt auf säurefreiem Papier

Vorbemerkung

In den Schizophrenien tritt uns das, was die Person des Menschen ausmacht, am deutlichsten, nur gleichsam negativ, entgegen. So haftet den zahlreichen Theorien, welche diese Erkrankung zu deuten versucht haben, dieselbe Widersprüchlichkeit und Komplexität an, die jeder Sicht auf den Menschen eigen ist. Der Psychiater, befaßt er sich mit diesen Störungsformen, gerät heutzutage bald in die Zwangslage, zwischen methodenfixierter Einäugigkeit und pluralistischer Methodenwillkür, zwischen Traditionalismus und modischem Paradigmenwechsel hindurchfinden zu müssen. Der eingeschlagene Weg offenbart auch etwas von dem, was man Bewältigung (des Psychiaters) einer widerspenstigen Wirklichkeit, des Schizophrenen nämlich, nennen mag. Der Autor hat die babylonische Sprach– und damit Theorieverwirrung genügend an sich erfahren und darin noch einmal festgestellt, was längst Allgemeingut ist: Diversifizierung und Zersplitterung der klinischen Forschung haben es zunehmend erschwert, zu konsistenten Theorien zu gelangen. Doch darin kommt, genau besehen, die Sache selbst zu Wort: die menschliche Wirklichkeit, die reduktionistischer Vereinfachung widerstrebt. Im autistisch undisziplinierten Denken der Medizin, von Eugen Bleuler seinerzeit beklagt, spiegelt sich die Vielfalt des Lebendigen.

Vor diesem Hintergrund konnte es der Studie, die von einem klinischen Spezialproblem ausgeht, nicht darum gehen, noch eine weitere Version schizophrenen Krankseins den zahlreichen, scharfsinnig erdachten Theoriegebäuden anzufügen, welche die jüngere Psychiatriegeschichte hervorgebracht hat. Die Untersuchung mußte sich zwangsläufig darauf beschränken, in einer eher willkürlichen, den Interessen des Autors folgenden Weise einige spezielle Gesichtspunkte hervorzuheben, welche bis dahin nur ungenügend Berücksichtigung gefunden haben. Sachlich verfolgt die Analyse einen doppelten Zweck: Sie will zum einen ein bekanntes klinisches Phänomen – die Schizophrenien mit Alkoholmißbrauch – studieren; zum anderen beabsichtigt sie, am Beispiel dieser Erkrankungen bestimmte Eigenheiten schizophrener Bewältigungsstile exemplarisch zu verdeutlichen. Die Studie versteht sich als Beitrag zu einer verstehenden Psychopathologie schizophrenen Bewältigungsverhaltens, zugleich als Versuch, die Beziehungen zwischen psychotischen und Abhängigkeitserkrankungen zu erhellen.

VI

Den Patienten, deren oft tragische Lebensschicksale in diese Studie Eingang gefunden haben, gilt mein besonderer Dank, wenn auch die Umstände nicht erlauben, diesen persönlich abzustatten. Die stete und verläßliche Unterstützung durch Herrn Prof. Dr. Dr. K.P. Kisker hat mich ermutigt, auf unübersichtlichem Forschungsterrain eigene Wege zu suchen. Von allen Freunden und Kollegen, die in je besonderer Weise am Zustandekommen dieser Untersuchung mitgewirkt haben, danke ich besonders Herrn Dipl. Psych. Dr. U. Hartmann für eine umsichtige Beratung in Methodenfragen. Frau E. Garzosch unterstützte mich bei der statistischen Auswertung. Frau M. Tegtmeyer und Frau B. Luze halfen bei der Vorbereitung des Manuskripts. Schließlich haben meine Frau Karin und unsere Kinder Jan und Kyra den Fortgang der Studie hilfreich beigleitet: Manche Mühe haben sie mitgetragen – und mit*er*tragen.

Hannover, im Juli 1990   Joachim Zeiler

Inhaltsverzeichnis

1   Einleitung 1

1.1   Einführung in die Problemstellung 1
1.2   Zum Schizophrenie-Begriff 4
1.3   Schizophrenien mit Alkoholmißbrauch –
        gegenwärtiger Wissensstand 7
1.4   Zielsetzung und Aufbau der Studie 13

2   Methodik 15

2.1   Gewinnung der Stichproben 16
2.2   Untersuchungsgang 17
2.3   Diagnose "Alkoholmißbrauch" 18
2.4   Standardisierte Befunderhebung 21
2.4.1   Substanzmißbrauch 22
2.4.2   Präschizophrene Persönlichkeitsentwicklung 22
2.4.3   Schizophrene Erkrankung 23
2.4.3.1   ICD-10-Klassifikation 23
2.4.3.2   Psychopathologischer Befund 24
2.4.3.3   Schizophrener Verlauf und Behandlung 25
2.4.3.4   Aktuelle Adaptation 25
2.4.3.5   Bewältigungsverhalten 26
2.5   Zur empirisch-statistischen Auswertung 27

**3   Ergebnisse der empirisch-statistischen
       Analyse** 28

3.1   Häufigkeit des Alkoholmißbrauchs 28
3.2   Stichprobenbeschreibung 29

3.3   Trinkende und abstinente Schizophrene im Vergleich 30
3.3.1   ICD–10–Diagnose 30
3.3.2   Katamnesendauer und Alter 31
3.3.3   Geschlecht und Familienstand 32
3.3.4   Präschizophrene Persönlichkeitsentwicklung und
        Alkoholismus der Eltern 33
3.3.5   Schizophrene Psychose: Alter bei Erstmanifestation,
        Verlauf, Behandlung, Bewältigungsverhalten 33
3.3.5.1 Variablen zweiter Ordnung: Prozeß–Faktor
        und Therapie–Faktor 34
3.3.6   Psychopathologischer Befund 36
3.3.7   Mißbrauch anderer Substanzen 39
3.3.8   Diskriminanzanalyse 41
3.4   Resumé 44

4   Alkoholmißbrauch und schizophrener Krankheitsverlauf

4   Alkoholmißbrauch und
        schizophrener Krankheitsverlauf 46

4.1   Beginn des Alkoholmißbrauchs in Beziehung zu
        Lebensalter und schizophrener Erstmanifestation 46
4.2   Bedingungskonstellationen des Alkoholmißbrauchs 48
4.2.1   Präschizophrene Persönlichkeitsentwicklung und
        präschizophrener Alkoholmißbrauch 48
4.2.1.1 Zur latenten Schizophrenie 50
4.2.2   Ich-Psychopathologie der schizophrenen Frühstadien 52
4.2.2.1 Ich–Vitalitäts–Störung 54
4.2.2.2 Ich–Konsistenz–Verlust 55
4.2.2.3 Ich–Grenzstörung 57
4.2.3   Persönlichkeitswandel und soziale Behinderung 58
4.3   Verlauf des Alkoholmißbrauchs 59
4.3.1   Alkoholabstinenz 61
4.3.2   Alkoholabhängigkeit 62

5   Alkoholwirkungen

5   Alkoholwirkungen 65

5.1   Rauschzustände 65
5.2   Entzugssyndrome 69
5.3   Alkoholtoxische Präzipitation
        schizophren–psychotischer Entgleisungen? 70

6	**Alkoholmißbrauch im Kontext schizophrener Bewältigungsstile**	73
6.1	Bewältigung als Verschränkung von Defizit und Leistung	75
6.2	Bewältigungsstile und Alkoholmißbrauch	77
6.3	Motivierungstypen des Alkoholmißbrauchs	82
6.3.1	Katathym motivierter Alkoholmißbrauch	82
6.3.2	Paranoid–konflikthaft motivierter Alkoholmißbrauch	84
6.3.3	Amorph motivierter Alkoholmißbrauch	87
6.3.4	Eigenweltlich motivierter Alkoholmißbrauch	91
6.3.4.1	Alkoholkatalysierte rauschhafte Ich–Entgrenzung	92
6.3.4.2	Alkoholkatalysierte wahnhafte Ich–Transformation	95
6.4	Zur Suchtfähigkeit Schizophrener	96
6.5	Toxikophilie und Toxikophobie – Zur Psychopathologie der Abstinenz	100

7	**Alkoholmißbrauch im sozialen und kommunikativen Raum**	102
7.1	Familiendynamische Typologie	103
7.1.1	Kontrollierende Sorge	104
7.1.2	Verdeckte Partizipation	105
7.1.3	Aktive Förderung	106
7.2	Alkohol als Thema	107
7.2.1	Kommunikation des Inkommunikablen	107
7.2.2	Kausalität und Verantwortung	108
7.2.3	Distanzierung und Appell	109
7.2.4	Sozialrolle und Wahnrolle	110

8	**Zur Behandlung Schizophrener mit Alkoholmißbrauch**	113
9	**Zusammenfassung und Ausblick**	117
10	**Anhang**	126
11	**Literatur**	136
12	**Sachverzeichnis**	151

Häufig verwendete Abkürzungen

A   = Alkoholgruppe   (n = 37)
K   = Kontrollgruppe   (n = 29)

A_l = leichter Alkoholmißbrauch   (n = 15)
A_s = schwerer Alkoholmißbrauch   (n = 22)

$A_{prä}$ = präschizophrener Beginn
             des Alkoholmißbrauchs   (n = 16)
A_{post} = postschizophrener Beginn
             des Alkoholmißbrauchs   (n = 21)

KS = katamnestische Serie (A und K)   (n = 66)
ES = ergänzende Kasuistiken   (n = 4)

1 Einleitung

1.1 Einführung in die Problemstellung

In seinem grundlegenden Werk zur "Dementia praecox oder Gruppe der Schizophrenien" schreibt Eugen Bleuler (1911):

"Der haltlose Schizophrene wird leicht Trinker. Wohl 10% unserer Alkoholiker sind zugleich Schizophrene. ... In diesen Fällen ist der Alkoholismus wohl als Symptom der Schizophrenie aufzufassen." (S.219) Über Schizophrene mit "Dipsomanie" führt er aus: "Sie haben eine gewisse Einsicht in ihren Zustand, soweit es das Trinken betrifft; fassen sogar, wenn sie nicht schwer krank sind, gute Vorsätze; bekommen aber von Zeit zu Zeit ängstliche Verstimmungen, die sie zwingen, mit allen Mitteln sich Alkohol zu verschaffen ... ." (S.186) Es besteht die Gefahr, daß "bei einem schizophrenen Säufer nur das Trinken und nicht die Grundkrankheit Beachtung findet." (S.259) "In der Anstalt treten aber die [Symptome] des Alkoholismus allmählich zurück. Der verschlossene Alkoholiker, mit dem sich gar nicht diskutieren läßt, der auf der Abteilung herumsitzt, ohne uns bei jeder Gelegenheit auseinanderzusetzen, wie geheilt er nun sei, und wie nötig es sei, daß er wieder frei werde, ist ein Hebephrener, wenn nicht ganz besondere logisch begreifbare Gründe ihn zu diesem Verhalten veranlassen." (E.Bleuler 1911, S.259)

Bleulers Ausführungen fußten ihrerseits auf Kraepelins (mehrfach umgearbeiteter) nosologischer Systematik und auf Bonhoeffers (1901) umfassender Darstellung der "acuten Geisteskrankheiten der Gewohnheitstrinker". Als bedeutsam erwies sich in diesem Zusammenhange die folgende Unterscheidung: Alkoholismus als Ursache und Alkoholismus als Symptom einer beginnenden Geisteskrankheit. Bereits Esquirol (1968 [1838]) sah die nosologische Problematik scharf:

"Außerdem werden wir aber sehen, daß der Mißbrauch von Spirituosa und die Excesse in der Liebe bei einigen Individuen nicht immer die Ursache der Geisteskrankheit, sondern die ersten Symptome derselben sind." (Esquirol 1968 [1838])

Zwar erkannte auch Nasse (1877) bei einem größeren Kollektiv von Trinkern den "Alkoholmissbrauch" als pathogenetisches Moment, das Manie, Melancholie, "Blödsinn incl. Verrücktheit", allgemeine Paralyse und "Wahnsinn" hervorrufe. Er wies aber darauf hin, die eigentliche Trunksucht, eine "intermittierend auftretende Geistesstörung", sei ihrerseits Symptom anderer Erkrankungen, worunter er – als Somatiker – Affektionen des Gehirns verstand. Alkoholismus als *Ursache oder Folge einer Geistesstörung* – zwischen diesen alternativen Modellvorstellungen bewegt sich in der Folgezeit bis in die Gegenwart hinein die Diskussion.

Der Alkoholismus oder – wie es in der vorliegenden Studie treffender heißen wird – der Alkohol*mißbrauch** Schizophrener wurde erst um die Jahrhundertwende als klinisch–diagnostisches (und damit nosologisches) Problem erkannt, nachdem nämlich das "Irresein" in endogene und organisch begründete Psychosen unterteilt, die verschiedenen Geistesstörungen bei Trinkern beschrieben und die neue nosologische Konzeption der Dementia praecox etabliert worden waren. An dem von August Forel geleiteten Burghölzli, tauchte die Diagnose eines "Alkoholismus mit Dementia praecox" erstmals 1898 auf. Im gleichen Zeitraum wurden die Diagnosen "akuter alkoholischer Wahnsinn" und "chronisch alkoholische Verrücktheit" seltener (Graeter 1909). Die erste und bislang ausführlichste Studie, die sich diesem Thema widmete, stammt von Graeter (1909) und geht auf eine Anregung E.Bleulers zurück. Mit dem Untertitel "Eine klinische Studie über Demenz und chronisch paranoide Psychosen scheinbar alkoholischer Natur" weist sie bereits auf die Gefahr diagnostischer Irrtümer hin. In der Einleitung beklagt der Autor den "Stillstand in der Entwicklung der Therapie des Alkoholismus" und begründet damit den Zweck seiner Untersuchung. Er zitiert aus Jahresberichten einer Trinkerheilanstalt (Ellikon, Kanton Zürich):

"Auch nachher zeigten sich noch mehr Fälle, die, einige durch Charakterdefekte und Einsichtslosigkeit und andere durch sonstiges undefinierbares Wesen und Benehmen, die Ordnung und ein ersprießliches Wirken erschwerten und störten. ... Immer mehr kommt man zur Überzeugung, daß in der Trinkerheilanstalt eine möglichste Sichtung der Fälle geboten ist. Leute mit schlechtem Charakter und übersehener Geisteskrankheit sind eben kaum je zu heilen." (Graeter 1909)

Die trinkenden Schizophrenen** interessieren Graeter vorrangig unter prognostischem und therapeutischem Gesichtspunkt: der frühzeitigen Identifizierung und Aussonderung "unheilbarer" Alkoholiker, um eine möglichst ungestörte therapeutische Arbeit in Trinkerheilanstalten zu gewährleisten – ein Aspekt, der auch die heutige Diskussion um "Doppeldiagnose-Patienten", "dual diagnosis alcoholics", um "symptomatisches" und "sekundäres" Trinken usw. bestimmt. Eine ausführliche Falldeskription von 25 trinkenden Schizophrenen, die Graeter unter 202 hospitalisierten Alkoholkranken fand, ergab:

"daß der Alkoholismus, der als primäre Krankheitsursache gegolten hatte, nur eine neben-

---

* Als Alkoholmißbrauch werden hier zunächst *alle* Formen problematischen Alkoholkonsums bezeichnet. Die Schwierigkeiten einer verläßlichen und validen Diagnostik werden später erörtert (Kp.2.3).

** Vereinfachend werden im folgenden Text "Wenigtrinker" und strikt abstinente Kranke als "abstinente" Schizophrene zusammengefaßt und den "trinkenden" gegenübergestellt.

sächliche Rolle spielte, sei es als auslösendes Moment oder als zufällige Begleiterscheinung oder gar als eigenliches Symptom der Krankheit ... . Durch diesen begleitenden Alkoholismus wurden allerdings gewisse Zeichen von Dementia praecox zeitweise verschlimmert, andere modifiziert oder verdeckt, so daß das Krankheitsbild mitunter ein vollständig alkoholisches Gepräge erhielt." (Graeter 1909)

Damit trat – auf dem Gebiete der endogenen Seelenstörungen – die Frage zurück, welche pathogenetische Relevanz dem Alkoholismus zukäme, und machte der Überlegung Platz, bei welchen Kranken und in welcher Weise Alkoholismus als Symptom, Folge oder Ausdruck einer tieferreichenden psychotischen Störung aufgefaßt werden könne. Das Studium der Schizophrenien mit begleitendem Alkoholmißbrauch beeinflußte – wie zu erwarten – auch die Debatte zur nosologischen Differenzierung endogener und alkoholisch bedingter (organischer) Psychosen (vgl. u.a. Nasse 1877, Bonhoeffer 1901, Diem 1903, E.Meyer 1903, Schröder 1905, Chotzen 1906, Wilmanns 1906, Graeter 1909, Bleuler 1911). Es gelang zwar, die schizophrene Demenz von der organischen des Korsakow'schen Symptomenkomplexes abzugrenzen, die schizophrene Verblödung von den "Charakterdefekten" mancher (nicht-psychotischer) Alkoholiker. Dagegen blieb die Stellung des chronischen Alkoholwahnsinns und der Alkoholparanoia heftig umstritten. Während Kliniker in der Tradition von Bonhoeffer und Kraepelin die Zugehörigkeit dieser Krankheitsbilder zur Gruppe der organischen, "exogenen" Psychosen hervorhoben, lehnten andere – im Anschluß an E.Bleuler – die nosologische Selbständigkeit dieser Bilder ab und ordneten sie den Schizophrenien zu. So kam es, daß die einen manche Schizophrenie als Alkoholpsychose mißdeuteten, die anderen manche Alkoholpsychose als Schizophrenie.

Aus heutiger Sicht müssen die chronischen paranoid-halluzinatorischen Syndrome bei Alkoholikern als – nach Verlauf und psychopathologischem Querschnitt – heterogene Gruppe angesprochen werden. Ihr nosologischer Status ist teilweise ungeklärt. Dafür ist nicht zuletzt die problematische, strenge Dichotomie von organischen und endogenen Psychosen verantwortlich zu machen, die durch Einheitsentwürfe zwar wiederholt infragegestellt (vgl. H.Ey 1952, Rennert 1982), doch nie überwunden worden ist. So ist der Gedanke eines Kontinuums, das von Schizophrenien über Schizophrenien mit Alkoholmißbrauch, über schizophrenie-ähnliche paranoide Syndrome bis hin zu flüchtigen paranoid-halluzinatorischen Psychosen rein organischer Prägung bei Alkoholikern reicht, bislang nie hinreichend auf seinen Erklärungswert geprüft worden. Selbst wenn man Unterschiede zwischen schizophrenen Syndromen und "exogenen" paranoid-halluzinatorischen Syndromen deskriptiv-psychopathologisch scharf herausarbeitet (Peters 1967, Wyrsch 1949), existieren doch Übergänge oder – mit K.Schneider zu reden – "Zwischen-Fälle", welche der Erklärung bedürfen.

Nosologische Problemstellungen der genannten Art sollen uns hier nicht näher beschäftigen, ebensowenig die Frage, welche Formen des Alkoholismus primär sind und welche aus anderen (primären) Störungen hervorgehen. Die bekannten typologischen Differenzierungen primärer/sekundärer, "wahrer"/symptomatischer Alkoholismus (Bowman, Jellinek 1941) tragen der Tatsache Rechnung, daß es neben Formen, welche in anderen definierten psychiatrischen Krankheitsbildern

gründen, klinische Bilder gibt, deren Pathologie vorrangig als Alkoholsymptomatik zum Ausdruck kommt. Die Attribute "primär" und "sekundär" dürfen freilich
nicht im pathogenetischen Sinne mißverstanden werden, da sie lediglich klinisch-
diagnostische und therapeutisch-prognostische Gewichtungen verdeutlichen. Die
irreführende Rede vom "sekundären" oder "symptomatischen" Alkoholmißbrauch
Schizophrener sollte vermieden werden.

Mißverständlich ist ebenso die Kennzeichnung trinkender Schizophrener als
Patienten mit "kombinierter Symptomatik", als "Doppeldiagnosepatienten" etc., da
hiermit durch Einzelsymptome definierte Syndrome oder Krankheitseinheiten
hypostasiert und deren Gleichrangigkeit suggeriert wird. Die Assoziation von
Alkoholismus und Schizophrenie impliziert aber keineswegs ein bloß zufälliges
Zusammentreten zweier prinzipiell selbständiger Störungsmuster. Wie sich im
Verlauf der vorgelegten Studie vielmehr zeigen wird, haben wir es gerade nicht
mit akzidenteller Co-Morbidität zu tun, sondern mit systematischer Verknüpfung
von "Symptomverbänden" im Kontext variabler, jedoch einheitlicher Abwand-
lungsformen der schizophren erkrankten Person. Was als Koexistenz von
"Krankheiten" erscheint, bietet sich bei genauerem Zusehen als Ineinander von
psychopathologischen Einzeltatbeständen dar, deren Zusammenhang und dynamische Entwicklung frei von klassifikatorischen Vorannahmen zu studieren ist.
Die klinisch-psychopathologische Analyse, d.h. die Betrachtung des Krankheitsgeschehens unter "prozessualen" Aspekten, muß Vorrang haben vor einer stati-
schen Diagnostik, die künstlich bestimmte Syndrom-Aspekte - etwa einen Alkoholmißbrauch - herausgreift, um daraus die Annahme einer zusätzlichen
"Störung" (disorder) abzuleiten (vgl. Strauss 1989).

Die zentralen Fragestellungen sind daher: welchen systematischen Ort besitzt
die Alkoholsymptomatik im Gesamt schizophrener Psychopathologie? Inwieweit
ist sie aus schizophrenieunspezifischen oder syndromspezifischen Bedingungen zu
interpretieren? Es leuchtet rasch ein, daß Antworten auf diese Fragen eines Vor-
verständnisses bedürfen, eines Vor-Urteils im wortwörtlichen Sinne, um zu einer
zweckmäßigen Gliederung des klinischen Materials zu gelangen. A-Theorizität
hieße hier Blindheit gegen die Sache.

1.2 Zum Schizophrenie-Begriff

Zum Vorverständnis gehören auch in- und explizite Annahmen zur Natur, zum
"Wesen" der schizophren genannten Störungen. Ich möchte daher, bevor ich den
heutigen Wissensstand zum Alkoholmißbrauch Schizophrener darlege, einige Bemerkungen zum Schizophrenie-Begriff vorausschicken. Die Schizophrenie oder
"Schizophreniegruppe" (E.Bleuler 1908) hat bekanntlich nie die Dignität einer
nosologischen Konzeption erreicht, sofern man unter Krankheitseinheit ein durch
psychologische Struktur, Verlauf, Ursache und biologisches Substrat charakteri-

siertes Gebilde verstehen will. Daran haben, wie eine skeptische Einschätzung lautet, auch neuere Validierungsansätze der sog. biologischen Psychiatrie nichts geändert (Janzarik 1989). Es bestätigt sich wieder, daß es "reale Krankheitseinheiten für die psychiatrische Wissenschaft tatsächlich nicht gibt" (Jaspers ⁷1959). Gleichwohl ist, folgt man Jaspers, die "Idee der Krankheitseinheit der fruchtbare Orientierungspunkt der speziellen psychiatrischen Forschung" (a.a.O.) geblieben.

Diagnosen sind "erlernbare kognitive Muster" (Scharfetter 1987). Auch die Diagnose einer Schizophrenie repräsentiert ein psychiatriegeschichtlich gewordenes, durch Konvention begründetes, mehr oder weniger in Theorie und Praxis bewährtes typologisches Schema (Janzarik 1978, Scharfetter 1973). Während Kraepelin und E.Bleuler die Dementia praecox noch als Krankheit oder Krankheitsgruppe ansahen, bahnte sich mit K.Schneider (⁸1967) eine rein syndromatologisch orientierte Diagnostik an, wie sie – nicht immer konsequent durchgehalten – auch in neueren klassifikatorischen Ansätzen realisiert ist. Für K.Schneider sind Symptome der Schizophrenie nur Zeichen einer "rein psychopathologisch gemeinten Zustand–Verlauf–Einheit" – eine knappe, bündige Formulierung, welche das Bemühen spiegelt, einer drohenden psychologischen Auflösung des Schizophreniebegriffs entgegenzuwirken.

Die Geschichte des Schizophrenie–Begriffs läßt sich als ein stetes Ringen um die Frage auffassen, wie Einheit und Mannigfaltigkeit (Ey 1958) dieses psychiatrischen Gegenstandsbereiches zu fassen seien. Im Bilde gesprochen, halten zentrifugale und zentripetale Ansätze einander die Waage und lösen einander ab. Modellen, welche das einheitsstiftende Grundmoment betonen, stehen solche Theoriebildungen gegenüber, die Variabilität und Polymorphie akzentuieren. Neuere dimensionale Ansätze – wie in Kontinuitäts- und Vulnerabilitätsmodellen (Häfner 1989, Zubin, Spring 1977) – versuchen, beiden Aspekten gerecht zu werden. Sie kehren zurück zu einer alten, aus methodologischer Besinnung gewonnenen Einsicht, wonach man auf dem Felde krankhafter seelischer Erscheinungen "keine scharf abgrenzbaren Krankheiten *finden* [kann], sondern nur Typen, die überall in den Einzelfällen "Übergänge" zeigen." (Jaspers ⁷1959. Hervorh. im Original)

Die Schizophrenie oder besser: die Schizophrenien repräsentieren also eine heterogene Gruppe von Krankheitsbildern, die untereinander eine gewisse syndromatologisch aufweisbare Ähnlichkeit besitzen und zugleich Übergänge zu verschiedensten anderen (nicht-schizophrenen) Störungen zeigen. Wo und wie die Ähnlichkeit, das Identische und Gleichbleibende *innerhalb* der Gruppe schizophrener Erkrankungen erkannt und explizit gemacht werden, hängt von Voreinstellung und Zielsetzung des Untersuchers ab. Gleichwohl ist die Aufklärung psychopathologischer Grundstrukturen *jenseits* der "Sichtpsychose" keineswegs als pure Spekulation abzutun. Gerade die moderne Klassifikatorik bleibt angewiesen auf Klärung des von ihr vorausgesetzten psychopathologischen Referenzsystems. Versucht man, sich die "vor" aller eingeschliffenen Diagnostik liegende psychopathologische Problematik vor Augen zu bringen, so müssen dogmatische Festlegungen vermieden werden.

Vereinfacht gesprochen zeigen sich in Schizophrenieforschung und klinischem Alltag einerseits symptom- bzw. syndromzentrierte Definitionsansätze, andererseits solche Konzeptionen, die sich an einer – wie auch immer gedachten – Grundstörung orientieren. Der *syndromatologische* Ansatz findet gegenwärtig seine schärfste Fassung in den modernen Diagnose-Systemen (vgl. Berner et al. 1983) wie DSM-III und ICD-10 (in Vorbereitung). Kritisch ist dazu hervorzuheben (vgl. Saß 1987b, 1990), daß eine verbesserte diagnostische Reliabilität nicht zwangsläufig die Validität der verwendeten nosologischen Kategorien erhöht. Zudem begünstigen die Klassifikationssysteme einen diagnostischen Zugang, welcher die Komplexität psychopathologischer Störungsmuster übersieht und den konkreten Einzelfall in ein zufälliges Aggregat symptomdefinierter Mikrostörungen verwandelt. Damit besteht die Gefahr, statische Krankheitseinheiten zu hypostasieren und den – jeder seelischen Störung inhärenten – dynamischen, "prozessualen" Aspekt zu vernachlässigen. Klassifikation ersetzt weder eine biographische noch eine psychopathologische Analyse des individuellen Krankheitsschicksals. Mehr noch: psychopathologische Theoriebildung geht aller Klassifikation voran. Deskription setzt Theorie voraus (Spitzer 1988a, M.Spitzer u. Degkwitz 1986). A-Theorizität ist Fiktion. Die postulierten diagnostischen Kategorien besitzen daher, wenigstens für Störungsformen ohne umrissene und umreißbare organische Grundlage, nur den Wert eines vorläufigen kognitiven Schemas. Eine weitere Schwierigkeit ergibt sich aus der Konkurrenz der Systeme, die auch im Notbehelf des "polydiagnostischen Ansatzes" nicht überwunden wird. Sie hat zu einer ähnlichen "babylonischen Sprachverwirrung" geführt, wie sie schon im letzten Jahrhundert von Hecker beklagt worden ist (zitiert bei: de Boor 1954). – Freilich: die andere Linie psychiatrischer Diagnostik, welche die Einheitlichkeit des schizophrenen Gebietes pathogenetisch oder psychopathologisch aus einem Einheitsprinzip, einer *"Grundstörung"*, begründen will – sei diese psycho- oder somatologisch definiert –, hat ebensowenig eine gültige Klärung erbracht. Zwar hat, nimmt man die phänomenologisch-anthropologische Forschungstradition, die Explikation von Schlüsselbegriffen – wie etwa des Autismus (vgl. L.Binswanger 1956, Blankenburg 1971, 1987, Kronfeld 1930, Minkowski 1927, Wyrsch 1949, Zutt 1963) – zu subtilen Einzelbeschreibungen geführt. Worin das gemeinsame Kernmerkmal der Schizophrenen besteht, bleibt dennoch dunkel. Zugespitzt formuliert: die Diagnose beruht im letzten auch heute noch auf "Intuition" (Wyrsch 1946). Wir haben – mit Conrad (1959) zu sprechen – noch nicht das Stadium der Kennerschaft überwunden, noch nicht die Stufe der Wissenschaft erreicht.

Für die vorliegende Studie wurde die Problematik des Schizophrenie-Begriffs zunächst "eingeklammert". Die Patientenauswahl orientierte sich im Sinne einer vorläufigen Arbeitsdiagnose an ICD-9-Kriterien (ICD-9. Nr. 295), die differenzierte diagnostische Einordnung an der Systematik der ICD-10 (siehe Kp.2.3 und Kp.2.4.3.1). Die klinische, auf Verlauf, Psychopathologie und Motivstrukturen ausgerichtete Analyse, welche im Mittelpunkt der Untersuchung stand, mußte jedoch im Auge behalten, was über die Krankheit als factum brutum hinausreicht, nämlich die Person des Schizophrenen selbst. Für die Schizophrenie (als Krankheit) gilt sinngemäß, was schon L.Binswanger (1947) zum Autismus (als Haltung zur Welt, als In-der-Welt-sein) ausgeführt hat:

"Was Autismus ist, wissen wir nicht. Wir haben dafür ein Wort und eine Erklärung [gemeint ist diejenige E.Bleulers; J.Z.]; aber das psychologisch-phänomenologische Wesen des Autismus kennen wir nicht." Daher: "Die autistische Person selbst gilt es in das geistige Auge zu bekommen, und das gelingt nur durch einen *Rückgang* von *all* den erwähnten Phänomenen auf das Grundphänomen "autistische Person"." (Hervorhebungen im Original)

1.3 Schizophrenien mit Alkoholmißbrauch – gegenwärtiger Wissensstand

Eine Sichtung der Literatur zum Substanzmißbrauch und – speziell – zum Alkoholabusus Schizophrener ist wenig ergiebig. Dies hat mehrere Gründe. Für die Klinik der Schizophrenien handelte es sich stets um einen marginalen Aspekt, nachdem die grundlegenden nosologischen Abgrenzungen vorgenommen worden waren und der Alkoholismus seine Rolle als (vermuteter) pathogenetischer Faktor endogener Seelenstörungen eingebüßt hatte. Alkohol als keimschädigender, zur Degeneration disponierender Faktor oder als mechanisch–kausal wirkendes Agens in der Pathogenese einer Dementia paranoides bzw. Dementia praecox (z.B. Bertschinger 1901, Meyer 1903) – diese Vorstellungen gehören einer überholten psychiatrischen Theoriebildung an (Lenz 1927).

Ein weiterer Grund für die Unergiebigkeit der Literatur gründet in der Diversifizierung der Schizophrenie-Theorien selbst. Unterschiedlichste theoretische Vorannahmen und methodische Zugangsweisen spiegeln sich in den einschlägigen Arbeiten, so daß man schwerlich ein zusammenhängendes Bild gewinnt. Auch die Ergebnisse der Alkoholismus-Forschung liefern nur Mosaiksteine, da es dieser Forschungsrichtung vorrangig darum zu tun war, die typischen Kernformen des Alkoholismus herauszuarbeiten. Der Alkoholmißbrauch Schizophrener erschien ihr – auch dem Forschungsinteresse nach – als "sekundär".

Erst in jüngster Zeit mehren sich Publikationen zu diesem Thema, vermutlich vor allem aus folgenden Gründen:

1. konfrontiert die Ausweitung von ambulanten Diensten und Wohnheimbereich Nervenärzte und sozialpsychiatrische Dienste häufiger mit ambulant betreuungsbedürftigen Schizophrenen. Diese Kranken haben aus naheliegenden Gründen leichteren Zugang zu mißbräuchlich verwendbaren Stoffen als "institutionalisierte", dauerhospitalisierte Patienten.
2. hat sich in den letzten Jahren ein umsatzstarker illegaler Drogenmarkt etabliert. Die Griffnähe illegaler Drogen ist insbesondere für jugendliche Schizophrene, zumal in präschizophrenen Entwicklungsstadien und Prodromalphasen, von Bedeutung. Manche Drogenpsychosen müssen als Schizophrenien mit überformender Drogenproblematik angesprochen werden (Bron 1982).
3. hat – psychiatriegeschichtlich betrachtet – die institutionelle Festigung alkoholtherapeutischer Angebote dazu beigetragen, den Dialog zwischen den hier Tätigen – aus der Po-

sition gesicherter Abgrenzung heraus – mit dem psychiatrischen Umfeld neu zu suchen (vgl. Carey 1989).

4. gründet das Interesse am Alkohol–, allgemeiner noch: am Substanz–Mißbrauch Schizophrener in einer Relativierung traditioneller Krankheitskategorien durch prozessuale Modelle. Diese fassen "Krankheiten" als plurikonditionale, polymorphe Verläufe auf mit relativ unspezifischen, symptomdefinierten Endstrecken. Damit finden Einzelsymptome neues Interesse, zumal solche, die – dem traditionellen nosographischen Schema nach – in Grenzzonen angesiedelt sind und Auskunft darüber versprechen, welche Einzelfaktoren Symptombildung und Syndromkonfiguration determinieren.

Wie die knappen Hinweise bereits andeuten, werfen die Schizophrenien mit begleitendem Alkoholmißbrauch zahlreiche klinische Fragestellungen auf (vgl. Freed 1975, Gottheil, Waxman 1982, Kesselman et al. 1982). Im folgenden soll unser bisheriger Wissensstand auf diesem Gebiete kurz umrissen werden. Ergänzende Angaben aus der Literatur werden später im jeweiligen Sachzusammenhang nachgetragen.

Schizophrene verwenden mißbräuchlich die verschiedensten Substanzen (Schneier, Siris 1987, Zeiler [im Druck]). Über Häufigkeit und Stoffpräferenzen liegen bislang keine genügend gesicherten Angaben vor. Neben Nikotin sind mutmaßlich Alkohol und illegale Drogen, insbesondere Cannabis, am bedeutsamsten. Für die Substanzwahl sind neben "Krankheitsfaktoren" (Symptomatik und Verlaufsform) auch soziodemographische Kennwerte des Kranken, dessen soziale Rolle und Einbettung in ein konkretes Umfeld und Einstellungen der ihn tragenden (oder gerade nicht tragenden) Sozialgruppe maßgebend. "Griffnähe" und Konsumbereitschaft sind von individuellen und sozialen, milieu–bedingten Faktoren bestimmt, zu denen auch Art und Zugänglichkeit therapeutischer Hilfen, die Verschreibungsgewohnheiten von Ärzten sowie die Marktgesetzlichkeiten der örtlichen Drogensubkultur zu rechnen sind.

Die *Häufigkeit* eines *Alkohol*mißbrauchs Schizophrener wird unterschiedlich angegeben und ist – wie nicht anders zu erwarten – u.a. von Erhebungsmethode, Stichprobenselektion und differierenden diagnostischen Kriterien (für Schizophrenie und Alkoholabusus) abhängig. Auch der ethnisch–kulturelle Hintergrund ist von Bedeutung. So scheinen Schizophrene irischer Abstammung ein höheres Alkoholrisiko zu tragen als solche italienischer und jüdischer Herkunft (Opler 1957, Malzberg 1960). Analoge Befunde sind aus der vergleichenden Psychiatrie des Alkoholismus bekannt (Murphy 1982). Gelegentlich ist die Mißbrauchshäufigkeit von Schizophrenen und psychiatrisch Kranken anderer diagnostischer Zuordnung verglichen worden (vgl. Schneier, Siris 1987). Derartige Studien besitzen nur geringe klinische und theoretische Relevanz.

Die meisten Häufigkeitsangaben beziehen sich auf hospitalisierte Schizophrene (Zur Literatur vor 1975 siehe: Freed 1975; ferner: Bertschinger 1901, Daumezon 1942, Kraepelin u. Lange 1927. Literatur seit 1975: Alterman et al. 1984, Bernadt, Murray 1986, Gottheil, Waxman 1982, Kesselman et al. 1982, O'Farrell et al. 1983, Soyka 1987, Werner et al. 1982, Barbee et al. 1989, Miller et al. 1989). Die ältesten Mitteilungen stammen von Bertschinger (8%) und Kraepelin (28%). Faßt man alle Studien zusammen, so liegt die Häufigkeit eines Alkoholmißbrauchs zumeist in der Größenordnung von 10% bis 20%. D.h. zwischen 1/10 und 1/5 aller hospitalisierten Schizophrenen bieten Alkoholprobleme – die freilich von recht unterschiedlicher Schwere sein können. In der Langzeitkatamnese von Huber u. Mitarb. (1979) finden sich Angaben für eine überwiegend nicht-hospitalisierte Klientel. Danach wiesen rund 8% der langjährig erkrankten Schizophrenen einen Alkoholabusus auf; 11% nahmen regelmäßig Sedativa, Hypnotica, Tranquilizer oder Stimulantien ein. Drake und Mitarb. (1989) fanden unlängst einen Alkoholabusus bei 22% einer Stichprobe Schizophrener (Diagnose nach DSM-III), die im Rahmen eines gemeindepsychiatrischen Dienstes ambulant nachbetreut wurden.

Die Häufigkeitsangaben geben keinen Aufschluß darüber, aufgrund welcher Krankheits*verläufe* die "kombinierte" Symptomkonstellation entstanden ist, ob es sich um Schizophrene, die zu trinken begannen, oder Trinker, die schizophren wurden, gehandelt hat. Die nosologische Problematik, ob Alkoholhalluzinosen mit Ausgang in schizophrene Syndrome ebenfalls den Schizophrenien sensu strictu zugeschlagen werden dürfen, kommt hinzu. Nur eine einzige methodisch ausreichend fundierte Studie macht Aussagen zur Häufigkeit schizophrener Psychosen bei Langzeitkatamnesen Alkoholkranker (Sundby 1967). Danach entspricht die Schizophrenie-Morbidität von Alkoholkranken den Verhältnissen in der Normalbevölkerung. Interessanterweise ist die umgekehrte Fragestellung – wie häufig Schizophrene alkoholkrank werden – nie aufgeworfen worden. Die einschlägige Literatur hat Schizophrene, die zu trinken begannen, stets als Schizophrene behandelt. Erst die neuere, an Klassifikationsfragen orientierte Literatur neigt dazu, eine Koexistenz distinkter "Störungen" anzunehmen (vgl. Gracia et al. 1989).

Eine systematische Studie zum *Verlauf des Alkoholmißbrauchs* selbst ist bislang für ein größeres Kollektiv nicht vorgelegt worden. Über die Beziehungen des Alkoholmißbrauchs zu den Stadien der schizophrenen Erkrankung wissen wir wenig. Die vorliegenden kasuistischen Mitteilungen sind nach Qualität, theoretischer Fundierung und angewandten diagnostischen Schemata höchst unterschiedlich (Nasse 1877, Diem 1903, E.Meyer 1903, Wilmanns 1906, Graeter 1909, Hallay 1937, 1940, Pottier 1942, Kardos u. Mária 1969, Gracia et al. 1989). Zumal die älteren Arbeiten leiden an einer noch ungenügenden Differenzierung zwischen organischen und endogenen Psychosen. Ausführlichere Falldarstellungen sind in jüngerer Zeit selten geworden.

Im allgemeinen wird angenommen, der Alkoholmißbrauch falle bei Schizophrenen milder aus als bei nicht-psychotischen Alkoholkranken (Alterman et al. 1984). Graeter (1909) weist in diesem Zusammenhang auf die Begrenzung des Abusus durch Behandlungs- und Internierungsmaßnahmen hin. Auch die Akzentuierung eines Mißbrauchs im Verlauf psychotischer Zuspitzungen ist bekannt, ebenso die alkoholophile und polytoxikopathische Tendenz mancher schleichend beginnenden Schizophrenie (Bowman, Jellinek 1941a, Staehelin 1960). Über die Langzeitprognose trinkender Schizophrener haben wir keine gesicherten Kenntnisse. Je nach Auswahl der Stichprobe finden sich teils eher günstige, teils eher ungünstige Verläufe. Insgesamt überwiegt in der Literatur der Eindruck problematischer schizophrener Verläufe.

Neben der Frage, wie das schizophrene Krankheitsgeschehen den Verlauf des Abusus beeinflußt, interessiert - umgekehrt - eine mögliche *Wirkung* des Alkoholgebrauchs auf Entstehung, Erscheinungsbild und Verlauf der schizophrenen Erkrankung. Auch hierzu verfügen wir nur über wenig gesicherte Erkenntnisse. Die Psychopathologie der akuten Alkoholwirkung (Intoxikation) bei Schizophrenen ist präzise von Graeter (1909) erörtert worden. Die pathogenetische Relevanz des Alkohols im Bedingungsgefüge schizophrener Psychosen dagegen ist unklar. Eine zuweilen symptomprovozierende Alkoholwirkung wird für möglich gehalten (Bleuler 1911, Werner et al. 1982, Wyrsch 1949, Ciompi 1982), ist aber - allein mit den Mitteln der Psychopathologie - nicht zu erweisen.

Welche Schizophrene zum Trinken *disponiert* sind, ist eine weitere unbeantwortete Frage. Trinkende Schizophrene zeigen einen höheren Anteil männlicher Probanden als abstinente Kranke (Barbee et al. 1989, Bertschinger 1901, Huber et al. 1979, Kögel 1978, Pulver et al. 1989). Sie sollen vorzugsweise paranoid-halluzinatorische Syndrome, desorganisierte klinische Bilder mit Feindseligkeit und zerfahrenem Denken, aggressive Verhaltensweisen und deutliche Verstimmungszustände bieten (Alterman et al. 1980, Barbee et al. 1989, Drake et al. 1989, Krasik et al. 1988, Pulver et al. 1989, Yesavage, Zarcone 1983). Grundsätzlich ist ein Alkoholabusus bei allen Syndrom-Typen anzutreffen (Roa 1970, Shumakov 1970). Folgt man Drake und Mitarb. (1989), so zeigt sich der Alkoholabusus korreliert mit der Schwere einer schizophrenen Symptomatik und mit dem Mangel an Mitarbeit bei der Medikamenteneinnahme. Nach einer Studie von Alanen u. Mitarb. (1986) ist ein Alkoholabusus als bedeutsamer Prädiktor einer ungünstigen Prognose anzusehen. Die Rehospitalisationsrate ist bei Schizophrenen mit Alkoholmißbrauch erhöht (Drake et al. 1989). Einen Mißbrauch auch anderer Substanzen, zumal illegaler Drogen, beobachtet man häufiger bei trinkenden als bei abstinenten Schizophrenen (Barbee et al. 1989, Drake et al. 1989, Pulver et al. 1989). Faßt man die Befunde zusammen und vergleicht man sie mit verschiedentlich geäußerten klinischen Erfahrungen, so scheinen *männliche Schizophrene*, die aus einer paranoiden *Mißtrauenshaltung* heraus *Behandlungsangebote ablehnen* und einen *instabilen Krankheitsverlauf* bieten, in besonderem Maße alkoholgefährdet zu sein und - darüber hinausgehend - eine generalisierte Tendenz zum Substanzmißbrauch aufzuweisen.

Damit gelangt man zur nächsten Fragestellung: Von welchem *motivationalen* Hintergrund aus läßt sich ein Alkoholmißbrauch Schizophrener verständlich machen? Wegen der Variabilität der klinischen Bilder sind recht unterschiedliche Motivierungen zu erwarten. Zusammengefaßt betrachtet, bewegen sich die Motiv-Interpretationen zwischen zwei Polen: Alkoholmißbrauch einerseits zur Dämpfung von ängstlich-unruhiger Befindlichkeit und paranoidem Erleben, andererseits als Erscheinungsweise einer "Ich-Schwäche", eines Mangels an tragender seelischer Struktur. Von der älteren Literatur sind - in der Tradition einer naiven Willenspsychologie - Willensschwäche und Haltlosigkeit des Kranken (Graeter 1909, Wilmanns 1906) - man könnte auch sagen: das pure Fehlen umschriebener, gestalteter Motive - als Grundlage des schizophrenen Alkoholismus angesehen worden. Die neuere Literatur betont gern den autotherapeutischen Charakter des Mißbrauchs. Der letztgenannte Deutungsansatz entbehrt zwar nicht der klinischen Plausibilität, verleitet aber zum Verzicht auf eine differenzierte Motivanalyse. Überdies sind schlagende Beweise für eine *objektiv* psychoseprotektive (bzw. – mitigierende) Funktion des Alkoholabusus bislang nicht beigebracht worden sind (Freed 1975). Gleichwohl bleibt auszuloten, inwieweit eine Motivrekonstruktion, die eine psychopathologische Analyse des Bewältigungsverhaltens einbezieht, die *subjektive* Dimension des Mißbrauchs zu erschließen vermag. Dabei wären die mancherorts geäußerten Auffassungen an kasuistischem Material zu überprüfen, wonach der Alkoholgebrauch – der Intention des Kranken nach – Angst, Unruhe, Gespanntheit, Schlafstörungen und halluzinatorische Erlebnisse abmildern soll (Betz 1961, Falloon, Talbot 1981, Mahorney 1983, Wilmanns 1906). Idiosynkratische, dem Wahnerleben selbst entspringende Motive werden selten genannt. Nur Roa (1970) kennt die Hingabe an katatone Impulse als Trinkmotiv; auch das Umgekehrte soll vorkommen: Alkoholverzicht unter dem Einfluß einer Wahnidee (Graeter 1909).

Anregungen zur motivischen Entschlüsselung des Substanzmißbrauchs Schizophrener sind zusätzlich der psychoanalytischen Literatur zu entnehmen. Die interessierenden Fallschilderungen stellen freilich meist Kranke aus der *Rand*zone des schizophrenen Spektrums dar (Glover 1932, Jacobson 1972). Auch mindern eine oft ungenügende psychopathologische Deskription, eine ungenaue klinisch-diagnostische Zuordnung und eine theorielastige Fallbeschreibung den Wert vieler Kasuistiken. Die psychodynamischen Beziehungen zwischen "Sucht" und "psychotischen Zuständen" sind vor allem durch Autoren aus der Schule M.Kleins untersucht worden (vgl. Rosenfeld 1981). Dabei war meist die Hypothese leitend, daß den süchtigen Erkrankungsformen eine "höhere" Abwehrformation als den psychotischen Verfassungen entspreche, daß ferner der Zusammenbruch der "höheren" Abwehrleistungen den Fall in die Psychose nach sich ziehe (Glover 1932). Sieht man einmal von der fragwürdigen, undifferenzierten Verwendung des Psychose-Begriffs ab und der oft verwirrenden Gleichsetzung von psychodynamischem Vorgang und klinisch-deskriptiver Diagnose, so kann das genannte Interpretationsmodell in der Tat bestimmte klinische Phänomene begreiflich machen. Erinnert sei etwa an zwangsneurotische Syndrome, denen – folgt man Stengel (1937) – eine dynamische Abwehrfunktion im Vorfeld schizophrener Zusammenbrüche zukommt. Im Vergleich zu Zwangssyndromen bringen "süchtige" Verhaltensweisen Schizophrener eine stärker manipulative, externalisierende Form der Abwehr zum Ausdruck, wie sie eindrucksvoll in den Beispielen Jacobsons (1972) geschildert wird. Auch Beobachtungen an Schizophrenen mit bulimischer Symptomatik und schwerer Adipositas (vgl. Fichter 1985, Köhler 1983) zeigen, daß vielfältige "neurotische" Symptombildungen in die Abwehrstruktur von schizophren Erkrankten oder Gefährdeten einbezogen werden können. Bestimmt die "neurotische Superstruktur" das klinische Bild, so kann gar mit Hoch u. Polatin (1949) von "pseudoneurotischer Schizophrenie" gesprochen werden. Es liegt also nahe, psychodynamische Deutungsansätze auf Schizophrenien mit komplizierendem Alkohol- oder – allgemein formuliert – Substanzmißbrauch zu übertragen und den Abusus als "Abwehrleistung" zum Schutz vor drohender schizophrener Dekompensation zu interpretieren. Ein derartiges Modell, so nützlich es in erster Annäherung sein mag, wird freilich – wie sich im Fortgang dieser Untersuchung zeigen wird – der Komplexität schizophrener Krankheitsbilder nicht gerecht. – Aufmerksamkeit verdient schließlich auch

Matusseks (1958a) unorthodox psychoanalytische Version der "süchtigen Fehlhaltung". Diese wird als eine strukturell verankerte seelische Reaktionsbereitschaft aufgefaßt, die bei neurotisch–erlebnisreaktiven Störungen ebenso angetroffen werden kann wie bei psychotischen Verfassungen. Die Eigenart der süchtigen Fehlhaltung, so Matussek, begründet eine Erlebnispolarität von Zwang und Sucht (Matussek 1958b) sowie von autistischer Weltabkehr und süchtigem Weltbezug; demgemäß besteht eine relative Unvereinbarkeit von autistischer und süchtiger Pathologie.

Ungeklärt ist des weiteren, ob und welche *biographischen* Vorbedingungen einen späteren Alkoholmißbrauch begünstigen. Die familiäre Häufung des Alkoholismus (in Alkoholikerfamilien) ist bekannt. Einige Untersucher haben eine generell erhöhte Alkoholismus–Rate auch für Eltern Schizophrener angenommen (Bertschinger 1901, Kallman 1938, Vaziri 1961, Wolfsohn 1907). Die ermittelten Häufigkeiten korrespondieren aber wahrscheinlich der Morbidität im jeweiligen Sozialmilieu (M.Bleuler 1972a, Rimmer, Jacobson 1977). Einzelne Angaben sprechen für eine erhöhte familiäre Belastung mit Alkoholismus bei trinkenden im Vergleich zu abstinenten Schizophrenen. So berichtet Graeter (1909), daß in 9 seiner 11 Fälle der Vater trunksüchtig war. Kesselman u. Mitarb. (1982) teilten – ohne nähere Zahlenangaben – mit, die Alkoholismus–Rate der Eltern steige an in der Reihenfolge der diagnostischen Kategorien: Schizophrenie – Schizophrenie mit Alkoholmißbrauch – Alkoholismus. Nach Pulver und Mitarb. (1989) ist das Alkoholismusrisiko bei Eltern trinkender Kranker 2,6fach gegenüber der abstinenten Vergleichsgruppe erhöht.

Sollte sich eine erhöhte familiäre Alkoholismus–Belastung trinkender Schizophrener bestätigen lassen, könnten verschiedene Erklärungen herangezogen werden. 1. Hypothese: Der Eltern–Alkoholismus ist Symptom einer "schizophrenen Familienanlage". 2. Hypothese: Der Eltern–Alkoholismus ist Teil–Ursache der Schizophrenie der Nachkommen. Die Erklärungsalternative Symptom oder Ursache hat die ältere Diskussion – noch unter dem Vorzeichen der Degenerationstheorie – stark bestimmt (Bleuler 1911). Sie wird durch die 3. Hypothese überwunden, wonach der Eltern–Alkoholismus Ausdruck einer schizophrenen Familienanlage und – vermittelt über ungünstige sozialisatorische Einflüsse auf den später Schizophrenen – Teilursache der schizophrenen Erkrankung ist. Eine 4. Hypothese nimmt die getrennte genetische Weitergabe von Schizophrenie- und Alkoholismus–Dispositionen an (Cook, Winokur 1985, Kendler 1985). Die begrifflich–konzeptionellen und methodischen Voraussetzungen der diesbezüglichen Studien sind jedoch – insbesondere in psychopathologisch–deskriptiver und diagnostisch–evaluativer Hinsicht – unbefriedigend. Für die 5. Hypothese einer psychosozialen Transmission der Alkohol–Inklination läßt sich vor allem anführen, daß die Häufigkeit einer Alkoholsymptomatik bei Schizophrenen und deren Eltern von kulturellen, ethnischen und Milieufaktoren abhängig zu sein scheint. Intrafamiliär eingeübte, von den Eltern vorgelebte Bewältigungsstile oder "Daseinstechniken" (Thomae 1968) könnten einen späteren Alkoholabusus mitbedingen. Eine Entscheidung für eines der genannten Modelle ist beim derzeitigen Wissensstand nicht möglich. Wahrscheinlich haben wir es mit einem Bedingungsgefüge zu tun, bei dem in individuell je unterschiedlicher Weise Teilbedingungen akzentuiert sind.

Ungenügend beachtet worden ist schließlich die Bedeutung von chronischer Behinderung und sozialem Positionsverlust. Anderen Symptomen schizophrener Syndrome vergleichbar, beeinflussen Veränderungen im soziofamiliären Umfeld den Alkoholmißbrauch des Kranken. Ein "Verelendungstrinken" ist bei depravierten chronisch Schizophrenen durchaus keine Ausnahme. Die soziale Reaktivität des Trinkverhaltens verweist auf einen letzten Gesichtspunkt: auf die kommunikative, der Sozialwelt zugewandte Seite der Alkoholsymptomatik. Der Alkoholabusus erhält als Faktum wie als Thema eine besondere kommunikative Valenz, die ihrerseits sinn- und motivstiftend wirkt. Dieser Aspekt, in der Literatur ebenfalls nur randständig erwähnt, weist bereits über das spezielle klinische Feld dieser Studie hinaus.

1.4 Zielsetzung und Aufbau der Studie

Berücksichtigt man den ungesicherten Wissensstand, so kommt der vorliegenden Studie explorative Qualität zu. Es gilt zunächst, die vielfältigen Erscheinungsformen der Schizophrenien mit Alkoholabusus oder – vom Kranken aus betrachtet – des Alkoholmißbrauchs Schizophrener zu sichten und systematisch zu ordnen. Sodann soll versucht werden, den Mißbrauch im Gesamtzusammenhang schizophrenen Bewältigungsverhaltens zu interpretieren. Der Akzent liegt demgemäß auf einer klinisch-psychopathologischen Zugangsweise und fallbezogenen Darstellung. Erst im Lichte konkret-kasuistischer Anschauung gelingt sinnvolle Interpretation empirisch-statistisch gewonnener Daten. Inwieweit es gelungen ist, anhand einzelner Fallbeispiele die Variabilität der klinischen Konstellationen zu verdeutlichen und zugleich typische, sich wiederholende Muster durchsichtig zu machen, mag der Leser beurteilen.

Die Untersuchung geht aus von 37 trinkenden Schizophrenen (ICD-9. Nr. 295) (= Alkoholgruppe A), darunter kein Fall mit früherer Alkoholhalluzinose. Ihnen werden 29 abstinente schizophrene Patienten zum Vergleich gegenübergestellt (= Kontrollgruppe K)[*]. Die *empirisch-statistische Analyse* liefert Hinweise auf mögliche relevante Unterschiede zwischen trinkenden und abstinenten Schizophrenen und mutmaßliche Risikokonstellationen eines Alkoholmißbrauchs (Kp.3).

Vergleichende Studien an trinkenden und abstinenten Schizophrenen sind rar (Alterman et al. 1984, Barbee et al. 1989, Drake et al. 1989, Hays, Aidroos 1986, Kesselman et al. 1982,

---

[*] Alkohol- und Kontrollgruppe zusammen werden auch als "katamnestische Serie" (KS) bezeichnet. Gelegentlich sind in der Studie zur kasuistischen Verdeutlichung weitere Fälle genannt, die nicht zur katamnestischen Serie zählen; sie werden mit dem Kürzel "ES" belegt.

Pulver et al. 1989, Shumakov 1970). Die wenigen Arbeiten unterscheiden sich erheblich nach Zielsetzung, Stichprobengewinnung, diagnostischen Kriterien und methodischer Durchführung. Auf die Ergebnisse ist hier nicht näher einzugehen. Unter methodenkritischem Gesichtspunkt ist herauszuheben, daß die empirisch–statistisch gewonnenen Ergebnisse von Vergleichsstudien dieser Art große interpretative Probleme aufwerfen. Dies gilt auch für die vorliegende Studie. Da mit zahlreichen interagierenden Variablen zu rechnen ist, die wegen fehlender präziser Vorannahmen nicht bereits in der Planung berücksichtigt werden können, ist von einer eher geringen internen Validität auszugehen (vgl. Bortz 1984). Multivariate Auswertungsstrategien gleichen diesen Mangel nur zu einem kleineren Teil aus. Die externe Validität dagegen dürfte in der vorliegenden Untersuchung befriedigend sein, weil in Alkohol– und Kontrollgruppe ein breites Spektrum schizophrener Syndrome vertreten ist.

Ein weiterer methodenbedingter Nachteil liegt in der retrospektiven Anlage der Studie. Eine prospektive Studie wäre unter den gegebenen Bedingungen nicht durchführbar gewesen, erschien auch in Hinblick auf die explorative Absicht nicht zwingend geboten. Zudem ermöglichte es die retrospektive Methodik, in die einzelfallbezogene Analyse langfristige schizophrene Verläufe miteinzubeziehen.

Die empirisch–statistische Auswertung, deren wichtigste Resultate in Kp.3.4 resümiert werden, dient zur Vorbereitung der vertieften klinischen Analyse. Die kasuistisch orientierte Darstellung beginnt in Kp.4, das Manifestation und Entwicklung des Alkoholabusus in Beziehung zum *Verlauf* der schizophrenen Erkrankung erörtert und die Bedingungskonstellationen der Alkoholsymptomatik herausarbeitet. Sodann werden die *Alkoholwirkungen* bei Schizophrenen knapp dargestellt (Kp.5). Von den klinisch–objektivierend aufweisbaren Voraussetzungen und Wirkungen des Alkoholabusus zu unterscheiden ist seine motivationale Grundlage. Sie wird im folgenden Abschnitt entwickelt, jedoch nicht isoliert, sondern im "motivgenerierenden" Gesamtzusammenhang schizophrener *Bewältigungsstile* (Kp.6). Das Konzept schizophrener Bewältigungsstile greift die Ergebnisse älterer Arbeiten zur Krankheitsbewältigung Schizophrener auf (Mayer-Gross 1920, 1922, Minkowski 1927, Müller 1930, Wyrsch 1937, 1949). Der Begriff der Bewältigung bzw. des Bewältigungsverhaltens (Coping) wird absichtlich gewählt, um zwischen älteren psychopathologischen Studien und jüngerer experimentalpsychologisch orientierter Coping-Forschung (vgl. Böker u. Brenner 1983, 1986) eine Brücke zu schlagen. Die methodische Durchführung selbst ist "traditionalistisch" und richtet das Augenmerk auf eine sorgfältige Einzelfallanalyse, um verstehend–psychopathologisch idealtypische Motivierungszusammenhänge (Motivierungstypen des Alkoholmißbrauchs) herauszuarbeiten. Im folgenden, den *sozialen* und *kommunikativen* Aspekten der Symptomatik gewidmeten Abschnitt steht ebenfalls das Problem der Krankheitsbewältigung – nun als kommunikativ–interaktives Geschehen gefaßt – im Zentrum (Kp.7). Dieser Teil der Studie ist als skizzenhafter Ausblick zu verstehen und weist auf die "Mundaneität" (Kisker 1964) schizophrenen Krankseins hin. In einem letzten, knapp gehaltenen Kapitel wird auf einige *therapeutische* Konsequenzen der Studie eingegangen (Kp.8).

2 Methodik

66 Schizophrene (37 Männer, 29 Frauen), diagnostiziert nach ICD-9, wurden binnen eines Jahres (1986/1987) im Zentrum für Psychologische Medizin, Medizinische Hochschule Hannover, ausführlich untersucht. Das Untersuchungskollektiv gliederte sich in eine Alkohol- und eine Kontrollgruppe. Die Schizophrenen der Alkoholgruppe (n_a = 37) hatten im zurückliegenden 1-Jahres-Zeitraum einen Alkoholmißbrauch geboten, diejenigen der Kontrollgruppe (n_k = 29) dagegen nicht. Es wurden nur solche Kranke untersucht, die

1. vor ≥ 2 Jahren erstmals schizophren erkrankt waren,
2. in der Vorgeschichte keine Alkoholhalluzinose aufwiesen.

ICD-9-Diagnosen dienten als Grundlage der kliniksinternen Dokumentation. Für eine differenzierte Krankheitsklassifikation erschien dies jedoch ungenügend, so daß zusätzlich eine Reklassifikation nach ICD-10 (WHO 1989) vorgenommen wurde. Das 2-Jahreskriterium wurde eingeführt, da 1. 2-Jahres-Katamnesen eine recht gute Prädiktion des "outcome" ermöglichen (Strauss, Carpenter 1977), 2. eine ausreichende Beobachtungszeit zur Verfügung stehen sollte, um Manifestation und Entwicklung eines Alkoholabusus während der schizophrenen Erkrankung studieren zu können.

Weitaus die meisten Patienten befanden sich zum Zeitpunkt der Untersuchung in langfristiger oder vorübergehender *ambulanter* Therapie (52 bzw. 5 von 66). 48 Schizophrene wohnten im Versorgungsgebiet, Sektor, der Klinik.

Nähere Angaben zu Aufgabenbereich, innerem Aufbau und flankierenden Einrichtungen der Klinik einschließlich ihrer poliklinischen Einrichtungen sind an anderer Stelle zu finden (Bauer 1977, Bauer u. Haselbeck 1983). Die Inanspruchnahme-Population des sozialpsychiatrischen Dienstes, der in zwei poliklinische Ambulanzen (Poliklinik I und II) integriert ist, entspricht nach klinischen und soziodemographischen Merkmalen der Klientel vergleichbarer extramuraler Dienste nicht-universitärer Einrichtungen. Die Untersuchungsergebnisse spiegeln somit stark die Gegebenheiten eines sozialpsychiatrischen Standarddienstes.

2.1 Gewinnung der Stichproben

Eine Übersicht über die Teilstichproben, aus der sich das Gesamtkollektiv zusammensetzt, gibt Tabelle 2.1.

Tabelle 2.1. Rekrutierung des Untersuchungskollektivs

	Selektion	Männer (n = 37)	Frauen (n = 29)	Gesamt (n = 66)
Alkoholgruppe (A)				
A_1	systematisch	11	7	18
A_2	unsystematisch	13	6	19
Kontrollgruppe (K)	systematisch	13	16	29

Die systematisch rekrutierten Gruppen A_1 und K entstammen der langzeitbetreuten Klientel des sozialpsychiatrischen Dienstes (der Poliklinik I). Zum Stichtag der Untersuchung gehörten dieser Klientel insgesamt 96 Schizophrene (nach ICD-9) mit Erstmanifestation der Psychose vor mehr als 2 Jahren an. Unter ihnen ließen sich 18 Kranke identifizieren, die im zurückliegenden 1–Jahres–Zeitraum einen Alkoholmißbrauch geboten hatten (Alkoholteilgruppe A_1). Aus der Restgruppe (n = 96 – 18 = 78) wurde eine Zufallsstichprobe von n = 30 gezogen; 1 Patientin wurde aus persönlichen Gründen von der Studie ausgeschlossen. Die verbleibenden 29 Kranken bildeten die Kontrollgruppe.

In der Alkoholteilgruppe A_2 (n = 19) sind trinkende Schizophrene zusammengefaßt, die auf unsystematische, von zufälligen Umständen bestimmte Weise Eingang in die Studie fanden. Es handelt sich teils um (vorübergehend oder langfristig) hospitalisierte Patienten, teils um Kranke, die zur ambulanten Diagnostik oder Krisenintervention sporadisch untersucht, beraten oder behandelt wurden.

Während A_1 und K als hinreichend repräsentativ für die Gruppe ambulant langzeitbetreuter trinkender bzw. abstinenter Schizophrener angesehen werden dürfen, stellt A_2 – und damit auch die Alkoholgesamtgruppe – eine unsystematisch zusammengestellte Stichprobe dar. Dies bedingt – für den angestrebten Vergleich von abstinenten und trinkenden Schizophrenen – eine Minderung der internen Validität. Andererseits bewirkt der höhere Anteil von Kranken mit Therapie-ablehnender Haltung und schweren Formen des Alkoholmißbrauchs in A_2 (im Vergleich zu A_1) (siehe Anhang. Tabelle B.1) insgesamt eine verbesserte Aussage zur Charakteristik schizophrener Syndrome mit Alkoholmißbrauch, i.e. eine Anhebung der externen Validität. Interne und externe Validität verhalten sich gegenläufig (Bortz 1984). Günstigere methodische Voraussetzungen wären nur durch eine systematische Durchmusterung großer, möglichst homogener Kollektive zu erreichen gewesen. In Hinblick auf den explorativen Charakter der Studie erschien der dafür erforderliche Arbeits- und Zeitaufwand unangemessen hoch.

2.2 Untersuchungsgang

Alle Patienten wurden ausführlich in freier Form exploriert, wobei regelhaft bestimmte interessierende Merkmalskomplexe (u.a. Alkoholgebrauch, Bewältigungsverhalten) zur Sprache kamen. Da es galt, zum einen langjährige Krankheitsverläufe (einschließlich der vorauslaufenden präschizophrenen Entwicklung), zum anderen die Auseinandersetzung des Kranken mit der Psychose und die motivischen Hintergründe des Alkoholabusus (oder auch einer Alkoholabstinenz) zu rekonstruieren, bedurfte es einer flexiblen explorativen Vorgehensweise, die überdies der je unterschiedlichen Gesprächsbereitschaft Rechnung zu tragen hatte. Die Mißtrauenshaltung mancher Kranker, gerade in der Gruppe trinkender Schizophrener, bildete ein ernsthaftes Hindernis. Vorteilhaft wirkte sich der Umstand aus, daß mir zahlreiche Patienten aus längerer Behandlung persönlich gut bekannt waren.

Im Einzelfall war es zuweilen schwer festzustellen, ob die Kriterien eines Alkoholmißbrauchs erfüllt waren oder nicht. Manche Schizophrene übertrieben, andere beschönigten ihren Alkoholkonsum. Es war daher notwendig – auch im Hinblick auf die katamnestische Gesamtwertung und die Ausleuchtung des familiären Umfeldes –, wichtige Informationen Dritter mitzuberücksichtigen, von Angehörigen, vorbehandelnden Ärzten, Nachbarn, Arbeitskollegen usw.. In fast allen Fällen konnten sämtliche Krankenblattunterlagen (bzw. Abschlußberichte) vorbehandelnder Institutionen beigebracht werden. Der Verlauf der zurückliegenden Jahre ließ sich gewöhnlich gut überblicken. Bei länger zurückliegenden Erkrankungsstrecken waren die Informationen bisweilen spärlich. Die Hälfte der 66 Patienten war bereits vor 1973 erstmals schizophren erkrankt (Streuung der schizophrenen Erstmanifestation in den Jahren zwischen 1947 und 1984. Median = 1973), so daß manche Daten zur frühen Anamnese lückenhaft blieben.

Grundsätzlich wurden nur Kranke in die Untersuchung aufgenommen, deren Set standardisiert erfaßter soziodemographischer und Krankheitsdaten vollständig vorlag. (Einige wenige Fälle, die nicht zur empirisch-statistischen Analyse herangezogen werden konnten, sind als Kasuistiken mitberücksichtigt [ES-1 bis ES-4].) 2 Patienten, die mir aus früherer Zeit bekannt waren (KS-52, KS-63), machten insofern eine Ausnahme, als ein aktueller standardisierter psychopathologischer Befund nicht zu erheben war. Im einen Fall war die Kranke unmittelbar vor dem vorhergesehenen Untersuchungstermin an einer intrazerebralen Blutung verstorben; im anderen lehnte der Patient ein Gespräch ab. Von der psychopathologischen Befundaufzeichnung abgesehen, gelang es aber über Dritte, die notwendigen aktuellen Informationen zu erhalten.

Die *Auswertung* der erhobenen Befunde erfolgte in zweierlei Absicht und unter zweierlei methodologischen Regimes. Zum einen sollten – vom konkreten Patienten abstrahierend – klinische Grunddaten standardisiert gewonnen und, soweit möglich, einer empirisch-statistischen Analyse unterworfen werden. Zum anderen galt es im Blick auf den einzelnen Kranken und dessen Lebensgeschichte, in verstehender Einstellung motivische Hintergründe zu rekonstruieren und "verständliche Zusammenhänge" (i.S. von Jaspers [⁷1959]) zu erfassen. Die Untersuchungsplanung spiegelt Dichotomie und wechselseitige Anregung nomothetischer und ideographischer Forschungsansätze (Blankenburg 1981, Schleiffer 1980). Wenn auch die deskriptiv-klinische und verstehend-psychopathologische Analyse im Zentrum der Auswertung und Ergebnisdarstellung liegen, so müssen doch, angesichts des "klinischen" Zwecks der Studie, methodologische Grundfragen einer "subjektiven Psychologie" (Kronfeld 1930) oder verstehenden Psychopathologie weitgehend unberücksichtigt bleiben.

Die folgenden Abschnitte schildern zunächst die zur standardisierten Datenerfassung verwendeten Instrumentarien, sodann die empirisch-statistischen Auswertungsstrategien und die auf diesem Wege gewonnenen Befunde. Erst in Kp.4 wendet sich die Darstellung der klinischen Analyse im engeren Sinne zu.

2.3 Diagnose "Alkoholmißbrauch"

"Alkoholmißbrauch" fungiert in dieser Untersuchung als Sammelbegriff, der unterschiedliche Formen gefährlichen, schädlichen oder mit manifester Abhängigkeit einhergehenden Alkoholgebrauchs umreißt. Die Probleme, die sich einer exakten Definition entgegenstellen, sind aus der Diagnostik des Alkoholismus bekannt (vgl. u.a. Feuerlein 1987, Pattison, Kaufman 1982). Die Variabilität der als "Alkoholismus" zusammengefaßten klinischen Bilder hat – wie bekannt – dazu geführt, daß auf der einen Seite zahlreiche Typologien (vgl. Babor, Lauermann 1986, Bowman, Jellinek 1941), auf der anderen quasi-dimensionale Modelle des Alkoholismus entwickelt worden sind (Goldberg et al. 1970, Zimberg 1979).

Im Rahmen dieser Studie wird die Diagnose eines Alkoholmißbrauchs als rein klassifikatorisches Merkmal – Zuordnung zur Alkohol- oder zur Kontrollgruppe – behandelt; d.h. pathogenetische Vorannahmen zur Entstehungsweise des Alkoholmißbrauchs sind nicht impliziert. Die diagnostische Einschätzung stützt sich ausschließlich auf symptomatologische Kriterien. Dafür bieten sich diagnostische

Kategorien an, die eine graduelle Differenzierung nach Schwere und klinischer Relevanz erlauben. Die folgenden Kategorien finden Verwendung:

(1) gefährlicher Gebrauch   (nach ICD-10, June 1987 draft) (WHO 1987).
(2) schädlicher Gebrauch   (nach ICD-10, April 1989 draft) (WHO 1989).
(3) Abhängigkeitssyndrom   (nach ICD-10, April 1989 draft) (WHO 1989).

Im Text werden (1) als *"leichter"*, (2) und (3) als *"schwerer"* Alkoholmißbrauch bezeichnet. Die Fallzuordnung bezieht sich jeweils auf den zurückliegenden 1-Jahres-Zeitraum und stellt eine "gemittelte" klinische Globalbewertung dar. Die Orientierung an Trinkmengen und -häufigkeiten erweist sich als unzweckmäßig, da 1. die verfügbaren Informationen keine genauen quantitativen Schätzungen zulassen, 2. quantitative Angaben dieser Art nicht die klinische Relevanz der Alkoholproblematik wiederzugeben vermögen.

Einige Anmerkungen zur *ICD-10*-Diagnostik seien angefügt (vgl. Dilling u. Dittmann 1990). Der 5.Abschnitt der Internationalen Klassifikation der Krankheiten, 10.Revision, liegt im Entwurf (sog. dreigestrichene Fassung vom April 1989) vor. Neben dieser für den psychiatrischen Kliniker vorgesehenen Version, in die bereits Ergebnisse von Feldstudien Eingang gefunden haben, sollen schärfer gefaßte diagnostische Forschungskriterien, dem DSM-III vergleichbar, entwickelt werden. Obgleich die ICD-10 – als Fortsetzung der ICD-9 – von der WHO noch zu verabschieden ist und künftige Änderungen nicht ausgeschlossen sind, erscheint es gerechtfertigt, die "klinischen Beschreibungen und diagnostischen Leitlinien" vom April 1989 in der vorliegenden Studie zu berücksichtigen, da die ICD-10 besser als das DSM-III (bzw. DSM-III-R) die europäische Tradition der Diagnostik von sowohl schizophrenen als auch Abhängigkeitserkrankungen wiederspiegelt. Zudem sind für die herangezogenen ICD-10-Unterkapitel (F1, F2) keine grundlegenden Änderungen mehr zu erwarten (siehe Anhang A.1 und A.2). Daß beabsichtigt ist, den klassifikatorischen "Kompromiß" der ICD-10 – in ihrer (noch zu verabschiedenden) Grundstruktur – *längerfristig* als Grundlage der internationalen Verständigung beizubehalten, stellt ein zusätzliches Argument für die Verwendung in dieser Studie dar.

Die "diagnostischen Leitlinien" der ICD-10 haben auf maßvolle Weise die "kriterielle" Orientierung des DSM-III übernommen, lassen aber – da nicht als Forschungskriterien konzipiert – genügend Raum für flexible diagnostische Bewertungen. Die Klassifikation bietet – im Vergleich zur ICD-9 – eine wesentlich verbesserte, gut durchgearbeitete Systematik von 1. schizophrenen und mit diesen verwandten Syndromen (Sektion F 20-29) sowie von 2. Störungen infolge Gebrauchs psychoaktiver Stoffe (Sektion F 10-19). Die Sektion F 10-19 (Anhang A.1) differenziert 1. nach Art der hauptsächlich beteiligten Substanz (einschließlich eines eng definierten Mehrfachmißbrauchs, F 19), 2. nach Art des klinischen Zustandsbildes (4. und 5. Kodierstelle). Die klinischen Zustandsbilder "schädlicher Gebrauch" (harmful use, F 1x.1) und "Abhängigkeitssyndrom" (dependence syndrome, F 1x.2) werden für die vorliegende Studie übernommen.

Die im "June 1987 draft" enthaltene Kategorie *"gefährlicher Gebrauch"* (hazardous use) ist in der "dreigestrichenen" Fassung nicht mehr zu finden. Im Unterschied zum schädlichen Gebrauch, der eine bereits eingetretene Schädigung der körperlichen und seelischen Gesundheit erfordert, beinhaltet der gefährliche Gebrauch eine prognostische Wertung ("ein hohes Risiko zukünftiger Schädigung"); der Konsum der psychoaktiven Substanz darf in diesem Fall "noch keine beträchtlichen körperlichen oder psychologischen Schädigungen hervorgerufen" haben. Die Risikoeinschätzung, so empfiehlt der Entwurf, soll u.a. auch die psychopathologische Ausgangssituation mitberücksichtigen. Zweifellos ist die Abgrenzung des gefährlichen Gebrauchs von "normalem" Konsum schwierig, da es fließende Übergänge gibt. Andererseits handelt es sich um eine Kategorie, die in besonderer Weise auf bestimmte "nicht mehr normale" und "noch nicht schädliche" Formen abnormen Trinkens bei Schizophrenen zugeschnitten erscheint. Sie wird daher in der vorliegenden Studie zu deskriptiven Zwecken beibehalten.

Der *"schädliche Gebrauch"* ist nach ICD-10 nur in Umrissen definiert. Unangenehme soziale Konsequenzen sind zwar ein wichtiges Merkmal, begründen aber nicht als solche die Diagnose. Für die Annahme eines Alkoholabusus Schizophrener werden in der vorliegenden Studie u.a. konflikthafte Auseinandersetzungen mit Angehörigen, Nachbarn usw. im Gefolge des Alkoholkonsums und komplikationsreiche abnorme Rauschzustände mitberücksichtigt. Allerdings ist es schwierig, bei sozialen Folgen des vermehrten Alkoholkonsums zu unterscheiden zwischen unmittelbaren Konsequenzen des Abusus selbst, Reaktionen des Umfeldes auf ein schizophren-abnormes Verhalten (wovon der Abusus nur einen Teilaspekt bildet) und einer Überbewertung des Alkoholkonsums durch die Angehörigen. Die Diagnose eines "schädlichen Gebrauchs" ist somit keineswegs schematisch zu handhaben, sondern setzt klinische Wertung voraus.

Dem *Abhängigkeitssyndrom* (i.S. von ICD-10) liegt - im Unterschied zur "Substanzabhängigkeit" des DSM-III - die implizite Annahme eines psychophysischen Totalgeschehens zugrunde, das körperliche und psychische Aspekte der Abhängigkeit umfaßt. Die diagnostischen Leitlinien beziehen demgemäß auch Merkmale ein, die auf das Selbsterleben des Kranken zielen. Als generelle Richtlinie wird genannt, daß zur Diagnose eines Abhängigkeitssyndroms mindestens 3 der folgenden 9 Merkmale im zurückliegenden 1-Jahres-Zeitraum erkennbar gewesen sein müssen:

(1) ein starker Wunsch oder Drang, die Substanz einzunehmen,
(2) das Wissen darum, die Substanzeinnahme nicht oder nicht genügend kontrollieren zu können,
(3) ein Substanzgebrauch in der bewußten Absicht, Entzugssymptome zu mildern,
(4) ein Entzugssyndrom mit eindeutigen körperlichen Symptomen,
(5) eine Toleranzbildung,
(6) eine Einengung des persönlichen Repertoires an Gebrauchsmustern (d.h. auch unter Fortfall sozialer Rücksichtnahmen),
(7) eine progressive Einengung von Interessen und alternativen Befriedigungsmöglichkeiten,
(8) ein fortbestehender Gebrauch trotz offenkundig schädlicher Konsequenzen,
(9) ein rascheres Abgleiten in die Abhängigkeit (bei Rückfälligkeit) im Vergleich zu vormals nicht-abhängigen Personen.

Die genannten Kriterien sind nur mit Einschränkungen zur Diagnose eines Abhängigkeitssyndroms bei Schizophrenen brauchbar. Teils sind sie - angesichts der (Selbst-) Verschlossenheit dieser Kranken - explorativ mühsam, wenn überhaupt zu ermitteln (Kriterium (1), (2), (3)), teils unspezifisch und ebensogut als Resultat der schizophrenen Persönlichkeitsabwandlung interpretierbar (Kriterium (7), (8)). Letzteres gilt auch für die Einengung des Gebrauchsmusters (Kriterium (6)), da eine "Desozialisierung" des Konsumverhaltens u.U. weniger von der Eigendynamik des Abhängigkeitssyndroms als von der autistischen Selbstbezogenheit des Kranken bestimmt wird. Als "harte" Kriterien können dagegen diejenigen Merkmale gelten, die als unmittelbarer Ausdruck pathologisch abgewandelter neuroadaptativer Vorgänge zu verstehen sind (Kriterium (4), (5), (9)); sie stimmen - mit Ausnahme von Kriterium (9) - mit den obligaten DSM-III-Kriterien zur Diagnose einer Substanzabhängigkeit überein.

Der Begriff der *Sucht* (addiction) wird von ICD-10 (wie zuvor schon in ICD-9) nicht verwandt. Die psychologischen Aspekte des Sucht-Begriffs haben jedoch verdünnt in Kriterium (1) Eingang gefunden. Zu fragen ist, ob der "starke Wunsch oder Drang", in älterer Terminologie: die Süchtigkeit oder süchtige Erlebnisweise, phänomenologisch beim alkoholabhängigen Schizophrenen dasselbe bedeuten wie beim nicht-psychotisch Alkoholabhängigen oder ob nicht - trotz oberflächlich ähnlicher Wunsch- und Drangverfassung - tiefreichende Unterschiede vorliegen. Mutmaßlich verschiebt, verrückt die schizophrene Entfremdung den Erlebnishorizont, innerhalb dessen süchtiges Erleben möglich wäre, so daß - paradox gesprochen - allenfalls nicht-süchtige Modifikationen der Süchtigkeit hervortreten können. Dieser Hinweis (vgl. Kp.6.4) möge verdeutlichen, daß phänomenologisch Heterogenes nicht auf symptomatologisch Identisches reduziert werden darf und daß psychopathologische Klärung erforderlich ist, bevor kriteriumsorientiert Doppeldiagnosen gestellt werden. Um Mißverständnisse zu vermeiden, werden Begriffe wie "Sucht" oder "Süchtigkeit" in der vorliegenden Studie vermieden.

Zusammengefaßt ist festzuhalten, daß sich die diagnostischen Kriterien für gefährlichen und schädlichen Gebrauch, insbesondere aber für das Abhängigkeitssyndrom (i.S. von ICD-10) an der Klinik nicht-psychotischer Abhängigkeitserkrankungen orientieren. Es bedarf der Klärung, ob die Syndrome des Alkoholmißbrauchs bei trinkenden Schizophrenen dieselbe Erlebnisstruktur aufweisen wie bei nicht-psychotisch Alkoholabhängigen.

2.4 Standardisierte Befunderhebung

Die Datenerhebung sollte wichtige Aspekte der Persönlichkeits- und Krankheitsentwicklung erfassen. Soweit möglich, wurde dazu auf bereits erprobte Instrumentarien zurückgegriffen. Insbesondere den drei großen Langzeitstudien von M.Bleuler (1972a), Ciompi u. Müller (1976) sowie Huber u. Mitarb. (1979) waren Anregungen zu entnehmen. Naturgemäß blieben der Standardisierung Grenzen gesetzt, da sich zahlreiche komplexe Sachverhalte schwerlich einfach definierten

Kategorien zuordnen ließen. Einschränkungen der Befund-Objektivität sind durch
das retrospektive Vorgehen und die Erhebung aller Daten durch *einen* Untersucher
zu erwarten. Die einzelnen Datenkomplexe werden im folgenden kurz unter methodologischen Aspekten besprochen.

2.4.1 Substanzmißbrauch

Die diagnostisch-klassifikatorischen Kriterien des Alkoholmißbrauchs sind bereits erörtert worden (Kp.2.3). Bei jedem trinkenden Kranken wurden Beginn
(Erstmanifestation) des Alkoholabusus, dessen Verlaufstyp, Dauer (Zeitspanne
zwischen Erstmanifestation und Katamnesenzeitpunkt) und Komplikationen ermittelt. Ferner war für alle Patienten ein Mißbrauch anderer Substanzen – wiederum differenziert in gefährlichen und schädlichen Gebrauch sowie Abhängigkeitssyndrom – zu dokumentieren.

2.4.2 Präschizophrene Persönlichkeitsentwicklung

Unterschiede zwischen abstinenten und trinkenden Schizophrenen in präschizophrenen Merkmalen könnten als Indiz für einen Einfluß der präschizophrenen
Persönlichkeitsformung auf einen späteren Alkoholmißbrauch sprechen. Allerdings ist mit erheblichen methodischen Schwierigkeiten zu rechnen, wenn man die
frühere Entwicklung verläßlich zu rekonstruieren versucht (Angst 1988). Die Erinnerung der Kranken ist lückenhaft oder verfälscht; auskunftgebende Dritte fehlen; der Untersucher bewertet die vorhandenen Informationen im Lichte der späteren Erkrankung; eine valide systematische (Patho-) Charakterologie fehlt – dies
sind nur einige Probleme, die einer reliablen Erhebung relevanter Daten entge-
genstehen. Aus diesem Grunde können die hier ausgewerteten Informationen allenfalls Fingerzeige geben.

Aussagen zur schulischen Laufbahn sind erfahrungsgemäß am verläßlichsten
(Angst 1988). Es wurden daher das präschizophren höchsterreichte Schul- und
zusätzlich Berufsbildungsniveau, ferner Abschluß/Abbruch der Schulausbildung
dokumentiert. Ergänzend wurde die Subskala "psychosoziale Adaptation" der
Philipps-Skala (reduzierte Fassung nach Harris (1975)) verwendet. Die – erst für
einen Altersbereich ab 20. Lebensjahr – gültige Subskala "sexuelle Adaptation"
blieb unberücksichtigt, da mehrere Patienten unseres Untersuchungskollektivs
schon vor dem 20. Lebensjahr erkrankt waren.

Neben Merkmalen der präschizophrenen Entwicklung interessierte in unserem
Zusammenhange auch die Alkoholismus-Rate der Eltern. Die Angaben hierzu,
vom Patienten, aus Krankenblättern, aus persönlicher Kenntnis der Eltern oder
von Informationen Dritter stammend, waren freilich in vielen Fällen lückenhaft
und unsicher. Nur dort, wo ein Alkoholismus, gleich welchen Schweregrades,
wahrscheinlich zu machen war, wurde er zur Auswertung herangezogen. Zusätz-

lich waren, soweit bekannt, zu registrieren ein Verlust eines oder beider Elternteile durch Tod, Krankheit, Scheidung oder Trennung vor dem 16. Lebensjahr (des Patienten).

2.4.3 Schizophrene Erkrankung

2.4.3.1 ICD–10–Klassifikation

Um die Unterschiedlichkeit der schizophrenen Erkrankungen (i.S. von ICD–9) genauer abzubilden, wurden – wie schon beim Alkoholmißbrauch – die diagnostischen Kategorien der ICD–10 (April 1989 draft, WHO 1989) benutzt. Während die aus mancherlei Gründen kritisierte Schizophrenie–Definition des DSM–III (Fox 1981, Lehmann 1984, Mukherjee 1983, Strömgren 1983) die Kraepelinsche Akzentuierung des ungünstigen Verlaufs wiederaufnimmt, bleibt die ICD–10 einem flexiblen, vergleichsweise weiten Schizophrenie–Begriff verpflichtet, wenn auch der Begriffsumfang gegenüber ICD–9 eingeschränkt wird.

Die Sektion F 20–29 der ICD–10 (Anhang A.2) umfaßt die diagnostischen Kategorien Schizophrenie (F 20), schizotype Störung (F 21), persistierende Wahnstörung (F 22), akute, vorübergehende psychotische Störungen (F 23), induzierte Wahnstörung (F 24), schizoaffektive Störung (F 25) und andere nicht–organische psychotische Störungen (F 28). Für Schizophrenie wird ein mildes Zeitkriterium (4 Wochen) eingeführt. Psychosen mit schizophrener Symptomatologie, welche von kürzerer Dauer sind, müssen als akute, vorübergehende psychotische Störung (meist F 23.1 oder F 23.2) klassifiziert werden. Eine gemeinsame genetische Basis von Schizophrenie und schizotyper Störung wird angenommen. Die Beschreibung der schizotypen Störung tradiert unter einem anderen Titel E.Bleulers Konzeption der "latenten Schizophrenie". Die akuten, vorübergehenden psychotischen Störungen bilden symptomatologisch eine heterogene Gruppe; ein Teil dieser Syndrome berührt den engeren Bereich der schizophrenen Psychosen. Für die schizoaffektiven Störungen wird hervorgehoben, daß ihr nosologischer Status umstritten sei. Innerhalb des schizophrenen Syndroms (F 20) sind die klassischen Kraepelin'schen Typen als paranoide, hebephrene und katatone Schizophrenie beibehalten. Paraphrenien werden den paranoiden Schizophrenien zugeordnet. Auf eine Altersobergrenze für eine schizophrene Erstmanifestation (wie in DSM–III) wird verzichtet, so daß Spätschizophrenien keinen Sonderstatus erhalten (vgl. M.Bleuler 1943, Gabriel 1978, Klages 1961). Hebephrener und katatoner Syndromtypus sind – gegenüber Kraepelin und E.Bleuler – eng konzipiert. Dafür wird, an das DSM–III angelehnt, die Kategorie der undifferenzierten Schizophrenie geschaffen. Die Bezeichnung ist nicht glücklich. Die Syndrome, die hier rubriziert werden sollen, zeichnen sich durch ein Negativ–Merkmal aus: durch nicht gelingende Zuordnung zu einem "klassischen" Typus. Ein Teil der früher als kataton bezeichneten Bilder muß, folgt man ICD–10, entweder als akute, vorübergehende psychotische Störung oder als schizoaffektive Störung klassifiziert werden, wenn neben psychomotorischen Symptomen Stimmungsauslenkungen und Denkstörungen – wie bei den zykloiden Psychosen Leonhards (Leonhard 1972) – das Bild beherrschen. Eng definiert ist auch die residuale Schizophrenie. Sie ist überwiegend durch "negative" Symptome gekennzeichnet; ein Zeitkriterium wird eingeführt: im zurückliegenden 1–Jahres–Zeitraum sollen floride Symptome wie Wahn und

24

Halluzinationen minimal oder erheblich abgeschwächt gewesen sein. Die Zuordnung chronisch produktiver Syndrome ohne wesentliches dynamisches Defizit ist daher problematisch. Sie werden in der vorliegenden Studie, wenn der akute Krankheitsaspekt überwiegt, als undifferenzierte Schizophrenie klassifiziert. Die Schizophrenia simplex ist in der ICD-10 beibehalten worden. Wie zurecht betont wird, ist ihre Abgrenzung von der schizotypen Störung schwierig.

2.4.3.2 Psychopathologischer Befund

Das Ausmaß eines schizophrenen Persönlichkeitswandels wurde zunächst summarisch mithilfe der von Huber u. Mitarb. (1979) verwendeten Typologie der *Residualsyndrome* dokumentiert. Die Typenfolge Vollremission, uncharakteristische Residuen i.w.S., relativ charakteristische Residuen und charakteristische Residuen i.e.S. ließ sich zur Verlaufsdokumentation als Variable in Rangskalenniveau nutzen. Von den theoretischen Implikationen der von Huber vorgeschlagenen Typologie konnte im vorliegenden Zusammenhange abgesehen werden. Beurteilt wurde jeweils die beruhigte Intervallsymptomatik (außerhalb akuter Zuspitzungen). In 2 Fällen mit stark fluktuierendem klinischen Bild mußte auf eine Einordnung verzichtet werden.

Da die ICD-10-Diagnostik sowie die Klassifikation der Residualsyndrome eher überdauernde, relativ stabile Züge des klinischen Bildes wiedergeben, bedurfte es eines zusätzlichen Instruments, um die aktuelle Symptomatologie differenziert zu dokumentieren. Dazu bot sich an, das inzwischen gut erprobte psychopathologische Inventar des *AMDP*-Systems (AMDP 1981, Baumann u. Stieglitz 1983, Gebhardt et al. 1983) zu verwenden.

Die AMDP-Dokumentation des psychopathologischen Befundes enthält 100 Items, die in einem sorgfältig ausgearbeiteten Glossar erläutert sind. Differenzierte Codierungsregeln erleichtern die Verschlüsselung. Reliabilitätsstudien haben zu befriedigenden Ergebnissen geführt. Auch sind in mehreren Untersuchungen Faktorenlösungen erarbeitet worden, die als empirische Bestätigung bekannter psychopathologischer Syndrome aufgefaßt werden können, u.a. des paranoid-halluzinatorischen, des manischen, apathischen, Hostilitäts- und stuporösen Syndroms. Das AMDP-System ist daher besonders geeignet, die Symptomatologie der schizophrenen Psychosen abzubilden. Wie das Fehlen eines Items "Autismus" verdeutlicht, entziehen sich freilich entscheidende Phänomene schizophrener Erlebnisabwandlung solcherart standardisierter Dokumentation.

Für diese Studie wurde folgendes *Vorgehen* gewählt. Vorhandensein und Ausprägungsgrad jedes einzelnen Symptoms waren bezogen auf den zurückliegenden 4-Wochen-Zeitraum einzuschätzen. Die AMDP-Befunde der Alkohol- und Kontrollgruppe (n = 64. Vgl. Kp.2.2) konnten sodann faktorenanalytisch untersucht werden. Wegen der Stichprobenabhängigkeit faktorenanalytischer "Lösungen" erschien es unzweckmäßig, AMDP-Faktorenanalysen, die an anderen Kollektiven, meist hospitalisierten Kranken, erarbeitet worden waren (Übersicht bei: Baumann u. Stieglitz 1983), auf die Probanden der vorliegenden Studie zu übertragen. Angesichts des geringen Stichprobenumfangs mußte eine Item-Auswahl inkaufgenommen werden. Die Items wurden in folgender Weise selegiert: 21 Items, die in mehr als 35 % der Fälle (n > 23) anzutreffen waren, wurden zu einem ersten fakto-renanalytischen Durchgang herangezogen. 4 von ihnen schieden aufgrund eines statisti-schen Selektionskriteriums (MSA < 0,6) aus. Es verblieben für die faktorenanalytische Aufbereitung 17 Variablen (AMDP-Item Nr. 9, 10, 18, 25, 33, 36, 37, 38, 40, 59, 61, 75, 79, 80, 85, 92, 98), so daß ein ausreichend günstiges Verhältnis von Untersuchungseinhei-ten zu Variablen (> 3:1) gegeben war. Durch PCA mit anschließender Varimax-Rotation ließen sich 4 Faktoren mit einem Eigenwert > 1 extrahieren, die zusammen 70,2 % der Va-rianz aufklärten. Zur inhaltlichen Interpretation der Faktoren wurden Items mit einer La-dungshöhe von > .50 berücksichtigt.

2.4.3.3 Schizophrener Verlauf und Behandlung

Die Verlaufsdokumentation bediente sich einer recht einfachen Kategorisierung. Es wurde nämlich die Art des Erkrankungsbeginns in "akut/chronisch", die Ver-laufsform in "überwiegend wellenförmig/überwiegend kontinuierlich" dichotomi-siert. Die Definitionen von M.Bleuler (1972a) sowie Ciompi u. Müller (1976) konnten zugrundegelegt werden. Abweichend von den genannten Autoren wurden auch sog. atypische Verläufe in ein dichotomes Verlaufsschema eingeordnet.

Als Therapievariablen waren zusätzlich zu berücksichtigen: Zahl der Hospita-lisierungen, Hospitalisierungsdauer und Dauer der neuroleptischen Behandlung (jeweils bezogen auf den zurückliegenden 1-Jahres-Zeitraum und den gesamten Verlaufszeitraum seit schizophrener Erstmanifestation). Der Quotient "Zahl der Hospitalisierungen/Verlaufsdauer (in Jahren)" wurde als Hospitalisationsquotient zur Auswertung mitverwendet.

2.4.3.4 Aktuelle Adaptation

Die Methodenfragen einer Evaluationsforschung im Allgemeinen, die Messung der sozialen Adaptation (social adjustment) im Speziellen (Katschnig 1983, Platt 1981, Weissman 1975, Weissman et al. 1981) können hier nicht näher erörtert werden. In der vorliegenden Studie fand - neben den sozialen Kernvariablen wie Wohnsituation, Lebensunterhalt, Beschäftigungsverhältnis, Beruf - die *Global-assessment-scale*, abgekürzt: GAS (Endicott et al. 1976), Verwendung. Diese Skala, im deutschen Sprachraum u.a. benutzt von Haselbeck (1987) sowie Möller u. Mitarb. (1984), hat zwar den Nachteil einer Vermengung psychopathologisch *und* sozial definierter Kriterien der zu messenden "Funktionsfähigkeit" (functioning). Sie liefert dennoch ein brauchbares Maß alltagspraktischer Le-bensbewältigung. Für die vorliegende Studie konnten die 100 Skalenschritte der Originalskala auf 10 reduziert werden. Beurteilt wurde bei jedem Kranken die "Funktionsfähigkeit", bezogen auf einen 4-Wochen-Zeitraum außerhalb akut-schizophrener Exazerbationen.

2.4.3.5 Bewältigungsverhalten

Die Bewältigungsstile Schizophrener werden – im Sinne einer heuristischen Typologie – später im einzelnen zu erörtern sein. Für die empirisch-statistische
Analyse interessieren vorerst nur einige Einzelaspekte schizophrenen Bewältigungsverhaltens (Coping). Der Begriff des Coping ist zunächst unter Stress-theo-
retischen Vorzeichen für adaptive Verhaltensweisen Gesunder und Körperkranker
eingeführt und sodann von der psychoanalytischen Ich-Psychologie aufgegriffen
worden (vgl. Brüderl 1988, Kächele u. Steffens 1988, Meichenbaum, Turk 1987,
Rüger et al. 1990). Er hat in jüngster Zeit – stresstheoretisch akzentuiert – zunehmend Bedeutung für Theorie und empirische Erforschung schizophrener Psychosen gewonnen (Böker u. Brenner 1983, 1986, Zubin, Spring 1977). Das Bewältigungsverhalten Schizophrener in seinen verschiedenen Aspekten ist zwar schon
lange – als "Selbstheilung", "Heilungsmechanismus", "Krankheitseinsicht",
"Kompensationversuch" usw. – Gegenstand klinischer Forschung gewesen. Neu
dagegen sind Bemühungen, es mit verläßlichen empirischen Erhebungsinstru-
mentarien valide zu erfassen. Die Entwicklung geeigneter Meßskalen ist schwierig. Ältere Ansätze greifen dazu auf den reichen Erfahrungsschatz der deskriptiven
Psychopathologie zurück (McGlashan et al. 1975, 1976, 1977, Soskis, Bowers
1969). Jüngere, experimentalpsychologisch ausgerichtete Studien, die sich am
Modell einer Informationsverarbeitungsstörung orientieren, versuchen mit subtilen
Selbst- und Fremdbeurteilungstechniken, primäres Defizit und sekundären
"Bewältigungspsychismus" zu differenzieren (Böker et al. 1984, Brenner et al.
1987, Dittmann u. Schüttler 1989, Süllwold 1977).

Im vorliegenden Zusammenhange ging es lediglich darum, retrospektiv einige
therapierelevante Aspekte des Krankheitsverhaltens standardisiert zu erfassen.
Dazu wurden drei 4-stufige Fremdbeurteilungsskalen verwendet:
(1) Integration der Krankheitserfahrung,
(2) Zustimmung zur Behandlung,
(3) Inanspruchnahme von Hilfe in Krisensituationen.

(1) ist identisch mit der von McGlashan u. Mitarb. publizierten bipolaren
Skala, die eine Typologisierung von Genesungsstilen ermöglicht. Charakteristische Aussagen, welche Patienteneinstellungen illustrieren sollen, geben Beurtei-
lungshilfen. Ein Nachteil der Skala sind 1. die Eindimensionalität und 2. die in-
haltliche Orientierung an der Symptomatologie akuter schizophrener Frühstadien,
während die chronischen, langwährenden Auseinandersetzungen mit dem Krankheitsschicksal unberücksichtigt bleiben. Abweichend von der Originalfassung
wurden für die vorliegende Studie nur 4 (statt 6) Skalenstufen vorgegeben ("Integration", "überwiegend Integration", "überwiegend Einkapselung", "Einkapselung"). (2) und (3) sind eigene Schätzskalen (siehe Anhang A.3.1, A.3.2). Als Beurteilungszeitraum galt jeweils der zurückliegende 1-Jahres-Zeitraum. – Ergänzend wurden Freiheitsbeschränkungen durch Pflegschaft (bei Geschäftsunfähig-
keit), Entmündigung, Behandlungsauflage (nach PsychKG) und langfristige
Zwangsunterbringung (> 6 Monate) dokumentiert. Sie dürfen als Grobindikatoren
maladpativen Bewältigungsverhaltens angesehen werden.

2.5 Zur empirisch–statistischen Auswertung

Der Ergebnisteil (Kp.3) beschreibt zunächst die untersuchten Stichproben und schätzt die Häufigkeit des Alkoholmißbrauchs Schizophrener ab. Sodann vergleicht er beide A–priori–Gruppen (Alkohol– und Kontrollgruppe), wobei sich interpretativ die bekannten Probleme quasi–experimenteller Studien ergeben (vgl. Bortz 1984). Im einzelnen wurde versucht, durch Merkmalszusammenfassung (faktorenanalytische Konstruktion komplexer Variablen) und multivariate Techniken (Diskriminanzanalyse) der komplexen Datenstruktur gerecht zu werden.

Die statistische Auswertung bediente sich des SPSS^x–Programm–Paketes. Die einzelnen Prozeduren sind, falls erforderlich, detaillierter im jeweiligen Zusammenhang besprochen. Soweit nicht ausdrücklich andere statistische Verfahren benannt sind, werden für die Gruppenvergleiche – je nach Skalenniveau – stets Chi–Quadrat– und t–Test (letzterer für unabhängige Stichproben; jeweils zweiseitige Fragestellung) verwendet. Wegen der relativ geringen Stichprobenumfänge (insbesondere in Subgruppenvergleichen) können dabei, legt man ein α–Signifikanz–Niveau von 5 % zugrunde, reale Stichprobenunterschiede unterschätzt werden. Der t–Test, obgleich relativ robust gegenüber Verletzungen seiner mathematischen Voraussetzungen (vgl. Bortz 1985), bedurfte im Einzelfall eines Korrekturverfahrens (vgl. Norusis 1983).

3 Ergebnisse der empirisch–statistischen Analyse

3.1 Häufigkeit des Alkoholmißbrauchs

Wie oben dargelegt (Kp.2.2), wiesen knapp 1/5 der ambulant langzeitbetreuten Schizophrenen (ICD–9 Nr. 295. Erstmanifestation vor $\geq$ 2 Jahren. n = 96) einen Alkoholabusus auf (n_{Al} = 18), davon 11 Männer und 7 Frauen, 10 mit leichtem, 8 mit schwerem Alkoholmißbrauch (darunter 1 Fall mit Abhängigkeitssyndrom i.S. von ICD–10).

Die in der vorliegenden Stichprobe ermittelte 1–Jahres–Prävalenz beträgt demnach 18,75 % (Stichprobenprozentwert). Betrachtet man nun – vereinfachend – die Gesamtstichprobe (n = 96) als Zufallsstichprobe einer fiktiven Grundgesamtheit, so läßt sich der Standardfehler des Prozentwertes mit 3,98 % errechnen (vgl. Bortz 1985). D.h. der Stichprobenprozentwert verschätzt mit einer Wahrscheinlichkeit von 95,5 % die "wahre" Häufigkeit um weniger als 2 · 3,98 % = 7,97 %. Anders formuliert: die *"wahre" Häufigkeit* des (leichten und schweren) Alkoholmißbrauchs liegt – mit p < 0,05 – *zwischen 11 % und 27 %* (aufgerundete Prozentwerte). Eine analoge Berechnung der "wahren" Häufigkeit des *schweren Alkoholmißbrauchs* ergibt eine Intervallschätzung von *5 % bis 11 %*.

Die Repräsentativität unserer Gesamtstichprobe für die Langzeitklientel sozialpsychiatrischer Dienste vorausgesetzt, folgt aus der angeführten Berechnung, daß höchstens 1/4 der Kranken (leichte oder schwere) Alkoholprobleme und *höchstens 1/10 einen schweren Alkoholmißbrauch* aufweist. Die Angaben entsprechen damit etwa der von Huber u. Mitarb. (1979) genannten Häufigkeit eines Alkoholmißbrauchs für eine überwiegend nicht–hospitalisierte Population, ebenso den Häufigkeitsangaben von Drake u. Mitarb. (1989), die – der vorliegenden Studie vergleichbar – die Nachsorgeklientel eines gemeinde–psychiatrischen Dienstes untersucht haben. Ein Datenvergleich ist jedoch wegen differenter methodischer Voraussetzungen und unterschiedlicher Stichprobenmerkmale nur unter Vorbehalt möglich.

Ergänzend wurde anhand der Kliniksdokumentation ermittelt, wie oft unter den *laufenden Aufnahmen* eine Diagnose–Kombination von schizophrener Psychose

(ICD-9 Nr.295) und Alkoholismus (ICD-9 Nr.291.0, 303, 305.0) auftrat. Über-
raschenderweise boten lediglich 4 von 329 Aufnahmen schizophren Kranker im
Jahre 1988 eine derartige Diagnosen-Kombination. D.h. nicht mehr als rund *1%*
Schizophrenien mit begleitendem Alkoholmißbrauch wurden durch Routine-
Dokumentation der stationären Aufnahmen ausgewiesen. Dieser niedrige Wert
spricht vermutlich weniger für ein seltenes Vorkommen dieser klinischen Konstellation als für das geringe diagnostische und therapeutische Gewicht der Alkoholproblematik aus der Sicht der untersuchenden Ärzte. Routine-Dokumentatio-
nen scheinen daher ungeeignet zur Fallidentifizierung.

3.2 Stichprobenbeschreibung

Soziodemographische und klinische Basisdaten der untersuchten Teilstichproben
A_1, A_2 und K sind in Tabelle B.1 (Anhang) wiedergegeben.

Der Rekrutierungsmodus war, wie erwähnt, für A_1 und A_2, unterschiedlich. A_1 repräsen-
tierte eine systematisch zusammengestellte, A_2 eine aus unterschiedlichen Quellen rekrutierte Gruppe. In A_2 waren insgesamt 3 Kranke dauerhospitalisiert, weitere 9 in zeitweiser
stationärer Behandlung (davon 4 sonst in langfristig-ambulanter Behandlung). Unter den
Probanden von A_1 war nur eine Patientin zum Untersuchungszeitpunkt vorübergehend hospitalisiert. A_1 und A_2 differierten nicht wesentlich in der Verteilung von Geschlecht, Alter
und Familienstand. In A_2 zeigten sich dagegen häufiger alleinlebende, in ihren Freiheits-
rechten beschränkte Kranke, die – tendenziell – ein niedrigeres Schulbildungsniveau und
eine ungünstigere Globalanpassung aufwiesen. Paranoide (F 20.0) und residuale (F 20.5)
Schizophrenieformen verhielten sich in den Teilgruppen etwa spiegelbildlich: in A_1 eher
residuale, in A_2 eher paranoide Syndrome. Schwere Formen des Alkoholmiß-brauchs
waren in A_2 häufiger.

Vergleicht man A_1 und K, d.h. diejenigen Teilgruppen, die beide der langzeitbetreuten
Ambulanzklientel entstammen, so findet sich eine ähnliche Verteilung von ICD-10-Dia-
gnosen. Auch sind Freiheitsbeschränkungen in beiden Gruppen selten. Geringe,
wenngleich interessante Differenzen sind: Die Kranken in A_1 waren jünger als in K (t-Test
n.s.), eher männlichen Geschlechts, lebten häufiger bei ihren Eltern, besaßen ein
durchschnittlich höheres Schulbildungs- sowie (aktuelles) Anpassungsniveau und zeigten
kürzere schizophrene Verlaufsdauern (t-Test n.s.). Der einzige signifikante Unterschied
betraf die Dauer der neuroleptischen Therapie im zurückliegenden 1-Jahres-Zeitraum: Sie
lag in A_1 deutlich niedriger ($p < 0,05$).

Zusammengefaßt ergibt sich:
1. repräsentiert die (unsystematisch rekrutierte) Alkoholteilgruppe A_2 verglichen
mit A_1 und K eher ungünstige schizophrene Verläufe mit ausgeprägterem Alkoholmißbrauch.

2. enthält A₁ im Vergleich mit K eher jüngere, meist männliche Kranke, die eine
anteilig kürzere Neuroleptikabehandlung aufweisen.

3.3 Trinkende und abstinente Schizophrene im Vergleich

Um Mißverständnisse zu vermeiden: ein empirisch–statistischer Vergleich trinkender und abstinenter Schizophrener kann keinesfalls die Ursachen oder Bedingungen des Alkoholmißbrauchs bündig ermitteln. Soweit sich Gruppendifferenzen
nachweisen lassen, ist mit zahlreichen Interdependenzen zwischen den interessierenden Variablen zu rechnen, so daß ein Rückschluß auf Bedingungszusammen-
hänge nicht ohne weiteres möglich sein wird. Da die Gruppenzugehörigkeit nicht
experimentell zu variieren, sondern "natürlich" vorgegeben ist, muß zudem, wie
schon erwähnt, mit erheblichen interpretativen Schwierigkeiten gerechnet werden.
Aus diesem Grunde kommt den Ergebnissen dieses Abschnittes nur vorläufiger,
explorativer Wert zu. Sie bedürfen der Interpretation im Lichte des klinisch–fallbezogenen Analyse.

Die Ergebnisse der bivariat–statistischen Auswertung sind zur besseren Übersicht in Tabelle B.1 (Anhang) zusammengefaßt. Auf das inferenzstatistische Problem "zufällig" si-
gnifikanter Ergebnisse bei mehrfacher bivariater Hypothesenprüfung sei hingewiesen (vgl.
Bortz 1985).

3.3.1 ICD–10–Diagnose

Abb. 3.1 vergleicht die ICD–10–Diagnosen (F 20–29) in Alkohol– und Kontrollgruppe. 35 Kranke der Alkohol– (95%) und 25 der Kontrollgruppe (86%) gehören
den Schizophrenien i.e.S. von ICD–10 (Kategorie F 20) zu. Die akuten, atypischen Psychoseformen mit benignem Verlauf (F 23.0, 23.1) sind ausschließlich in
der Kontrollgruppe zu finden. Die charakteropathischen und desorganisierten
Syndromtypen (F 20.1, 20.6, 21) sind stärker im Alkoholkollektiv vertreten. Bei
schwerem Alkoholmißbrauch überwiegen paranoide und hebephrene (F 20.0,
20.1), bei leichtem Abusus residuale Syndromtypen (F 20.5). Vermutlich ist –
übereinstimmend mit den Befunden von Drake und Mitarb. (1989) – ein Alkoholmißbrauch umso schwerer, *je desorganisierter, wahnbestimmter und unruhiger*
der Kranke ist. Umgekehrt ist Abstinenz eher dort zu erwarten, wo ein strukturier-
tes, wahnberuhigtes und antriebsarmes schizophrene Syndrom vorliegt.

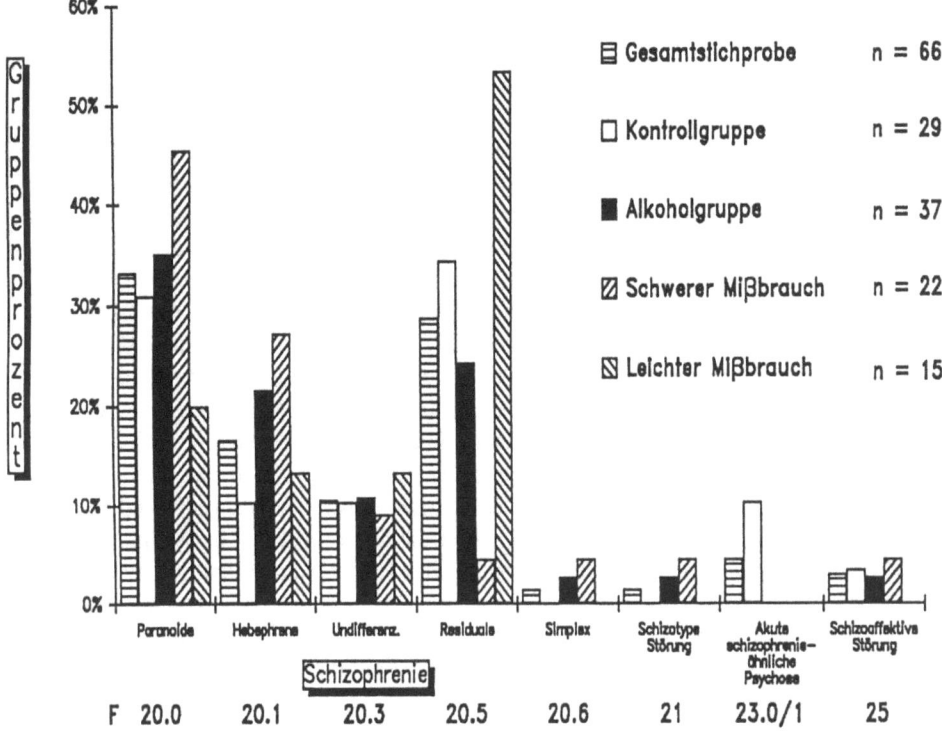

Abb. 3.1. ICD–10–Diagnosen (F 20–29) in Gesamtkollektiv, in Alkohol– und Kontroll-gruppe, bei schwerem und bei leichtem Alkoholmißbrauch (Häufigkeit in % der jeweiligen Gruppe).
Abweichend von ICD–10–Terminologie, die "akute schizophrenie–ähnliche Störung" als eigenständige Subkategorie aufführt (F 23.2), werden hier die Kategorien F 23.0 und F 23.1 vereinfachend unter dem Oberbegriff "akute schizophrenie–ähnliche Psychose" zusammengefaßt.

3.3.2 Katamnesendauer und Alter

Bei rund 1/4 der Alkoholgruppe, aber nur 1/7 der Kontrollgruppe lag die schizo-phrene Erstmanifestation nicht länger als 5 Jahre zurück. Die Differenz der Ka-tamnesendauern (Verlaufsdauern) ist signifikant und könnte dafür sprechen, daß ein Alkoholmißbrauch eher in *frühen* als in späten Stadien der Erkrankung zu er-warten ist. Das im Vergleich zur Kontrollgruppe *niedrigere Durchschnittsalter* in der Alkoholgruppe (p n.s.) weist in dieselbe Richtung. Bei Vergleich von Kon-trollgruppe und schwerem Alkoholmißbrauch ist die Altersdifferenz sehr signifi-kant: Schwer trinkende Kranke waren durchschnittlich 7 Jahre jünger als absti-nente Probanden.

3.3.3 Geschlecht und Familienstand

In der Alkoholgruppe überwiegen die *männlichen* Probanden (p n.s.). Eine Prädominanz des männlichen Geschlechts in der Gruppe trinkender Schizophrener wird auch von Barbee et al. (1989), Bertschinger (1901), Drake et al. (1989), Kögel (1978), Huber et al. (1979) sowie Pulver et al. (1989) dokumentiert. Die Zahlenverhältnisse entsprechen dem generell höheren Alkoholrisiko der Männer in der Normalbevölkerung (Feuerlein u. Küfner 1977). Interessanterweise zeigt sich aber die Verteilung von Frauen und Männern bei den hier untersuchten Schizophrenen ausgeglichener als in einer Alkoholikerpopulation. Möglicherweise nivelliert der Faktor "schizophrene Psychose" die sonst deutlich geschlechtsdifferenten Risiken.

In der Alkoholgruppe sind häufiger ledige als nicht-ledige (verheiratete, verwitwete, geschiedene) Probanden anzutreffen als in der Kontrollgruppe (p n.s.) (Tabelle 3.1). Bei den trinkenden Männern überwiegen die Ledigen, bei den trinkenden Frauen die getrennt und geschieden Lebenden. Die *ledigen trinkenden Männer* (n = 19) stellen rund die Hälfte der Alkoholgruppe, haben mit 34,0 Jahren ein sehr niedriges Durchschnittsalter und erklären somit das – im Vergleich zur Kontrollgruppe – niedrigere Durchschnittsalter im Alkoholkollektiv. Insgesamt sprechen die Befunde dafür, daß in besonderem Maße solche Kranken alkoholgefährdet sind, die *isoliert* leben und/oder *zerbrochene Partnerbeziehungen* hinter sich haben. Analoge Verhältnisse ergeben sich bei Durchmusterung eines repräsentativen Bevölkerungsquerschnitts (Feuerlein u. Küfner 1977). Auch hier findet sich ein erhöhtes Alkoholismus-Risiko Nicht-Verheirateter.

Tabelle 3.1. Geschlecht, Durchschnittsalter und Familienstand in Alkohol- und Kontrollgruppe.

	Alter (Jahre)	Familienstand			
		ledig	verheir.	getrennt/ geschieden	verwitwet
Alkoholgruppe					
Männer	37,1	19	1	4	–
Frauen	43,5	4	1	7	1
Kontrollgruppe					
Männer	39,3	6	4	2	1
Frauen	47,6	5	6	4	1

3.3.4 Präschizophrene Persönlichkeitsentwicklung und Alkoholismus der Eltern

Im statistischen Vergleich fanden sich keine überzeugenden Hinweise auf eine *grob* differente präschizophrene Persönlichkeitsentwicklung zwischen Alkohol- und Kontrollgruppe. Feinere Störungen in Sozialmilieu, Familienumwelt und früher Lebensgeschichte sind damit freilich nicht erfaßt. In 8 (von 37) Fällen der Alkohol- (22%), in 2 (von 29) der Kontrollgruppe (7%) war ein Alkoholismus eines Elternteils, stets des *Vaters*, wahrscheinlich zu machen. Die Gruppendifferenz war nicht signifikant.

3.3.5 Schizophrene Psychose: Alter bei Erstmanifestation, Verlauf, Behandlung, Bewältigungsverhalten

Insgesamt zeigten sich bei "makroskopischer" Betrachtung des schizophrenen *Verlaufs* keine statistisch signifikanten Gruppen-Differenzen. Nach Kesselman u. Mitarb. (1982) sollen trinkende Schizophrene eine spätere Erstmanifestation der Psychose bieten als abstinente - ein Befund, den die vorliegende Studie nicht bestätigen kann. Stellt man Probanden mit schwerem Alkoholmißbrauch (A$_s$) der Kontrollgruppe gegenüber, so beobachtet man in A$_s$ häufiger einen chronischen Beginn der Psychose und eher ungünstige Ausgänge der Erkrankung, i.e. ein tendenziell niedrigeres Anpassungsniveau (p n.s.). Im Unterschied zu Feuerleins ([3]1984) Angaben waren Suizidversuche bei trinkenden Schizophrenen nicht häufiger als bei abstinenten. Allerdings konnten nicht in allen Fällen hinreichend verläßliche Informationen hierzu gesammelt werden.

Alkohol- und Kontrollgruppe unterschieden sich erheblich in *Therapie*-bezogenen Merkmalen. Der Anteil der Neuroleptikabehandlung an der schizophrenen Verlaufsdauer war in der Alkoholgruppe signifikant niedriger (p < 0,05). Dies galt insbesondere für den zurückliegenden 1-Jahres-Zeitraum (p < 0,001). Die anteilig kürzere neuroleptische Behandlung spiegelte vor allem die "Therapie-Verweigerung" vieler trinkender Schizophrener. Dem entspricht ein signifikant höherer Hospitalisationsquotient in der Alkoholgruppe (p < 0,05); d.h. trinkende Schizophrene wurden durchschnittlich *häufiger hospitalisiert*. (Damit übereinstimmend beobachteten Drake et al. [1989] bei 1-Jahres-Follow-up eine signifikant höhere Rehospitalisationsrate von trinkenden in Vergleich zu abstinenten Schizophrenen.) Kranke der Alkoholgruppe waren nicht selten typische "Drehtür-Patienten". Ihr *problematisches Bewältigungsverhalten* unterschied sie signifikant von abstinenten Schizophrenen: sie verweigerten die Zustimmung zur Behandlung und machten in Krisen von therapeutischen Hilfen keinen oder nur ungenügenden Gebrauch (p < 0,01). Differenziert man zwischen schwerem und leichtem Alkoholabusus, so findet man ein weiteres bemerkenswertes Ergebnis: die meisten Therapie- und Coping-bezogenen Merkmale differieren zwar im Vergleich von A$_s$ und K, nicht aber von A_l und K. Vereinfacht formuliert heißt dies: *je ausgeprägter der Alko-holabusus umso unangepaßter die Methoden der Krankheitsbewältigung.*

3.3.5.1 Variablen zweiter Ordnung: Prozeß-Faktor und Therapie-Faktor

Die einzelnen Therapie- und Verlaufsmerkmale sind in vielfältiger Weise inter-dependent. Es soll daher versucht werden, solche Variablen zusammenzufassen, die untereinander einen engen Zusammenhang aufweisen. Zugleich ist angezielt, die korrelative Struktur der Variablen näher zu beschreiben. Als statistisches Ver-fahren bietet sich die *Faktorenanalyse* an.

Auf Vor- und Nachteile faktorenanalytischer Auswertungen bei psychologisch-psychiatri-schen Fragestellungen kann hier nicht näher eingegangen werden (vgl. Saß 1987a). Fest-zuhalten bleibt, daß es sich nicht um ein hypothesenprüfendes, sondern um ein hypo-thesen*generierendes* Verfahren handelt (vgl. Bortz 1985). Grundsätzlich sind die Ergebnis-se von Faktorenanalysen, die sog. "Lösungen", mehrdeutig. "Es existiert kein objektives Kriterium dafür, welche dieser unendliche vielen Lösungen die "richtige" ist. Man ent-scheidet sich letztlich für diejenige Lösung, die nach dem jeweiligen Stand der Theorien-bildung über die untersuchten Variablen am plausibelsten ist." (Bortz 1985) – Rechnerisch wird im folgenden von einer Hauptkomponentenanalyse (PCA), einem relativ robusten Verfahren, mit anschließender Varimax-Rotation ausgegangen. Obgleich zu empfehlen ist, möglichst nur intervallskalierte Variablen heranzuziehen, mußten in der vorliegenden Stu-die auch dichotome und ordinalskalierte Variablen eingesetzt werden. Es wäre wünschens-wert gewesen, möglichst viele der ermittelten Variablen in der Faktorenanalyse zu berück-sichtigen; wegen des geringen Stichprobenumfanges war es jedoch erforderlich, unter in-haltlichen Gesichtspunkten relevante Variablen vorab zu selegieren.

In die Hauptkomponentenanalyse gingen *8 verlaufs- und therapiebezogene Variablen* ein. Zur Interpretation der Faktoren wurden nur Ladungen $a > .5$ heran-gezogen. Tabelle 3.2 gibt die Ergebnisse wieder.

Faktor 1, hier als *"Prozeß-Faktor"* interpretiert, klärt knapp die Hälfte der Va-rianz auf. Faktorwerte (eines Probanden) sind dann am höchsten, wenn ein chro-nischer Erkrankungsbeginn, ein kontinuierlicher Verlauf, ein ausgeprägtes Resi-dualsyndrom, ein niedriges Anpassungsniveau und Freiheitsbeschränkungen (als Ausdruck von Hilfsbedürftigkeit) vorliegen. Umgekehrt ergeben sich niedrige Faktorwerte, wenn ein akuter Erkrankungsbeginn, ein wellenförmiger Verlauf, ein geringfügiges Residualsyndrom, ein hohes Anpassungsniveau und keine Frei-heitsbeschränkungen gegeben sind. Faktor 1 dürfte daher ein rohes Globalmaß für Chronizität und Verfestigungstendenz des psychotischen Erkrankungsprozesses repräsentieren.

Faktor 2, hier abgekürzt *"Therapie-Faktor"* genannt, klärt im Vergleich zu Faktor 1 nur einen geringen Varianzanteil auf. Faktorwerte sind umso höher, je anteilig-länger der Kranke neuroleptisch behandelt wurde und je deutlicher er Therapievereinbarungen zuzustimmen vermochte. Faktor 2 kann somit als unge-fähres Maß für "Therapie-Nähe" und faktische Inanspruchnahme therapeutischer Angebote betrachtet werden.

Tabelle 3.2. Ergebnisse der Hauptkomponentenanalyse (mit Varimax–Rotation) für ver-
laufs- und therapie-bezogene Variablen (n = 64).
2 Fälle wegen eines nicht beurteilbaren Residualsyndroms unberücksichtigt.

Faktoren	Ladung
Faktor 1: 45,9 % der erklärten Varianz	
Variablen:	
Erkrankungsbeginn chronisch/akut [*]	a = .83
Anpassungsniveau (Global–assessment–scale)	a = -.82
Ausprägung des Residualsyndroms	a = .75
Verlauf kontinuierlich/wellenförmig [*]	a = .74
Freiheitsbeschränkungen ja/nein [*]	a = .58
Faktor 2: 18,0 % der erklärten Varianz	
Variablen:	
Neuroleptische Therapie letztes Jahr	a = .89
Neuroleptische Therapie Gesamtverlauf	a = .77
Zustimmung zur Behandlung	a = .69

[*]) Dichotome nominalskalierte Variable: Es gilt die erstgenannte Merkmalsalternative als
"höherer" Meßwert.

Da die Faktorenanalyse statistisch befriedigende Resultate erbringt, die inhaltlich hinreichend interpretierbar sind, soll in einem nächsten Schritt in univariaten
Varianzanalysen geprüft werden, ob sich Alkohol- und Kontrollgruppe mithilfe
der genannten Faktoren unterscheiden lassen. Tabelle 3.3 faßt die Ergebnisse zusammen. Zusätzlich werden – im Sinne eines Extremgruppen–Vergleiches –
schwer trinkende (A_s) und abstinente Kranke (K) einander gegenübergestellt. Auf
die mathematischen Voraussetzungen der Varianzanalyse kann hier nicht näher
eingegangen werden.
  In der Kontrollgruppe erzielt der Therapie-Faktor signifikant höhere Werte als
in der Alkoholgruppe. Dagegen unterscheiden sich beide Teilkollektive nicht im
Prozeß-Faktor. Die Differenzen im Therapie-Faktor zeigen sich auch im Vergleich von Kontrollgruppe und schwerem Alkoholmißbrauch. Bei leichtem
Abusus (in der Tabelle nicht wiedergegeben) dagegen findet sich, übereinstimmend mit den Resultaten der bivariaten Statistik, keine Differenz zum Kontrollkollektiv.

Tabelle 3.3. Prozeß– und Therapie–Faktor im Vergleich von Alkohol– und Kontrollgruppe (A/K), von Probandem mit schwerem Alkoholmißbrauch und Kontrollgruppe (A$_s$/K). Univariate Varianzanalyse.

Faktor	A–/K–Gruppe		As–/K–Gruppe	
	F–Wert	Signifikanz	F–Wert	Signifikanz
Prozeß–Faktor	0,258	0,613	0,383	0,539
Therapie–Faktor	17,650	0,000	28,470	0,000

Die Ergebnisse von Faktorenanalyse und univariater Varianzanalyse lassen sich folgendermaßen resümieren:
1. Die Gesamtvarianz innerhalb der Gesamtstichprobe (A und K) wird vorrangig durch den Prozeß–Faktor erklärt.
2. Varianzunterschiede zwischen Alkohol– und Kontrollgruppe gehen auf den Therapie–Faktor, dagegen nicht auf den Prozeß–Faktor zurück.
3. Varianzunterschiede zwischen den Gruppen beruhen vorrangig auf dem Einfluß des schweren Alkoholmißbrauchs (A$_s$).

Anders formuliert: *die Merkmalsvarianz innerhalb der (Gesamt–) Gruppe Schizophrener ist vorrangig eine Funktion der Verlaufsvariablen; die Varianz zwischen trinkenden und abstinenten Kranken dagegen ist vor allem eine Funktion der "Therapie–Nähe" und durch den Anteil schwer trinkender Schizophrener in der Alkoholgruppe bestimmt.*

3.3.6 Psychopathologischer Befund

Die ICD–10–Syndromdiagnostik hatte, wie geschildert, eine Tendenz zu unruhigeren, "produktiven" Bildern bei trinkenden Schizophrenen, verglichen mit abstinenten, ergeben. Dieses Ergebnis soll nun mithilfe differenzierter psychopathologischer Befund–Dokumentation überprüft werden. Die faktorenanalytische Methodik ist bereits erwähnt worden (Kp.2.4.3.2). Bevor ich auf den Gruppenvergleich selbst zu sprechen komme, müssen zunächst die Resultate der Faktorenanalyse dargelegt werden (Tabelle 3.4. Ausführliche Wiedergabe in Tabelle B.3 [Anhang]).

Tabelle 3.4. Psychopathologischer Befund (AMDP). 4-faktorielle Lösung (PCA). Leitvariablen mit a > .5. Item-Numerierung gemäß AMDP ◄1981.

Faktor	AMDP-Items (Leitvariablen)	Varianz-anteil	Interpretation
1	36, 37, 38, 44, 98	29.3 %	paranoides Syndrom
2	61, 79, 80, 92	20.7 %	apathisches Syndrom
3	10, 25, 75, 85	11.8 %	(dissoziatives Syndrom)
4	9, 18, 59	8.4 %	(Bewußtseinseinengung)

Die ermittelten 4 Faktoren klären einen Varianzanteil von 70,2 % auf. Faktor 1 und 2 sind anhand ihrer Leitvariablen als paranoides bzw. apathisches Syndrom sinnvoll zu interpretieren. Vergleichbare Faktoren bzw. Skalen haben seinerzeit Gebhardt u. Mitarb. (1983) benannt. Den Faktoren 3 und 4 ähnliche Faktoren/Skalen sind in der Literatur sonst nicht beschrieben. Faktor 3 umfaßt psychopathologische Merkmale, wie sie für hebephrene Syndrome charakteristisch sind, Faktor 4 Merkmale von ängstlich-ratlosen Verfassungen. Varianzanalytisch ist Faktor 4 als einziger der 4 Faktoren signifikant von der Variable "Hospitalisierung zum Untersuchungszeitpunkt" abhängig ($p < 0{,}001$). Er repräsentiert vermutlich akut-psychotische Befindlichkeitsänderungen.

Bei univariater Varianzanalyse zeigen sich für alle genannten Faktoren weder signifikante Differenzen zwischen Alkohol- und Kontrollgruppe noch zwischen einer der Alkoholteilgruppen (A_{r}, A_{l}) und dem Kontrollkollektiv. Ein genaueres Bild ergibt sich jedoch erst, wenn zwischen (zum Untersuchungszeitpunkt) hospitalisierten und nicht-hospitalisierten Kranken differenziert wird, da sich ein erheblicher Anteil der trinkenden Schizophrenen bei Untersuchung in stationärer Behandlung befand (Abb. 3.2).

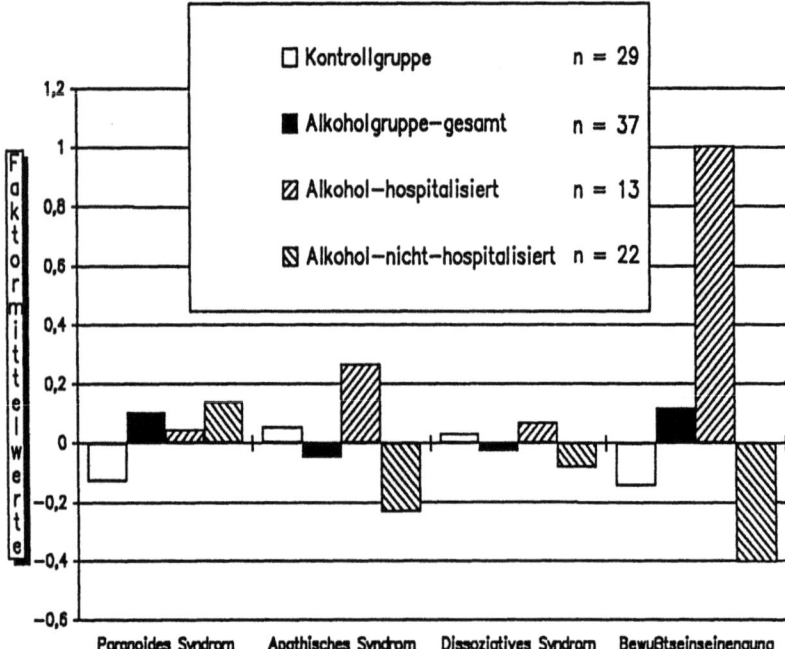

Abb. 3.2. AMDP-Faktormittelwerte.
Die mittleren Faktor-Werte sind in der Gesamtstichprobe (n = 64) für alle Faktoren stets = 0, die Standardabweichung ± 1.
2 Fälle wegen fehlender AMDP-Befunde unberücksichtigt.

Im Einzelnen verdeutlicht die Abbildung:
1. Das paranoide Syndrom (Faktor 1) erzielt in der Alkoholgruppe unabhängig vom Behandlungsstatus (hospitalisiert/nichthospitalisiert) leicht höhere Werte als im Kontrollkollektiv.
2. Das apathische Syndrom (Faktor 2) zeigt zwar im Globalvergleich nahezu identische Werte in den Gruppen A und K. Dies beruht aber darauf, daß hospitalisierte Kranke der Alkoholgruppe – als Ausdruck neuroleptischer Behandlung – eher höhere, nicht hospitalisierte eher niedrige Werte erhalten.
3. Das dissoziative Syndrom (Faktor 3) bietet in allen Gruppen ähnliche Werte. Dies könnte die Annahme unterstützen, daß dieser Faktor vorrangig überdauernde, i.e. nicht an akute Dekompensationen gebundene Syndrommerkmale hebephrener Typik repräsentiert.
4. Faktor 4 ("Bewußtseinseinengung") erzielt den höchsten Wert bei hospitalisierten Probanden. In univariater Varianzanalyse zeigt er sich als einziger Faktor signifikant abhängig vom Behandlungsstatus (hospitalisiert/nicht-hospitalisiert) (p < 0,001).

Zusammengefaßt unterstützen diese Befunde die Ergebnisse der ICD-10-Syndromdiagnostik. Trinkende Schizophrene erweisen sich verglichen mit abstinenten als – der Tendenz nach – *unruhiger und wahnbestimmter*. Wie sich anhand einer Kovarianzanalyse zeigen läßt, beruhen diese – ohnehin nicht signifikanten – Differenzen keineswegs auf unterschiedlichen Altersverteilungen. Es hätte nämlich sonst vermutet werden können, das durchschnittlich jüngere Alter trinkender Schizophrener wirke sich in einer stärkeren dynamischen Betonung des Krankheitsbildes aus, umgekehrt das höhere Alter der abstinenten Kranken in einer dynamischen Reduktion (vgl. Ciompi u. Müller 1976).

3.3.7 Mißbrauch anderer Substanzen

Nur der *Nikotin*gebrauch ist bei trinkenden Schizophrenen signifikant häufiger (p < 0,01) anzutreffen als bei abstinenten. Bei den übrigen Substanzgruppen ergeben sich – angesichts geringer Fallzahlen – keine signifikanten Unterschiede (Tabelle 3.5). Die häufigeren Vorerfahrungen mit Medikamenten und illegalen Drogen in der Alkoholgruppe zeigen aber einen Trend, der gut mit Befunden anderer Untersucher übereinstimmt (Barbee et al. 1989, Drake et al. 1989, Feuerlein [3]1984, Pulver et al. 1989, Schneier, Siris 1987). Vermutlich kommt bei vielen Kranken im Alkoholmißbrauch nur eine *relativ stoffunabhängige Tendenz* zur selbstmanipulierten Befindlichkeitssteuerung zum Ausdruck. Unter den 37 Kranken zeigten sich 3 Schizophrene mit Polytoxikopathie (i.e.S. von ICD–10 F 19). In 2 weiteren Fällen wurden Cannabis bzw. analgetische Mischpräparate bevorzugt eingenommen, wobei Alkohol von untergeordneter Bedeutung war. Bezeichnend ist, daß Substanzen mit vorrangig *sedativ–tranquilisierenden* Eigenschaften am häufigsten verwandt wurden (Alkohol, Hypnotika, Benzodiazepine), obgleich manche Autoren eher eine Affinität zu stimulierenden Substanzen vermutet haben (Schneier, Siris 1987). Ob sich darin lediglich stichprobengebundene Tendenzen spiegeln, sei dahingestellt.

Tabelle 3.5. Häufigkeit eines Substanzmißbrauchs (gefährlicher Gebrauch, schädlicher Gebrauch, Abhängigkeitssyndrom) in *gesamter* Vorgeschichte.
In ( ) Häufigkeitsangaben bezogen auf zurückliegenden 1–Jahres–Zeitraum. Mehrfachnennungen.

	Alkohol-gruppe (n = 37)	Kontroll-gruppe (n = 29)	Gesamt (n = 66)
Nikotin	34 (34)	19 (17)	53
Alkohol	37 (37)	2 (–)	39
Medikamente	13 (7)	5 (–)	18
Cannabis	7 (3)	1 (–)	8
Sonstige illegale Drogen	2 (–)	– (–)	2

Insgesamt 8 Patienten, durchweg männlichen Geschlechts, hatten Erfahrungen mit *illegalen Drogen*, 6 von ihnen ausschließlich mit Cannabis, je ein weiterer mit LSD und Heroin. Der Drogenkonsum beschränkte sich bei 5 Patienten auf die präschizophrene, bei weiteren 2 auf die schizophrene Verlaufsstrecke. In einem Fall lag ein langjähriger Cannabis–Mißbrauch während präschizophrener und postschizophrener* Entwicklung vor.

Der *Medikamentenabusus* (n = 18) besitzt in der untersuchten Gruppe neben Alkohol zahlenmäßig die größte Bedeutung. Allerdings war ein Mißbrauch im zurückliegenden 1–Jahres–Zeitraum nur in 7 Fällen gegeben. Lediglich eine Schizophrene war medikamentenabhängig i.e.S. und nahm Alkohol bloß additiv und als Ersatzmittel zu sich. Die wesentlichen Daten dieser kleinen Gruppe, die zweifellos nicht als repräsentativ für Schizophrene mit komplizierendem Medikamentenmißbrauch gelten kann, seien knapp referiert:

11 der 18 Kranken waren weiblichen Geschlechts. Altersstreuung: 23–68 Jahre (m = 42,4). Schizophrene Verlaufsdauer: 4–33 Jahre (m = 15,9). Familienstand: 8 ledig, 3 verheiratet, 6 getrennt/geschieden, 1 verwitwet. 4 Kranke waren oder sind in einem Medizinalberuf beschäftigt. ICD–10–Diagnose (F 20–29): paranoide Schizophrenie 6, hebephrene Schizophrenie 6, undifferenzierte 2, residuale 2, schizotype und schizoaffektive Störung jeweils 1 Kranker. Altersstreuung der schizophrenen Erstmanifestation: 12–50 Jahre (m = 28,1). Aktuelles Anpassungsniveau (Global–assessment–scale): gut 4, mäßig 4, schlecht 10 Fälle. 5 Patienten befanden sich in keiner stetigen Behandlung. In 11 Fällen war ein Suizidversuch (davon 9mal mehrfach) aus der Vorgeschichte bekannt. In absteigender Reihenfolge wurden hypnotisch–sedativ wirksame Substanzen, Analgetika, Laxantien und – in je einem Fall – Biperiden sowie Schilddrüsenhormone und Kreislaufpräparate (i.S. einer wahnhaft motivierten idiosynkratischen Gebrauchsweise) eingenommen. Altersstreuung des Abusus–Beginns: 12–52 Jahre (m = 32,7). Abusus–Beginn (bezogen auf die schizophrene Erstmanifestation): präschizophren 6, postschizophren 12 Kranke. In der Alkoholgruppe trat der Medikamentenabusus bei 2 Fällen vor, bei weiteren 3 zeitgleich mit und bei den übrigen 8 im Zusammenhang mit einem bereits manifesten Alkoholabusus auf.

Von diesen (nicht systematisch zusammengestellten) Fällen ausgehend, scheint ein Medikamentenabusus Schizophrener etwas häufiger bei Frauen, meist in Assoziation (alternierend oder simultan) mit Alkoholabusus und bei eher ungünstigen Schizophrenie–Verläufen aufzutreten. Paranoide und hebephrene Bilder sind typisch, Suizidversuche häufig. Die bei Schizophrenen wahrscheinlich höhere Affinität des männlichen Geschlechts zum Alkohol–, des weiblichen zum Medikamentenmißbrauch entspricht den bekannten Befunden für nicht-psychotisch Abhängigkeitskranke (vgl. Feuerlein ³1984, Welz 1987). Das – im Vergleich zum Drogen- und Alkoholmißbrauch – durchschnittlich höhere Manifestationsalter des Medikamentenabusus korrespondiert den alterstypischen Risiken nicht–psychotischer Probanden. Der Drogenabusus Schizophrener tritt durchschnittlich am frühesten auf (Kögel 1978, Barbee et al. 1989), gefolgt vom Alko-

---

* Hier wie im weiteren Text wird als präschizophren der *vor*, als postschizophren der *nach* Beginn der schizophrenen Psychose liegende Lebensabschnitt bezeichnet.

holabusus, dann Medikamentenmißbrauch (mittleres Manifestationsalter in unserer Studie: Alkohol: 27,5 Jahre; Medikamente: 33,4 Jahre).

3.3.8 Diskriminanzanalyse

Die empirisch-statistische Analyse hat bis hierher versucht, für eine Reihe von Variablen Gruppenunterschiede zu identifizieren. Die zu erwartenden Interdependenzen blieben dabei weitgehend unberücksichtigt. Auch ist ungeklärt, welches relatives Gewicht den Einzelmerkmalen zukommt, sieht man von der herausragenden Bedeutung der Variablenkomplexe Behandlung und Bewältigungsverhalten ab. In einem letzten diskriminanz-analytischen Auswertungsschritt soll daher geprüft werden, in welchem Umfang die einzelnen Variablen zum Gruppenunterschied beitragen.

Die mathematischen Grundlagen der Diskriminanzanalyse können hier nicht ausführlich erörtert werden (vgl. Bortz 1985). Einige Hinweise mögen genügen. Die Diskriminanzanalyse errechnet für zwei (oder mehrere) Gruppen (gruppendifferenzierende = unabhängige Variable) eine sog. Diskriminanzfunktion, mit deren Hilfe die Gewichte, Diskriminanzladungen, der abhängigen Variablen ermittelt werden. Die Diskriminanzladungen drücken aus, wie die abhängigen Variablen zu gewichten sind, wenn eine maximale Gruppentrennung – unter Berücksichtigung der wechselseitigen Beziehungen zwischen den Variablen – erzielt werden soll. Aus den ursprünglichen (abhängigen) Variablen und den errechneten Gewichten werden Linearkombinationen gebildet, die als Grundlage zur modellkongruenten (d.h. mehr oder weniger gut mit der empirischen Gruppenzuordnung übereinstimmenden) Fallklassifikation dienen. Die Angemessenheit des errechneten diskriminanzanalytischen Modells hängt vor allem davon ab, welche Variablen zur Berechnung herangezogen werden – Variablen mit geringem diskriminativen Wert verschlechtern das Modell, ebenso nicht-intervallskalierte Variablen – und ob die mathematischen Voraussetzungen (multivariate Normalverteilung der abhängigen Variablen und Homogenität der Kovarianzmatrizen in den zugehörigen Grundgesamtheiten) erfüllt sind. Für die Interpretation der folgenden Ergebnisse sind vor allem zwei Dinge zu berücksichtigen. Erstens ist – in Hinblick auf die Dateneigenschaften in der vorliegenden Studie – eine methodisch "reine" Anwendung der Diskriminanzanalyse nicht möglich. Zweitens bedarf die Diskriminanzfunktion hier wie auch sonst der plausiblen, inhaltlich bestimmten Interpretation, da – der Faktorenanalyse analog – nicht die diskriminative Relevanz der (abhängigen) Variablen "an sich" ermittelt wird, sondern nur deren Ladung auf der Diskriminanzfunktion.

Die Auswahl der (abhängigen) *Variablen*, welche für die Diskriminanzanalyse berücksichtigt werden sollen, orientiert sich an den Ergebnissen der vorangehenden Abschnitte. Im einzelnen werden einbezogen:
1. Geschlecht und Familienstand. Das Übergewicht der ledigen Männer in der Alkoholgruppe wies bereits auf die Bedeutung dieser beiden Variablen hin. Zudem ist der Ehe-Status als gewichtiger Verlaufsprädiktor anzusehen (Klorman et al. 1977). – Die Variable Familienstand wird zur diskriminanzanalytischen Auswertung dichotomisiert in "niemals verheiratet" (= ledig) und "jemals verheiratet" (= verheiratet, getrennt, geschieden oder verwitwet).

2. Präschizophrene Maladaptation. Dazu bietet sich hier als einzig taugliches Meßinstrument die Phillips–Skala (Subskala "prämorbide psychosoziale Anpassung") an, für die ein angenähertes Intervallskalenniveau angenommen wird.
3. Schizophrener Verlauf. Als Meßwerte für Chronizität und Verfestigung des psychotischen Erkrankungsprozesses werden die Faktorwerte des faktorenanalytisch gewonnenen Prozeß–Faktors eingesetzt.
4. "Therapie–Nähe". Als Globalmaß fungieren die Faktor-Werte der Probanden auf dem Therapie–Faktor.
5. Psychopathologischer Befund. Von den faktorenanalytisch bestimmten komplexen Variablen werden lediglich die Faktoren 1 (paranoides Syndrom) und 2 (apathisches Syndrom) einbezogen, da sie 1. den größten Varianzanteil "erklären" und 2. als einzige eine sinnvoll interpretierbare, wenn auch nicht signifikante Gruppendifferenz erkennen ließen.
6. Nikotinmißbrauch. Unter den verschiedenen mißbräuchlich verwendbaren Substanzen zeigte allein Nikotin eine signifikante Gruppendifferenz. Die übrigen Stoffe bleiben daher unberücksichtigt.

Tabelle 3.6 faßt das Ergebnis der Diskriminanzanalyse zwischen Alkohol– und Kontrollgruppe zusammen:

Tabelle 3.6. Ergebnis der Diskriminanzanalyse zwischen Alkohol– und Kontrollgruppe.

Variable	Standardisierter Diskriminanz- koeffizient	Diskriminanz- ladung
Therapie–Faktor	0.83	0.68
Nikotin	–0.61	–0.51
Jemals verheiratet	0.41	0.29
Apathisches Syndrom		0.15
Paranoides Syndrom		–0.14
Prozeß–Faktor		0.09
Geschlecht		0.06
Präschizophrene Maladaptation		0.02

$r_{can} = 0.62$, p = 0.0000

77 % der Fälle lassen sich mithilfe der errechneten Diskriminanzfunktion korrekt klassifizieren. 10 Fälle der Alkohol– und 5 der Kontrollgruppe werden fehlzugeordnet. Die Diskriminanzfunktion ist so beschaffen, daß hohe positive Fak-

torwerte (eines Probanden) Zuordnung zur Kontrollgruppe, hohe negative Werte Zuordnung zur Alkoholgruppe implizieren.

Den höchsten Beitrag zur Gruppentrennung liefert der Therapie-Faktor, den zweithöchsten die Variable Nikotinabusus. Dies kann dahingehend interpretiert werden, daß sich trinkende von abstinenten Schizophrenen vor allem in "Therapie-Nähe" (bzw. *"Therapie-Ferne"*) und *Nikotinkonsum* unterscheiden. Schizophrene mit Alkoholmißbrauch stehen Behandlungsangeboten ferner und rauchen häufiger. Als weitere bedeutsame diskriminative Variable zeigt sich der Familienstand. Kranke, die verheiratet sind oder waren, werden eher der Kontroll-, *Ledige* eher der Alkoholgruppe zugeordnet. Anders formuliert: ledige Kranke haben ein höheres Alkoholrisiko. Bemerkenswerterweise besitzt das Geschlecht als unterscheidende Variable keine Bedeutung. Die Interpretation dieses Befundes ist schwierig. Das diskriminanzanalytische Ergebnis könnte dafür sprechen, daß das leichte Überwiegen des männlichen Geschlechts in der Alkoholgruppe nicht auf einem geschlechtstypischen Einflußfaktor beruht, sondern auf einem – im Vergleich mit weiblichen Schizophrenen – höheren Anteil lediger und sozial isoliert lebender Probanden in der Gruppe der Männer. Dies hieße: *männliche Schizophrene sind eher alkoholgefährdet, soweit sie ledig sind und sozial isoliert leben.*

Eine vergleichsweise geringe Bedeutung haben das apathische und das paranoide Syndrom. Der Tendenz nach zeigt sich: je ausgeprägter das apathische Syndrom, desto eher wird ein Kranker als abstinent klassifiziert. Umgekehrt betrachtet: je *antriebsreicher* das schizophrene Syndrom, umso eher wird der Proband als trinkender Schizophrener eingeordnet. Dagegen – dem negativen Vorzeichen der Diskriminanzladung entsprechend –: je deutlicher das *paranoide* Syndrom ausfällt, umso wahrscheinlicher ist eine Zuordnung zur Alkoholgruppe. Oder umgekehrt: wahnberuhigte Syndrome implizieren eher die Zuordnung zur abstinenten als zur Alkoholgruppe. Die Diskriminanzanalyse bestätigt damit die varianzanalytischen Ergebnisse zum psychopathologischen Befund. Interessanterweise besitzen Prozeß-Faktor und präschizophrene Maladaptation praktisch keinen diskriminativen Wert. Dies spricht – in Übereinstimmung mit der klinischen Erfahrung – dafür, daß *Chronizität und Verfestigung des pychotischen Krankheitsgeschehens für sich allein einen Abusus weder begünstigen noch supprimieren.*

Ergänzend wurde noch eine Diskriminanzanalyse für die Alkoholteilgruppe A, und das Kontrollkollektiv K gerechnet. Von insgesamt 49 klassifizierten Fällen ließen sich 83,7% mithilfe der Diskriminanzfunktion korrekt zuordnen. Auch hier waren Therapie-Faktor und Nikotin-Genuß die Variablen mit höchster Diskriminanzladung. Die Variable Familienstand war ohne Bedeutung, ebenso der Prozeß-Faktor. Dagegen spielten die Variablen paranoides Syndrom und präschizophrene Maladaptation eine gewisse Rolle. Die Verteilung der Diskriminanz-Ladungen sprach dafür, daß sich Probanden mit *schwerem* Mißbrauch von abstinenten Schizophrenen – abgesehen von größerer Therapie-Ferne und Nikotin-Konsum – auch durch eine gewisse Akzentuierung der *paranoiden* Symptomatik unterscheiden, ein Ergebnis, das mit den übrigen Befunden und der klinischen Einschätzung gut übereinstimmt.

3.4 Resumé

Eingedenk der Stichprobenabhängigkeit der Resultate sollen die wichtigsten Ergebnisse der empirisch–statistischen Analyse thesenartig zusammengefaßt werden:

1. Für die Gruppe ambulant langzeitbehandelter Schizophrener (ICD–9 Nr.295. Erstmanifestation vor ≥ 2 Jahren) ist – unter den Bedingungen eines sozialpsychiatrischen Standarddienstes – die Häufigkeit eines schweren Alkoholmißbrauchs mit rund 5–10% zu veranschlagen. Bezieht man leichtere Formen des Alkoholabusus ein, so erhöht sich der Anteil auf das Doppelte. Klinische Routine–Dokumentationen unterschätzen den Anteil Schizophrener mit komplizierendem Alkoholmißbrauch.

2. Trinkende Schizophrene sind – im Vergleich zu abstinenten – unruhiger und wahnbestimmter. Die Differenzen im psychopathologischen Befund sind jedoch – gemessen an der intragruppalen Varianz (für Alkohol- und Kontrollgruppe getrennt betrachtet) – geringfügig und treten hinter anderen Gruppenunterschieden zurück.

3. Bei schwerem Alkoholmißbrauch überwiegen paranoide und hebephrene, bei leichtem Abusus residuale Schizophrenie–Syndromtypen. Der Alkoholmißbrauch ist umso ausgeprägter, je produktiver und bewegter die schizophrene Symptomatik ist.

4. Trinkende Schizophrene sind durchschnittlich jünger als abstinente und weisen eine kürzere schizophrene Verlaufsdauer auf. Diese Befunde sprechen für eine Beruhigung des Alkoholabusus mit zunehmendem Alter und mit allmählicher Entaktualisierung des schizophrenen Krankheitsgeschehens.

5. Abstinente und schwer trinkende Schizophrene unterscheiden sich erheblich in Therapie–bezogenen Variablen. Dagegen bestehen keine bedeutsamen Differenzen zwischen abstinenten Kranken und solchen mit leichtem Abusus. Schizophrene mit schwerem Alkoholmißbrauch sind zumeist "unkooperativ" und feindselig therapeutischen Angeboten gegenüber eingestellt. Sie erhalten seltener bzw. anteilig-kürzer Neuroleptika und werden häufiger hospitalisiert.

6. Im Globalvergleich von trinkenden und abstinenten Schizophrenen findet sich für Verlaufs–bezogene Parameter eine größere intra- als intergruppale Varianz. Der Alkoholmißbrauch als solcher ist nicht als Funktion der Schwere des schizophrenen Krankheitsverlaufs interpretierbar. Gleichwohl scheinen bei *schwerem* Abusus die Krankheitsverläufe insgesamt etwas ungünstiger auszufallen.

7. Trinkende Schizophrene haben generell eine größere Neigung zum Gebrauch von Stoffen mit Abhängigkeitspotential, insbesondere von Nikotin und Medikamenten, seltener auch von illegalen Drogen.

8. Trinkende Schizophrene leben verglichen mit abstinenten in einer (tendenziell) stärker marginalisierten und sozial isolierten Position. Ledige, durchschnittlich jüngere Männer stellen die größte Untergruppe trinkender Schizophrener,

Kranke aus zerbrochenen Partnerbeziehungen ein weiteres bedeutsames Sub-kollektiv.

9. Die präschizophrene Persönlichkeitsentwicklung differiert zwischen trinkenden und abstinenten Schizophrenen nicht, soweit grobe Parameter beurteilt werden. Die Alkoholismus-Rate der Eltern liegt zwar in der Alkoholgruppe höher; die Differenz ist jedoch nicht signifikant.

10. *"Therapie-Ferne", Nikotinkonsum und lediger Familienstand* sind – wie sich mithilfe eines diskriminanzanalytischen Verfahrens wahrscheinlich machen läßt – die *bedeutsamsten* "prädiktiven" Variablen eines Alkoholmißbrauchs. Ver-laufsmerkmale und Charakteristika des psychopathologischen Befundes treten demgegenüber (im Globalvergleich) zurück. Die relative Bedeutung der Ge-schlechtszugehörigkeit ist unklar. – Im Teilvergleich von schwer trinkenden und abstinenten Kranken besitzt die Ausprägung eines paranoiden Syndroms ebenfalls eine gewisse alkoholprädiktive Valenz.

11. Die Befunde sind mit der Annahme vereinbar, daß ein Alkoholmißbrauch, zu-mindest dessen schwere Formen, einen *maladaptiven Bewältigungsstil*, d.h. eine mißlingende Auseinandersetzung mit dem Krankheitsschicksal und dessen so-zialen Folgen, anzeigen.

4 Alkoholmißbrauch und schizophrener Krankheitsverlauf

Während die empirisch–statistische Analyse (Kp.3) vorrangig vom klinischen Querschnitt ausging, wenden wir uns nun einer Längsschnittbetrachtung zu und fragen, in welcher Weise schizophrener Krankheitsverlauf und Alkoholsymptomatik miteinander verzahnt sind. Dabei interessiert zu erfahren, ob und wie präschizophrene Entwicklung, akute Psychose und schizophrener Persönlichkeitswandel zur Manifestation und Verfestigung eines Alkoholmißbrauchs beitragen. Die empirisch–statistische Analyse hat zwar erste Hinweise auf mißbrauchs–protektive bzw. –stimulierende Faktoren geben können. Näheren Aufschluß über relevante Bedingungskonstellationen sind jedoch erst von einer differenzierten verlaufsorientierten Untersuchung zu erwarten. Da zur Alkoholgruppe nur Kranke mit *aktuellem* Mißbrauch, d.h. mit einer Alkoholproblematik im zurückliegenden 1–Jahres–Zeitraum, zählen, gibt das Fallmaterial vor allem Aufschluß über schizophrene Verläufe, bei denen Abusus–provozierende und –unterhaltende Faktoren bedeutsam waren. Dagegen wird der Blick weniger auf protektive, abstinenzfördernde Momente gelenkt.

4.1 Beginn des Alkoholmißbrauchs in Beziehung zu Lebensalter und schizophrener Erstmanifestation

Erste Rückschlüsse auf mögliche Bedingungskonstellationen eines Alkoholmißbrauchs erlaubt der Zeitpunkt seiner Erstmanifestation. Kennzeichnend für die untersuchte Alkoholgruppe ist auch hier die große *Variabilität*. Das Alter bei Beginn streut zwischen 13 und 55 Jahren (m = 27,5 Jahre). Rund die Hälfte der Patienten (17 von 37) fing – in Übereinstimmung mit den Angaben von Werner u. Mitarb. (1982) – in der 3. Lebensdekade an zu trinken. Die Frauen (n = 13) begannen durchschnittlich später als die Männer (n = 24) (Männer: m = 24,0 Jahre, Frauen: m = 34,0 Jahre). Abb. 4.1 gibt den Zeitpunkt der Erstmanifestation des

Mißbrauchs relativ zum Beginn der Psychose wieder. Die Alkoholsymptomatik
setzte zwischen −10 und +38 Jahren ein und trat zumeist in recht enger zeitlicher
Bindung an die psychotische Ersterkrankung auf, in 2/3 der Fälle im Umkreis von
± 5 Jahren. Bei 16 Kranken (14 Männer, 2 Frauen) begann sie während der
präschizophrenen Lebensstrecke, bei 21 (10 Männer, 11 Frauen) im Verlauf der
schizophrenen Erkrankung, darunter in 9 Fällen (4 Männer, 5 Frauen) im ersten
Jahr der schizophrenen Erkrankung. Die Geschlechtsdifferenz – im Vergleich der
Probanden mit prä- und postschizophrener Manifestation – ist statistisch signifikant ($p < 0,05$). Vermutlich *relativiert die schizophrene Erkrankung andere Alkoholrisiken* und nivelliert einen – auch für die Normalbevölkerung erwiesenen
(Feuerlein u. Küfner 1977) – Geschlechtsunterschied der Alkoholgefährdung.
Während männlich Präschizophrene durch kulturbedingte Rollenvorgaben darin
bestärkt zu werden scheinen, persönlichen Schwierigkeiten durch Griff zum Alkohol auszuweichen, dürfte dasselbe Verhaltensschema bei Frauen erst später, d.h.
bei gravierender Zuspitzung von Lebensproblemen im Verlauf der Psychose manifest werden.

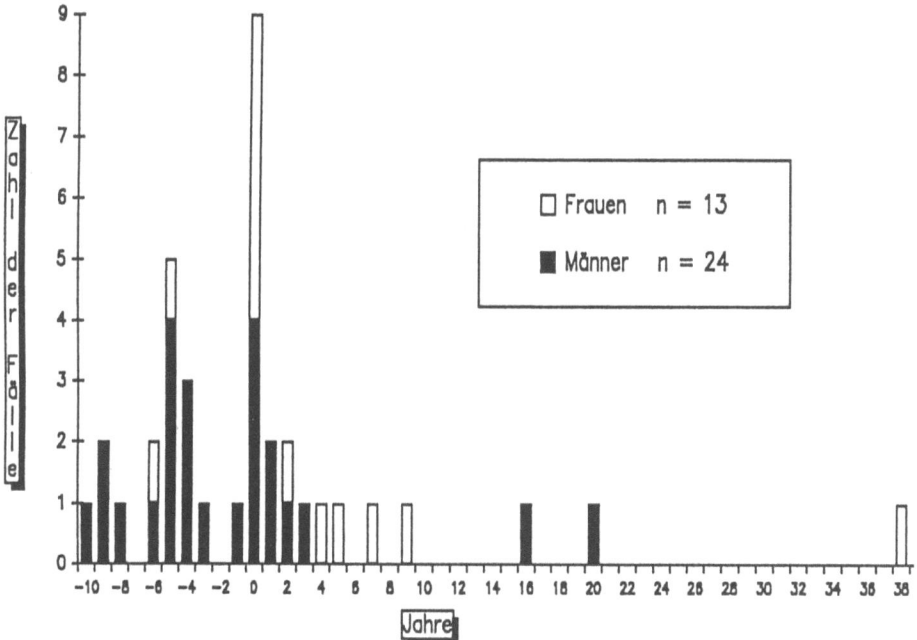

Abb. 4.1. Beginn des Alkoholmißbrauchs in zeitlicher Relation zum Beginn der schizophrenen Erkrankung (in Jahren).
Altersstreuung des Psychose-Beginns: 14–50 Jahre (m = 27,0).

4.2 Bedingungskonstellationen des Alkoholmißbrauchs

4.2.1 Präschizophrene Persönlichkeitsentwicklung und präschizophrener Alkoholmißbrauch

Die Beziehungen zwischen präschizophrener Persönlichkeitsentwicklung und Psychose sind komplex (Fritsch 1976, Janzarik 1988). In unserem Zusammenhang interessiert vor allem der "stilbildende" Einfluß der präschizophrenen Persönlichkeit auf Psychopathologie und Verlauf der Erkrankung. Daß bei rund 2/5 der trinkenden Probanden ein Alkoholmißbrauch schon präschizophren nachweisbar war, gestattet, den Alkoholabusus mancher Schizophrener als *Perpetuierung einer präschizophrenen Persönlichkeitseigenart* aufzufassen. Die Variation der Mißbrauchs–Raten in Abhängigkeit von ethnisch–kultureller Zugehörigkeit des Kranken (Kp.1.3) sowie das bevorzugte Auftreten eines präschizophrenen Mißbrauchs bei Männern deuten zusätzlich auf persönlichkeitsgebundene, sozialisatorisch vermittelte Einflüsse hin. In diesem Zusammenhang ist zu fragen, ob spezifische Bedingungen der familiären Primärsozialisation einen künftigen Mißbrauch bahnen helfen.

Einige rohe Daten zur *familiären* Sozialisation mögen erste Hinweise geben. Angesichts der geringen Fallzahl und der oft unsicheren Datenlage können hier selbstverständlich nur Tendenzen referiert werden. Ein "broken home", i.e. ein Verlust eines oder beider Elternteile durch Tod, Krankheit, Scheidung oder Trennung vor dem 16. Lebensjahr kam in der Kontrollgruppe (12 von 29 Fälle) sowie bei Kranken mit prä– (9 von 16) und postschizophren erstmanifestem (7 von 21) Mißbrauch etwa in gleicher Häufigkeit vor und entsprach annäherungsweise der Häufigkeit im Bevölkerungsdurchschnitt (vgl. Ernst et al. 1968). *Alkoholprobleme* eines Elternteils, durchweg *des Vaters*, waren bei insgesamt 10 (von 66) Schizophrenen zu eruieren, davon 2 (von 29) der Kontroll–, 8 (von 37) der Alkoholgruppe (Kp.3.3.4). In der Teilgruppe mit präschizophren erstmanifestem Mißbrauch waren 3 (von 16) Kranke unehelich geboren; in 4 Fällen war der Vater alkoholkrank. Die präschizophrene Adaptation dieser Kranken schien – verglichen mit Probanden, die erst postschizophren zu trinken begannen – ungünstiger; das Schulbildungsniveau war niedriger. Präschizophren unauffällige Charaktere kamen in dieser kleinen Teilgruppe nicht vor. Die frühfamiliären Entwicklungsbedingungen der Kranken waren stärker als bei den übrigen Probanden von offenkundiger Zerrüttung des Familienzusammenhangs, von auffälligen, krankhaften Verhaltensweisen der Erziehungspersonen mit Willkürhandlungen und Tendenz zu aggressiv–externalisierendem Konfliktaustrag gekennzeichnet.

Die (vorläufigen) Befunde unterstützen die Annahme, daß 1. der Alkoholabusus eines Elternteils – in Übereinstimmung mit Hinweisen aus der Literatur (Kp.1.3) – als Risikoindikator eines künftigen Mißbrauchs des Indexpatienten anzusehen ist, 2. die frühe, präschizophrene Manifestation eines Mißbrauchs vor allem bei Kranken mit ausgesprochen *ungünstiger Primärsozialisation* erwartet werden kann. In der Teilgruppe mit präschizophren erstmanifestem Abusus sind *impulsiv–extraversive* Konfliktlösungsstrategien charakteristisch. Diese Kranken kopieren die Bewältigungsmuster, welche ihnen in der Familienumwelt vorgelebt worden sind. Die prämorbide Persönlichkeit entspricht daher weniger dem schizoid–verschlossenen, intrapunitiven Typus als jenen reizbaren, gespannten – häufig soziopathisch ausgestalteten – Charaktervarianten (Mundt 1982), die auch bei vielen Alkoholkranken anzutreffen sind (Barry 1982). Nicht penible Selbstprüfung und "unerbittliche Moralität" (Kisker u. Strötzel 1962), sondern handelnd–inszenierende Veräußerlichung innerer Konfliktlagen ist bezeichnend. Diese prägt den Stil pubertär–adoleszenter Reifungsschritte und zeigt sich in rigiden Protesthaltungen und Verwahrlosungstendenzen. Die Kranken drohen früh in eine dissoziale Karriere abzugleiten, begehen kleinere Delikte und haben nicht selten Kontakt zur Drogenszene. Einige fallen durch sexuell–perverse Handlungen auf. Der Substanzmißbrauch selbst hat zumeist ausgesprochen polytoxikopathische Züge.

Manche Kranke zeigen von früh an herabgesetzte Vitalität und basale Ich-Schwäche, andere dagegen eine mit sensitiver Einstellung gepaarte sthenische Haltung. Wird, wie im folgenden Beispiel, eine unreife, nur *gering strukturierte* Persönlichkeit vom psychotischen Geschehen *allmählich* überwältigt (vgl. Mayer-Gross 1922, Wyrsch 1937), spiegelt sich in der Zunahme eines bereits präschizophren manifesten – meist polyvalenten – Substanzmißbrauchs nicht zuletzt mangelnde Widerständigkeit gegenüber dem Krankheitsschicksal. Weder psychotische Erlebnisabwandlung noch Abusus können aktiv geformt und selbstreflexiv verarbeitet werden. Der Zerfall der Person ist *pathisches* Geschehen. Allein Einwirkungen von *außen* wie Inhaftierung und Hospitalisierung vermögen psychotische Dynamik und Weiterentwicklung des Abusus zu begrenzen:

KS 32: Herr T.N. (24 J., ledig, ohne Beruf. Diagnose: hebephrene Schizophrenie[*]) ist als 7. von 9 Kindern geboren. Die Mutter, als "mannstolle Streunerin" bekannt, verließ die Familie im 3. Lebensjahr des Jungen. Der Vater verstarb einige Jahre später an den Folgen einer Trunksucht. Eine ältere Schwester geriet früh in eine schizophrene Psychose. Der Patient selbst war von jeher ängstlich, näßte bis in die Schuljahre hinein ein, zeigte sich im Schulunterricht uninteressiert und unkonzentriert, lief fort, schwänzte und mußte zur Sonderschule überwechseln. Als 11jähriger kam er im Erziehungsheim unter. Entweichungen unter Alkoholeinfluß, Bagatelldiebstähle aus "Langeweile", ein zunächst sporadisch–mäßiger, seit dem 17. Lebensjahr zunehmender Haschischgenuß und später ein progressiver Alkoholkonsum waren charakteristisch für eine von dissozialen Verhaltensmustern geprägte pubertär–frühadoleszente Entwicklung. Im 19. Lebensjahr Heimentlassung. Nach einer bald scheiternden Liebesbeziehung, in der er sich kindlich anzulehnen versuchte, verfiel er, zutiefst verzweifelt, in einen exzessiven polyvalenten Mißbrauch von Alkohol, analgetischen Mischpräparaten und Haschisch. Binnen eines Jahres allmähliche Wesensveränderung mit autistischer Rückzugshaltung, zunehmenden formalen Denkstörungen, visionären Eingebungen und aggressiven Entäußerungen. Ein schwerer Alkoholmißbrauch bestand fort. Erst die Hospitalisierung – unter dem Bilde eines ängstlich–mutistischen Syndroms hebephrener Prägung – ermöglichte eine Beendigung des Abusus. Seitdem – trotz dreijähriger stationärer Behandlung – kaum veränderter schizophrener Dauerzustand.

---

[*] Die diagnostische Kennzeichnung der Einzelfälle fußt auf der (vorläufigen) ICD–10–Klassifikation (April 1989 draft, WHO 1989).

Der Alkoholmißbrauch weist bei Kranken diesen Typs hin auf einen präschizophren angelegten Strukturmangel und – daraus sich entwickelnd – einen krankheitsgebundenen progressiven Strukturverlust der Persönlichkeit. In anderen Fällen, wie im nächsten Beispiel, findet sich präschizophren eine *höher* organisierte Persönlichkeit, die im Verlauf pubertär-adoleszenter Reifungsschritte in schärfer profilierte, *aktiv* gestaltete Konfliktlagen gerät. Sthenisch-selbstbehauptende Charakterzüge sind prominent. Der aktiven Ausrichtung entspricht häufig das Bemühen, einen Substanzgebrauch – im Fallbeispiel eine Heroinabhängigkeit – zu überwinden. Dieselbe sthenische Charakterkomponente kann später in Auseinandersetzung mit dem Krankheitsschicksal sichtbar werden und verhindert dann ein Abgleiten in schweren Alkoholmißbrauch:

KS 16: Herr D.K. (29 J., ledig, Bürokaufmann, lebt mit einer Lebensgefährtin zusammen. Diagnose: residuale Schizophrenie) ist unehelich geboren und hat seinen leiblichen Vater nur flüchtig gekannt. Nach dem Tode der Mutter – sie und ihre Schwester litten an einer psychischen Erkrankung – und vorübergehendem Heimaufenthalt fand er – 10jährig – in einer Adoptivfamilie Aufnahme, wo er im Zuge der einsetzenden Pubertät in eine Außenseiterrolle geriet und sich in heftige Auseinandersetzungen mit einem höchst ambivalent erlebten Adoptivvater verstrickte. Durch Alkoholgebrauch, Fortlaufen und kleinere Diebstahlsdelikte provozierte er die Adoptiveltern und wurde – 14-jährig – ins Erziehungsheim zurückgeschickt. Er fand nun Anschluß an die örtliche Drogenszene, nahm neben Alkohol Haschisch zu sich und wurde zuletzt – über mehrere Jahre hinweg – heroinabhängig. Schließlich gelang es ihm – ohne therapeutische Hilfe –, drogenfrei zu werden und in einer politisierten Wohngemeinschaft neuen Halt zu finden. Im 24. Lebensjahr erkrankte er an einer akuten schizophrenen Psychose mit formalen Denkstörungen, ängstlicher Gestimmtheit und paranoid-halluzinatorischem Erleben. Nach wenigen Rezidiven prägte sich ein sensitiv-asthenisches Residualsyndrom vom hypodynamen Typus aus. Vergeblich versuchte er mehrfach, eine Berufsausbildung zu Ende zu bringen. Ein episodisch betonter Alkoholmißbrauch zeigte sich nun jeweils in engem Zusammenhang mit situativen Belastungen in Partnerbeziehung und Ausbildung.

4.2.1.1 Zur latenten Schizophrenie

Nur bei einem einzigen Fall der Alkoholgruppe war eine "schizotype Störung" (i.S. von ICD-10) zu diagnostizieren. Die Eigentümlichkeiten dieses Patienten verdienen besondere Erwähnung. Bevor ich die Krankengeschichte referiere, sollen problemgeschichtliche Aspekte der "latenten Schizophrenie" (E.Bleuler 1911) knapp erörtert werden, da es diese – nach wie vor umstrittene – Krankheitskategorie E.Bleulers gewesen ist, welche in neueren Konzeptionen wie der Borderline-Schizophrenie (Knight 1954), der schizophrenen Grenzpsychose (Benedetti 1975), der schizotypischen Persönlichkeitsstörung (DSM-III) und der schizotypen Störung (ICD-10) ihren Niederschlag gefunden hat.

Der Begriff der "latenten Schizophrenie" (E.Bleuler 1911) bezeichnete zum einen eine pathogenetische Konzeption – in diesem Sinne faßte Bleuler manche "neurotische Belastung" in Familien Schizophrener als Manifestation einer "schizophrenen Familienanlage" auf –, zum anderen die Idee einer phänotypischen Abstufung zwischen schweren und milden Formen des schizophrenen Syndroms. Bleuler verstand unter latenter Schizophrenie nicht einen eigenen Typus, sondern eine bestimmte, eben "latente" Verlaufsweise, die bei allen Formen der Erkrankung beobachtet werden könne. Die Idee einer phänotypischen Abstufung, der graduell unterschiedene Vulnerabilitäten und genetische Dispositionen entsprechen, ist in ähnlicher Weise u.a. von E.Kretschmer ([24]1961, [4]1966) und A.Meyer (1951) vertreten worden und bis hin zur aktuellen Diskussion um Vulnerabilitäts- (Zubin, Spring 1977) und Kontinuitätsmodelle (Häfner 1989) wirksam geblieben. Bleulers Idee eines phänotypischen Kontinuums regte auch Versuche an, im Grenzbereich von Psychopathie und Psychose klinische Subtypen zu identifizieren. Die gegenwärtige, zuweilen modisch ausufernde Debatte (Aronson 1985, Saß u. Koehler 1983) zum Borderline-Syndrom (i.S. einer auf psychoanalytischen Theoremen fußenden sog. strukturellen Diagnose) und zur Borderline-Persönlichkeitsstörung (i.S. einer klinischen Diagnose, z.B. DSM-III) hat zwar nicht den Nachweis eines eigenständigen syndromalen Zwischenbereiches erbracht, wohl aber den klinischen Blick für die Übergänge (in Quer- und Längsschnitt) zwischen funktionellen Psychosen und Persönlichkeitsstörungen geschärft und damit – paradoxerweise – Kontinuitätsmodellen zusätzliche klinische Evidenz verschafft.

Die nosologische Stellung dieser heterogenen Gruppe von Störungen soll uns nicht weiter beschäftigen. Bedeutsam im vorliegenden Zusammenhang ist nur, daß – seit E.Bleuler – wiederholt auf die Alkoholismus-Gefährdung dieser Patienten hingewiesen worden ist. K.Binswanger (1920) beschrieb bereits den "schizoiden Alkoholiker" als latent Schizophrenen. Vaziri (1961) führte den Alkoholismus der Eltern Schizophrener auf eine latent gebliebene Erkrankung zurück. Hoch u. Polatin (1959) erwähnten – neben zahlreichen anderen Symptomen – "acting-out", antisoziales Verhalten und Substanzabhängigkeit als Zeichen einer "pseudoneurotischen Schizophrenie". Die Beschreibung der Autoren ähnelte bereits weitgehend der Symptomauflistung, die später Kernberg (1978) für die Borderline-Persönlichkeitsstörungen gegeben hat. Die psychoanalytische Literatur notiert Suchten verschiedenster Art als *ein* Verdachtsmoment für das Vorliegen eines "Borderline-Syndroms" (Kernberg 1978, Rohde-Dachser 1979). Das DSM-III führt impulsives Handeln, etwa beim Gebrauch psychotroper Substanzen, als diagnostisches Kriterium der Borderline-Persönlichkeitsstörung auf. Autoren wie Hellman (1981) ordnen gar – in einer fragwürdigen Ausweitung des Begriffs – die meisten Alkoholkranken als "borderline" ein. Trotz aller begrifflich-diagnostischen Unklarheit bleibt festzuhalten, daß "schizophrenienahe" charakteropathische Verfassungen bzw. schizophrene Grenzzustände in besonderer Weise zum Mißbrauch psychotroper Substanzen zu disponieren scheinen, wobei möglicherweise – im Vergleich zur Kerngruppe des Alkoholismus – das Risiko einer malignen, progredienten Abhängigkeitsentwicklung *geringer* ist (K.Binswanger 1920).

Auch in der folgenden Kasuistik bildet sich *kein* Abhängigkeitssyndrom heraus. Das *instabile* Gebrauchsmuster geht der Wechselhaftigkeit "schizotyper" Symptom-manifestationen parallel. Kennzeichnend sind intrafamiliäre Weitergabe einer toxikophilen Haltung, Beginn des Substanzmißbrauches während einer konflikthaften Pubertätsentwicklung (Wanke 1989) und abnorme Rauschzustände, die als toxisch getriggerte, organisch "unterlegte" Syndrome mit schizophrener

Charakteristik imponieren. Fälle dieser Art sind es gewesen, welche einige Autoren bewogen haben, manchen Formen der "Sucht" eine defensive Funktion im Vorfeld psychotischer Zusammenbrüche zuzuweisen (Glover 1932). Es bleibt abzuwarten, ob - wie von Hoch u. Mitarb. (1962) für einen nicht unerheblichen Anteil der "pseudoneurotischen Schizophrenien" beschrieben - im weiteren Verlauf ein schizophrenes Kern-Syndrom resultiert.

KS 58: Herr K.H. (24 J., ledig, arbeitslos. Diagnose: schizotype Störung) wuchs in einem Familienklima auf, das wirklichkeitsfremde Einstellungen begünstigte. Der früh verstorbene Vater war - wie auch eine ältere Schwester - alkoholabhängig. Die Mutter, eine Zeugin Jehovas, und eine jüngere Schwester erkrankten unlängst an Psychosen aus dem schizophrenen Formenkreis. In der Pubertät begann der Patient, "Tote nachzumachen", worunter er das willkürliche, teils von Alkohol und Benzodiazepinen stimulierte Hineinversetzen in eine vorgestellte, zuweilen für wirklich gehaltene Rolle verstand. Qualvoll erlebte perverse Phantasien vorwiegend masochistischen Inhalts traten hinzu. Zeitweise fürchtete er, man wolle im Gottesdienst der Zeugen Jehovas aus ihm "alles herausbringen". Der Beginn eines nach Intensität stets wechselnden Alkohol- und Medikamentenmißbrauchs datiert in das 13. Lebensjahr. Ein Abhängigkeitssyndrom entwickelte sich nicht. Komplizierte Rauschzustände besaßen expansiv-zerfahrene Charakteristik, wurden von flüchtigen Beziehungs- und Beeinträchtigungsideen begleitet und reaktualisierten perverse Phantasiegehalte. Außerhalb intoxikierter Zustände erschien der Patient gedrückt, selbstquälerisch verschlossen und zaghaft, ohne Hinweise auf wahnhafte Beziehungssetzungen oder halluzinatorisches Erleben zu bieten.

4.2.2 Ich-Psychopathologie der schizophrenen Frühstadien

Ein Alkoholmißbrauch im präschizophrenen Lebensverlauf reflektiert überdauernde Persönlichkeitszüge und sozialisatorische Prägungen, ein Abusus mit beginnender Psychose dagegen eine krankheitsbedingte Erschütterung des Persönlichkeitsgefüges. Faßt man vereinfachend die akuteren Krankheitserscheinungen der ersten 2 Jahre (nach Manifestation des schizophrenen Vollbildes) sowie die Prodromalstrecken als "Frühstadien" zusammen, so zeigt sich in 13 (von 37) Fällen der Alkoholgruppe (7 männlich, 6 weiblich) ein Mißbrauchsbeginn in Frühstadien der Erkrankung. Bei diesen Schizophrenen erweist sich der beginnende Mißbrauch stets als *Epiphänomen* und Indikator der psychotischen Entordnung. Neben einer solchen Erstmanifestation des Abusus beobachtet man - als analoges Phänomen - auch Akzentuierungen von bereits präschizophren manifestem Mißbrauch im Zuge schizophrener Frühstadien.

Ausgehend von den Dimensionen des *Ich-Bewußtseins* (Scharfetter 1976), sollen die psychopathologischen Bedingungen näher charakterisiert werden, unter denen ein Alkoholmißbrauch während schizophrener Frühstadien in Erscheinung tritt. Je nach vorrangig betroffener Ich-Dimension sind drei Störungsformen zu unterscheiden, die in charakteristischer Weise zur Manifestation beitragen können:

1. Ich-Vitalitäts-Störung,
2. Ich-Konsistenz-Verlust,
3. Ich-Grenzstörung.

Das Ich als erlebendes Subjekt oder mentales Zentrum des Erlebens, wie es hier verstanden werden soll, ist weder gleichzusetzen mit dem struktural-funktional definierten Ich (engl. "Ego") der psychoanalytischen Metapsychologie noch mit dem Ich gestaltpsychologischer oder schichtentheoretischer Modelle. Leider steht uns aber eine schlüssige Theorie des Ichs ebensowenig zur Verfügung wie eine Theorie der Ich-Störungen (Spitzer 1988b). Dies ist umso bedauerlicher, als in der deutschsprachigen psychiatrischen Tradition das Konzept der Ich-Störungen dazu gedient hat, psychopathologische Kernbestände schizophrener Syndrome zu charakterisieren. Der jüngste Versuch dieser Art stammt von Scharfetter (1976), der eine "didaktisch begründete" Zerlegung des Ich-Bewußtseins in 5 basale Dimensionen (Ich-Vitalität, Ich-Aktivität, Ich-Konsistenz, Ich-Demarkation, Ich-Identität) beschreibt. Diese spiegeln die hierarchische Organisation eines von Scharfetter als Konstrukt aufgefaßten Ich-Bewußtseins. Ungeachtet der mangelhaften theoretischen Fundierung des Ich-Störungs-Konzeptes, wie sie Spitzer (1988b) aus transzendentalphilosophischer Sicht dargetan hat, sollen im folgenden Ich-Vitalität, Ich-Konsistenz und Ich-Demarkation als Dimensionen des Ich-Bewußtseins berücksichtigt werden, um – in heuristischer Absicht – eine rohe typologische Auffächerung des Beginns schizophrener Psychosen zu ermöglichen.

Die psychopathologische Ausgangslage in schizophrenen *Früh*stadien darf nicht – wie hervorzuheben ist – gleichgesetzt werden mit späteren Bedingungskonstellationen und Motivierungen eines Abusus. Gleichwohl sind bestimmte charakteristische Relationen zwischen bedingender Initial- und motivisch wirksamer Dauersituation zu beobachten. Sie werden schematisch vereinfacht in Tabelle 4.1 wiedergegeben. Die Dimension der Ich-Aktivität (i.S. Scharfetters) ist nicht erwähnt. Soweit die Ich-Aktivität jedoch unmittelbar von Störungen der Ich-Vitalität, Ich-Konsistenz und Ich-Demarkation affiziert wird, implizieren die drei konstellativen Grundtypen stets auch Wandlungen der Ich-Aktivität. Die Dimension der Ich-Identität bleibt – als gleichsam "oberste" Dimension – ebenfalls unberücksichtigt. Inwieweit durch die Erfahrung zerfallender Ich-Identität, welche den Bruch lebensgeschichtlicher Kontinuität und die Auflösung haltgebender Sozialrollen einschließt, ein Alkoholmißbrauch mitkonstelliert (bzw. mitmotiviert) werden kann – diese Frage wird uns später näher beschäftigen (Kp.7.2).

Tabelle 4.1. Beziehungen zwischen initialer psychopathologischer Bedingungskonstellation des Alkoholmißbrauchs und späterer Motivierung (nähere Beschreibung der Motivierungstypen in Kp.6).

Vorrangig gestörte Ich–Dimension	Initiale Bedingungs- konstellation	Späterer Motivierungs- typus
Ich–Vitalität	Adynamie Hyperdynamie	katathym paranoid–konflikthaft amorph eigenweltlich
Ich–Konsistenz	dissoziierte Impulsivität	amorph eigenweltlich
Ich–Demarkation	Angst Wahnstimmung	paranoid–konflikthaft eigenweltlich

4.2.2.1 Ich–Vitalitäts–Störung

Störungen der Ich–Vitalität werden bevorzugt dann zum Ausgangspunkt eines Alkoholmißbrauchs, wenn sie als adyname oder unstet–hyperdyname Verfassungen der psychotischen Erstmanifestation (i.e.S.) vorangehen. Im Verlauf solcher blanden Frühstadien sind zuweilen eigenartige abnorme Rauschzustände mit flüchtigen paranoiden Beziehungssetzungen und atypische delirante Syndrome zu beobachten. Aus naheliegenden Gründen wird die schizophrenie–charakteristische Eigenart protrahierter Prodromalstrecken oft spät erkannt, so daß ein begleitender Alkoholmißbrauch als Ausdruck neurotisch–erlebnisreaktiver Gestörtheit fehlgedeutet werden kann. Im folgenden Beispiel wurde die schleichend beginnende Psychose zunächst als endogene Depression mit "sekundärem" Alkoholmißbrauch eingeordnet:

KS 62: Herr L.W. (35 J., Rumäniendeutscher, ledig, berentet, bei den Eltern lebend. Diagnose: paranoid–halluzinatorische Schizophrenie) zeigte sich seit früher Jugend introvertiert und zur Schwermut neigend. 24–jährig siedelte er gemeinsam mit Eltern und Bruder in die Bundesrepublik über. Hier fühlte er sich alsbald diskriminiert, zumal er das Deutsche erst noch erlernen mußte. Er schloß sich zunehmend von seiner Umwelt ab, pflegte einen asketischen Lebensstil und litt still an einer Liebesenttäuschung. Beruflich kam er trotz hochgesteckter Ziele nicht voran. Schleichend entwickelte sich ein depressiv–asthenisches

Syndrom mit beeinträchtigtem Schlaf, Konzentrationsschwäche, Vitalstörungen und diffuser Angst. Er flüchtete sich in wirklichkeitsfremde Zukunftspläne und entwickelte – 26-jährig – einen regelmäßigen Alkoholgenuß. Der Alkoholkonsum verstärkte sich zunehmend, bis 2 Jahre später eine akute paranoid–halluzinatorische Schizophrenie mit erregt-katatonen Zügen manifest wurde. Nach mehreren schubartigen Exazerbationen – jeweils mit akzentuiertem Alkoholmißbrauch – bildete sich ein ängstlich getöntes adynames Residualsyndrom mit persistierender mäßiger Wahndynamik aus.

Die Störung der Ich–Vitalität bildet in derartigen Fällen die entscheidende psychopathologische Initialbedingung des Alkoholmißbrauchs. Der Wunsch nach Dämpfung von Angst, Unruhe und Schlafstörungen einerseits, nach Anregung der Vitalgefühle andererseits ist bestimmend. Im weiteren Verlauf können – je nach Ausgestaltung des psychopathologischen Syndroms – unterschiedliche Motivierungstypen herausgebildet werden.

4.2.2.2 Ich–Konsistenz–Verlust

Der Ich–Konsistenz–Verlust repräsentiert die klinisch bedeutsamste Bedingungskonstellation eines Alkoholmißbrauchs. Bei akutem Eintritt bekundet er sich subjektiv als Überwältigungserfahrung, symptomatologisch als katatone Erstarrung oder Erregung; bei allmählicher Entwicklung stehen Inkongruenz und Inkonsistenz der Handlungsweisen im Vordergrund. Impulsives, situationsinadäquates Verhalten ist charakteristisch für chronische Formen. Syndromatologisch zeigen sich hebephrene, undifferenzierte und einfache Schizophrenien sowie – bei geringerer Beeinträchtigung – schizotype Störungen (i.S. von ICD–10). Die klinischen Bilder weisen teilweise soziopathische Züge auf. Der Alkoholmißbrauch imponiert als Partialerscheinung einer *dissoziierten Impulsivität*.

In einem ersten Beispiel setzt der *Ich–Zerfall plötzlich* mit akut katatoner Symptomatik ein. Der typisch schizophrenen Initialsymptomatik wegen bereitet die diagnostische Abgrenzung von Charakteropathien mit Alkoholismus keine Schwierigkeiten. Nach abgeklungener akuter Psychose erscheint bei diesem Kranken eine hebephrene Persönlichkeitsverfassung, welche durch rastlose, unstete, überschießende Aktivität – "activité primitivement autiste" (Minkowski 1927) – gekennzeichnet ist. Ein unbestimmt suchendes, flüchtiges und distanzgemindertes Kontaktverhalten macht den entordneten Persön–lichkeitsstil, den Ich–Konsistenz–Verlust, unmittelbar erfahrbar. Im weiteren Verlauf bleibt bei Erkrankungen dieses Typs eine amorphe Motivierung des Alkoholmißbrauchs bestehen; sekundär können sich eigenweltliche Legitimation und Motivierung hinzugesellen (Kp.6).

KS 31: Herr M.T. (24 J., ledig, arbeitslos. Diagnose: hebephrene Schizophrenie) ist als Halbwaise in enger Bindung an eine Mutter aufgewachsen, die ihn zugleich verwöhnte und bevormundete. Als Kind war er von schmächtiger Statur, kränkelte, zeigte sich "still und bescheiden" und bot allenfalls mittelmäßige Schulleistungen. Mit einsetzender Pubertät wurde er "sentimental und melancholisch". Nach männlichen Leitbildern suchend, widmete er sich intensiv dem Body–Building und Kampfsport in der Hoffnung, seinem Idol "Frankie" gleich zu werden. Während er seine Tage im "Fitness–Center" verbrachte, spiegelte er der Mutter vor, einer Banklehre nachzugehen. Ein "Trainingsstillstand" veranlaßte ihn, Anabolika zu injizieren. Binnen weniger Tage stellte sich – nach einem Trema mit flüchtigen Beziehungsideen und akustischen Halluzinationen – ein Weltuntergangserleben ein. Nach einem Strangulationsversuch kam der Kranke 19–jährig in kataton–stuporöser Verfassung zur stationären Aufnahme. Mit allmählich abklingender Erstarrung wurde ein Persönlichkeitswandel hebephrener Typik sichtbar, gekennzeichnet durch umtriebiges Verhalten, wurstigen Umgangsstil und prahlerisches Gebaren. Er wurde nun erstmalig durch schwere Alkoholexzesse auffällig. Im abklingenden Rausch verspürte er stets die Sorge, er könne "verrückt" werden. Auch hörte er einmal jemanden sagen: "Der hat 'was Braunes auf der Nase, sieht aus wie ein Alkoholiker; dem sollte man den Kopf abhacken."

Die nächste Kasuistik illustriert einen *allmählich* einsetzenden Ich–Konsistenz–Verlust. Eine früh beginnende hebephrene Psychose schließt – ohne scharfen Übergang – an eine primär aberrante Persönlichkeitsentwicklung an. Dissozialität und Polytoxikopathie stellen klinische Parallelerscheinungen eines schleichenden Ich–Konsistenz–Verlustes dar. Nach Symptomatik, Verlauf und familiärem Hintergrund ähnelt der Fall den "kriminellen Heboiden" Rinderknechts (1920):

ES 3: Herr P.T. (20 J., ledig, arbeitslos, ohne festen Wohnsitz. Diagnose: hebephrene Schizophrenie) entstammt der schwierigen Ehe zwischen einem Ingenieur und einer Lehrerin, die, von egozentrischem Wesen, sich durch eigenwillige pädagogische Auffassungen bestimmen ließ. Der Junge, das jüngste von 3 Kindern, bot einen verzögerten Spracherwerb und verhielt sich, wie es heißt, stets aggressiv seinen Geschwistern gegenüber. Mit Beginn der Schulzeit trennten sich die Eltern. Die Mutter verfiel in eine Alkoholabhängigkeit. Der Junge wurde zwischen ihr und dem Vater hin– und hergeschoben. Seit dem 10. Lebensjahr zeigte er grobe Verhaltensstörungen: schulischen Leistungsverfall, distanzloses Kontaktgebaren, träumerische Introvertiertheit, aggressive Durchbrüche, Herumstreunen, Diebstähle und – im Laufe der Zeit – Gebrauch von Haschisch, später auch LSD, Kokain, Schnüffelstoffen, Alkohol und Sedativa. Sein Geld verdiente er durch homosexuelle Prostitution. Er lebte in den Tag hinein und verlor sich in realitätsfremden Träumereien. 17–jährig kam er nach einem Autodiebstahl – ihm war "so nach Klauen" – erstmals in psychiatrische Behandlung. Er bot nun befremdlich–steifes, entrücktes Kontaktverhalten, zerhacktes Denken mit einförmigen, absonderlichen Inhalten, Getriebenheit, Grimassieren sowie flüchtige ungeformte halluzinatorische Erlebnisse und Fremdbeeinflussungserleben. Während einer 1–jährigen Hospitalisierung wurde der Kranke etwas zugänglicher, blieb aber wortkarg und entrückt. Er betrank sich häufig mit Mitpatienten und trat dann laut-provokant auf. Gelegentlich entwich er ins Bahnhofsmilieu.

Ein Ich–Konsistenz–Verlust ist auch das zentrale Charakteristikum der seltenen *Schizophrenia simplex*. Für die vorliegende Untersuchung ist dieser Syndromtypus von Bedeutung, weil er eine besondere Affinität zum Alkoholismus aufweist. Schon in Diems (1903) Monographie über die "einfach demente Form der Dementia praecox" heißt es: "Die Frauen werden sehr häufig als böse Charaktere, die Männer als Alkoholiker verkannt." Einige der von Wilmanns (1906) beschriebenen Landstreicher müssen ebenfalls dieser Gruppe alkoholgefährdeter

Schizophrener zugerechnet werden. Graeter (1909) und E.Bleuler (1911) bekräftigten wenig später die Sonderstellung schizophrener Simplexformen mit Alkoholismus gegenüber charakteropathischen Entwicklungen. Die "unproduktive" Ausgestaltung erschwert die differentialdiagnostische Abgrenzung, ein Problem der klinischen Diagnostik, das Bleuler am Herzen lag. Für ihn besaß daher die – rein terminologisch verstandene – Abgrenzung dieses Schizophrenie-Typs "mehr praktische als theoretische Gründe ... die Kranken machen die Welt unsicher unter der Flagge der Psychopathie, der Degeneration, der Moral Insanity, des Alkoholismus und vielleicht am häufigsten unter der der Gesundheit. Die einzige Möglichkeit, diese Formen den Ärzten bekanntzumachen, besteht darin, daß man sie besonders benennt." (Bleuler 1911) Seit damals ist die "einfache" Form der Schizophrenie eine umstrittene klinische Kategorie geblieben (Klosterkötter 1983), die im Grenzbereich von Hebephrenien, Persönlichkeitsstörungen und "latenter Schizophrenie" (E.Bleuler 1911) angesiedelt ist. Laut ICD-10 (1988) bestehen Übergänge zur "schizotypen Störung" (als Nachfolgekategorie der "latenten Schizophrenie" E.Bleulers). Überschneidungen ergeben sich auch zu der von Dunaif und Hoch (1955) beschriebenen "pseudopsychopathischen Schizophrenie".

In der vorliegenden Untersuchung bot nur *ein* Kranker der Alkoholgruppe (KS 8) eine Schizophrenia simplex. Die Diagnose einer Schizophrenie wurde erst spät gestellt, nicht zuletzt deshalb, weil die Erkrankung unscharf aus einer schizoiden Charakteropathie mit dissozialen Zügen hervorging. Ein präschizophrener Alkoholmißbrauch, der vorübergehend in ein Abhängigkeitssyndrom einmündete, setzte sich auch *nach* allmählich einsetzendem schizophrenen Persönlichkeitswandel fort. Unter Ich-psychopathologischem Aspekt fanden sich ähnliche Abusus-fördernde Bedingungen wie im vorangehenden Fallbeispiel.

4.2.2.3 Ich-Grenzstörung

Prävaliert mit beginnender Psychose eine Störung der Ich-Grenze, der Ich-Demarkation, und sieht sich die Person angstbesetzten Wahnerfahrungen ausgesetzt, so kann – wie im nächsten Beispiel – die Flucht in den Substanzmißbrauch gesucht werden, um Beruhigung und Entängstigung zu erzielen. *Schleichender* Beginn der Erkrankung und "doppelte Buchführung" bewirkten bei dieser Patientin, daß zunächst fälschlich eine Konversionsneurose mit begleitendem Substanzmißbrauch angenommen wurde. Bei *akut* einsetzender Störung der Ich-Demarkation dagegen kommt es fast nie zu einer länger währenden, klinisch bedeutsamen Mißbrauchsproblematik, da die Akuzität der schizophrenen Symptomatik in der Regel baldige Hospitalisierung erzwingt. Die geschilderte psychopathologische Konstellation ist typisch für viele Kranke, die später einen paranoid-konflikthaften Motivierungstyp (des Alkoholmißbrauchs) entwickeln (Kp.6):

ES 4: Frau H.T. (44 J., verheiratet, drei erwachsene Söhne, Hausfrau. Diagnose: paranoid-halluzinatorische Schizophrenie) ist vorehelich geboren und neben mehreren Halbgeschwistern als ängstlich-vorsichtiges Kind aufgewachsen. Sie entwickelte später ein Charakterbild mit deutlich hysterischen Zügen: lebhaftes, jugendliches Ausdrucksgebaren, flüssiger impressionistischer Denkstil, betont feminines Auftreten, dazu auch verschiedenste körperbezogene Beschwerden konversionsneurotischer Prägung. Gegen den Widerstand von Mutter und Stiefvater setzte sie früh die Eheschließung mit einem unbeholfenen, kontaktscheuen Mann durch. In der Ehe blieb sie unbefriedigt. Mit Beginn der 4. Lebensdekade sorgte sie sich zunehmend, ein früherer Fehltritt, dem sie ihre 2. Schwangerschaft zuschrieb, werde entdeckt. Schleichend entwickelte sich eine paranoid–halluzinatorische Schizophrenie mit ausgesprochener Ängstlichkeit, schweren Schlafstörungen und "Migräne". Sie griff nun zu Analgetika, Barbituraten und Alkohol. Jeweils parallel zu akzentuierter Wahndynamik zeigte sie episodisch schwere Alkoholisierungen. Gelegentlich sah sie einen exhibierenden Mann; man rief ihr obszöne Worte zu, beschimpfte sie als Hure und lockte: "Komm doch rüber!" Mit allmählicher Entaktualisierung des Wahngeschehens Rückbildung des Alkohol– und Medikamentenmißbrauchs.

4.2.3 Persönlichkeitswandel und soziale Behinderung

Während ein Alkoholmißbrauch, der sich in frühen und akuten Stadien der schizophrenen Psychose manifestiert, vor allem die (plötzliche oder allmähliche) Beschädigung, "impairment", der Persönlichkeit widerspiegelt, drücken sich im später einsetzenden Abusus deutlicher soziale Behinderung und Benachteiligung des Erkrankten aus (vgl. Wing 1987). Arbeitslosigkeit, Berentung, sozialer Abstieg, Zerfall des Familienzusammenhalts, Isolation, Bekanntschaft und Lebensgemeinschaft mit Alkoholkranken repräsentieren Bedingungen, die im Einzelfall bei einem vormals abstinenten Kranken einen Alkoholmißbrauch ingangsetzen können. Persistieren die sozialen Problemlagen und gehen sie mit einem maladaptiven Bewältigungsverhalten einher, so ist mit einer Chronifizierung des Abusus zu rechnen. Ein spätmanifester Alkoholabusus zeigt daher fast stets einen *ungünstigen* Krankheitsverlauf an.

Einige knappe Hinweise mögen genügen, um anzudeuten, daß bei Schizophrenen ein Abusus keineswegs allein aus persönlichkeits- und krankheitsgebundenen Faktoren, sondern gleichermaßen als *interaktiv* gestaltetes Phänomen zu begreifen ist. Unter 8 Kranken (3 männlich, 5 weiblich) mit spätmanifestem Alkoholmißbrauch (> 2 Jahre nach schizophrener Erstmanifestation) fand sich in 4 Fällen eine *nahestehende Bezugsperson*, darunter bei 3 Probanden der Partner, die alkoholgefährdet oder manifest alkoholkrank war. Dieser Befund unterstützt die Vermutung, daß Einflüsse des aktuellen sozialen Feldes die Entwicklung einer Alkoholsymptomatik mitbestimmen. Für diese Annahme spricht zudem, daß nur bei einem (von 29) abstinenten Schizophrenen, dagegen bei 8 (von 37) trinkenden Kranken, i.e. bei rund *einem Fünftel*, eine nahestehende Bezugsperson Alkoholprobleme erkennen ließ (davon in 1 bzw. in 4 Fällen der Lebenspartner). Zwar ist für Partner Schizophrener eine – im Vergleich zur Normalbevölkerung – höhere psychiatrische Morbidität und Alkoholismusrate nicht gesichert (M.Bleuler 1972a, Hell 1982). Dennoch dürfte im konkreten Einzelfall das Vorbild eines alkoholkranken Angehörigen bahnend wirken. Zu berücksichtigen ist, daß manche Schizophrene, insbesondere umtriebige, oberflächlich soziable weibliche Kranke, nicht

selten im Alkoholiker- und Nichtseßhaften-Milieu Partner finden, welche sie in
gesunden Zeiten nicht für akzeptabel gehalten hätten. Wie bei nicht-psychotischen Trinkern tritt hier der Alkoholgebrauch in den Dienst der Kontaktsuche.

4.3 Verlauf des Alkoholmißbrauchs

Angesichts der Heterogenität der untersuchten Stichprobe schwanken die Verlaufsdauern des Alkoholmißbrauchs erheblich (Streuung: 2-37 Jahre. m = 12,1),
da sie vom Katamnesenzeitpunkt (relativ zum Beginn des Abusus) abhängen.
Aussagen allgemeiner Art über "durchschnittlichen" Verlauf und Ausgang des
Mißbrauchs sind daher hier nicht möglich. Die folgenden Befunde können nur einige Anhaltspunkte geben.
Für alle Verläufe ist eine ausgesprochene *Instabilität* charakteristisch. Es können dennoch innerhalb der Alkoholgruppe eher instabile und relativ stabile Formen herausgehoben werden. Vereinfachend soll hier zwischen Verlaufstypen des
"ausgeprägt episodischen" und des "überwiegend gleichförmigen" Alkoholabusus
differenziert werden. Als "ausgeprägt episodisch" wird ein Mißbrauch bezeichnet,
der umschrieben während mehrwöchiger bis mehrmonatiger Zeitstrecken auftritt
und jeweils längere abstinente oder alkoholarme Intervalle aufweist. Die übrigen
Verläufe gelten als "überwiegend gleichförmig". In 9 Fällen ist nach diesen Kriterien ein "ausgeprägt episodischer", in 28 ein "überwiegend gleichförmiger" Mißbrauch festzustellen. Der episodische Abusus findet sich bei Kranken, die entweder einen stark schwankenden Verlauf der schizophrenen Erkrankung aufweisen
oder aufgrund äußerer Umstände (z.B. Hospitalisierung) an einem kontinuierli-
cherem Konsum gehindert sind. Gleichförmige Abususentwicklung zeigt sich eher
bei Patienten mit relativ stabilem schizophrenen Verlauf (z.B. verfestigte schizophrene Residualzustände) und bei Lebensumständen, welche einen Mißbrauch
dauerhaft begünstigen (z.B. Lebensgemeinschaft mit einem Alkoholkranken).
Beurteilt man die aktuelle Verlaufsrichtung (klinische Globaleinschätzung für
die zurückliegenden fünf Jahre), so findet sich bei 8 Kranken eine progrediente,
bei 22 eine gleichbleibende oder wechselnde, bei weiteren 7 eine rückläufige Tendenz. Tabelle 4.2 gibt die Entwicklungstendenz des Abusus in Relation zur schizophrenen Verlaufsdauer wieder. Danach scheint der Mißbrauch während der ersten Verlaufsjahre bevorzugt gleichbleibend oder wechselnd zu sein, im späteren
Verlauf dagegen häufiger progredient (bei ungünstigen schizophrenen Verlaufsformen) *oder* remittierend (bei abgemilderter schizophrener Verlaufsdynamik).
D.h. späte Verlaufsstadien der Psychose bringen einerseits eine *Mitigierung* des
Abusus mit sich (bei günstiger Verlaufsentwicklung der Psychose); andererseits
(bei ungünstigem schizophrenen Verlauf) bilden sie die Voraussetzung *progredienter* Mißbrauchsentwicklung.

60

Tabelle 4.2. Verlaufsrichtung des Alkoholmißbrauchs.
Beurteilungszeitraum: letzte 5 Jahre. In 8 Fällen Verlaufsdauer des Mißbrauchs < 5 Jahre.

| Katamnesendauer Schizophrenie | Verlaufsrichtung Alkoholmißbrauch | | | Gesamt |
| | progredient | gleichbleibend/ wechselnd | rückläufig | |
	(n = 8)	(n = 22)	(n = 7)	(n = 37)
≤ 10 Jahre	2	16	2	20
> 10 Jahre	6	6	5	17

Unter den *Folgen* bzw. Komplikationen des Alkoholmißbrauchs (Tabelle 4.3) stehen Konflikte mit Angehörigen im Vordergrund. Organkomplikationen, meist leichtere Leberparenchymschäden, folgen an zweiter Stelle. Sodann sind rauschgebundene antisoziale und (para-) suizidale Handlungen, vornehmlich bei schweren Formen des Mißbrauchs, bedeutsam.

Tabelle 4.3. Folgeerscheinungen/Komplikationen des Alkoholmißbrauchs im schizophrenen Gesamtverlauf (Mehrfachnennungen). n = 37

	Häufigkeit (in %)
Konflikte mit Angehörigen	70
Organschäden	49
Antisoziales Verhalten	41
(Para-) suizidale Handlungen	35
Konflikte am Arbeitsplatz	32
Hospitalisierung	30
Polizeiliche Festnahme	30
Konflikte mit Nachbarn	24

Die Tabellendaten sind mit Vorsicht zu interpretieren, da sie sich 1. auf unterschiedliche Abusus-Verlaufsdauern beziehen, 2. Organschäden nicht systematisch erfaßt werden konnten, 3. die Angaben zu psychosozialen Folgeerscheinungen auf rohen klinischen Einschätzungen beruhen, 4. im Einzelfall eine Differenzierung von intoxikationsbedingten und psychotisch begründeten Verhaltensauffälligkeiten schwierig war. Die psychopathologischen und psychosozialen Sachverhalte sind komplexer Natur: teils resultieren sie aus rauschgebundenen, komplikationsträchtigen Verhaltensweisen, teils aus charakteristischen Reaktionsweisen der Umgebung, teils aus einem komplizierten Wechselspiel von alkoholkatalysierter Verhaltensauffälligkeit und ungünstiger Antwort der wichtigen Bezugspersonen (Eltern, Partern, Nachbarn, Kollegen, Vorgesetzte usw.). Die Folgen eines Abusus sind stets *auch* sozial vermittelt.

Blicken wir auf den Langzeitverlauf, so interessieren besonders die Ausgänge in Alkohol–Abstinenz und Alkohol–Abhängigkeit. Ob Abstinenz oder Abhängigkeit eintritt, hängt von recht verschiedenartigen Bedingungskonstellationen ab. All jene verlaufsrelevanten Momente, welche die schizophrene Psychose bestimmen, haben auch Einfluß auf Intensität und Entfaltung der Alkoholsymptomatik.

4.3.1 Alkoholabstinenz

Längere Abstinenzstrecken finden sich bei den meisten trinkenden Schizophrenen. Hospitalisierung, stabile ambulante Langzeitbetreuung, Neuroleptika–Behandlung, Entlastung familiärer Konfliktlagen – diese und ähnliche Faktoren entaktualisieren die schizophrene Krankheitsdynamik und begünstigen zugleich Alkoholabstinenz. Wie häufig *dauerhafte* Abkehr vom Alkohol im Langzeitverlauf erreicht wird, läßt sich aufgrund der vorliegenden Ergebnisse nicht angeben. In der Kontrollgruppe fanden sich 2 (von 29) Patienten, die vor längerer Zeit einen Mißbrauch betrieben hatten und abstinent geworden waren. In beiden Fällen ging die Rückkehr zur Abstinenz parallel zur Entlastung einer schwierigen Lebenssituation. Eine der beiden Kasuistiken sei berichtet. Sie läßt zugleich die komplexen motivischen Hintergründe erahnen, die für eine Rückkehr zur Abstinenz maßgeblich werden können:

KS 49: Frau T.W. (66 J., verwitwet, allein lebend. Diagnose: paranoide Schizophrenie) litt seit ihrem 27. Lebensjahr an einer zunächst wellenförmig verlaufenden, remittierenden Schizophrenie mit Besessenheitserlebnissen, die zuletzt in eine persistierende Wahnbildung mit chronischer Halluzinose überging. Nach gescheiterter Ehe mit einem "Fremdgänger" bildete eine (behandelte) luetische Affektion (im 24. Lebensjahr) den thematischen Ausgangspunkt der späteren schizophrenen Erkrankung. Im 25. Lebensjahr begann ein schwerer episodischer Alkoholmißbrauch, der im weiteren Verlauf durch die (zweite) Ehe mit einem Alkoholiker zusätzlich begünstigt wurde. Nach dem Tode der Mutter – im 51. Lebensjahr der Patientin – trat eine *Neuorientierung* ein. Die Patientin erwarb den Führerschein, ließ sich von ihrem Ehemann scheiden und wurde alkoholabstinent, um – wie sie ausführte – keine Kinder im Straßenverkehr zu gefährden. Religiöse Spekulation und Beschäftigung mit "parapsychologischen" Fragen banden alsbald ihr Interesse. Sie kümmerte sich um einen Enkel, suchte regelmäßig die psychiatrische Ambulanz auf und akzeptierte eine Neuroleptika–Behandlung. Ein Rückfall in den Alkoholmißbrauch fand in den letzten 15 Jahren nicht mehr statt.

Aufschlußreich sind auch Fälle, bei denen ein präschizophrener Alkoholmißbrauch bereits mit Beginn der Psychose in Abstinenz übergeht. Derartige Verlaufsformen scheinen selten zu sein.

4.3.2 Alkoholabhängigkeit

Eine Klarstellung ist voranzuschicken. Wird bei einem Kranken ein Abhängigkeitssyndrom (i.S. von ICD-10) diagnostiziert, impliziert dies keineswegs eine –
der Psychose unterlegte oder inhärierende – "süchtige Fehlhaltung". Die folgenden
Ausführungen beziehen sich demgemäß nicht auf (Alkohol-) "süchtige", sondern
auf (Alkohol-) "abhängige" Schizophrene. Die Problematik, die in der Anwendung des Sucht-Begriffs auf schizophren Erkrankte liegt, wird später zu erörtern
sein.

Schwere Verlaufsformen (mit Abhängigkeitssyndrom) sind in der untersuchten
Alkoholgruppe selten. Nur bei einem knappen Drittel der Patienten (11 von 37) ist
zu irgendeinem Zeitpunkt der Anamnese eine Alkoholabhängigkeit aufgetreten
(Tabelle 4.4). Im zurückliegenden 1-Jahres-Zeitraum wiesen nur rund ein *Fünftel*
(7 von 37) ein Dependenzsyndrom auf. Wegen der geringen Fallzahl bedürfen die
mitgeteilten Befunde weiterer Überprüfung.

Die größte diagnostische Gruppe stellen die paranoiden Syndrome. Der über-
wiegende Teil der 11 Kranken erhält keine stetige ambulante Betreuung. Vermutlich stehen gerade *mißtrauische, therapiefeindliche* Schizophrene in Gefahr, alkoholabhängig zu werden. Im Unterschied zur allgemeinen Tendenz innerhalb der
Alkoholgesamtgruppe konzentriert sich der Beginn des Abusus nicht auf den näheren zeitlichen Umkreis der psychotischen Erstmanifestation, sondern weist eine
breite Streuung auf. Die Alkoholabhängigkeit selbst dagegen wird – mit einer
Ausnahme – erst im postschizophrenen Verlauf manifest. Dies spricht dafür, daß
bei alkoholabhängigen Schizophrenen 1. der Alkohol*konsum* als solcher in *über-*
dauernden, "state"-unabhängigen Bedingungskonstellationen gründet, daß aber 2.
erst *psychotisch bedingte Wandlungen* der Persönlichkeit, des Lebensgefüges und
der Sozialbeziehungen ihn über ein kritisches Niveau heben.

Nach Feuerleins ([3]1984) Beobachtungen werden klinisches Bild und Verlauf
von Schizophrenien mit Alkoholmißbrauch durch die Folgen des Alkoholkonsums
bestimmt. Dies läßt sich aufgrund der hier untersuchten Kranken nicht generell
bestätigen. Allerdings mögen die unterschiedlichen Erfahrungen die Verhältnisse
in differenten Inanspruchnahmepopulationen widerspiegeln. Unter den 11 Probanden mit Abhängigkeitssyndromen blieb die "alkoholische Färbung" nur bei
einem Kranken prominent, der als einziger bereits präschizophren eine Alkoholabhängigkeit geboten hatte (KS-6. Fallschilderung in Kp.6.3.2). Die übrigen
Probanden, deren Abhängigkeitssyndrom erst postschizophren in Erscheinung ge-
treten war, imponierten stets als Schizophrene, selbst wenn, wie im folgenden
Beispiel, der Alkoholismus zu erheblichen körperlichen Komplikationen geführt
hatte.

Tabelle 4.4. Basisdaten von Schizophrenen der Alkoholgruppe mit gegenwärtiger (n = 7) oder früherer (n = 4) Alkoholabhängigkeit.
Alle Zeitangaben in Jahren.

Geschlecht	7 männl., 4 weibl.
Alter	24 – 56 (m = 41,9)

Diagnose (ICD–10)	
paranoide Schizophrenie	5
hebephrene Schiz.	2
undifferenz. Schiz.	1
Schiz.simplex	1
residuale Schiz.	1
schizoaffektive Störung	1

Alter bei Erstmanifestation der Psychose	17 – 46 (m = 29,0)
Alter bei Erstmanifestation des Alkoholmißbrauchs	24 – 40 (m = 27,2)
Beginn des Mißbrauchs relativ zur schiz. Erstmanifestation	–10, –9, –8, –6, –6, –5, –3, 0, +2, +9, +16

Manifestation der Alkoholabhängigkeit:	
präschizophrener Verlauf	1
schizophrener Verlauf	10

Gegenwärtiger ambulanter Behandlungsstatus	
Keine Behandlung	2
Krisenintervention	4
Kontinuierliche Behandlung	4
Langzeithospitalisation	1

Die referierte Kasuistik nimmt eine Sonderstellung ein, da zum Katamnesenzeitpunkt eine Koinzidenz von schizophrenem *und* organischem Persönlichkeitswandel zu konstatieren war. Klinisch bestand der Verdacht eines komplizierenden Thiamin–Mangel–Syndroms:

KS 21: Frau C.M. (41 J., berentet. Diagnose: hebephrene Schizophrenie) lebt mit ihrem geschiedenen Mann zusammen, der Alkohol- und Tranquilizer-abhängig ist. Seit ihrem 26. Lebensjahr besteht eine von Leibhalluzinationen und formalen Denkstörungen geprägte Dauerverfassung hebephrener Typik, begleitet von einer blanden anorektischen Sympto-

matik mit anhaltendem Abführmittel- und Diuretikaabusus. Im Verlauf der letzten 6 Jahre
entwickelte die Patientin zusätzlich einen Alkoholmißbrauch, der zuletzt in eine Alkoholabhängigkeit einmündete. Eine kontinuierliche Neuroleptikabehandlung lehnte sie stets ab.
In letzter Zeit gehäufte Hospitalisierungen, dabei wiederholt Entzugssyndrome, auch mit
Grand-mal-Anfällen. Im Intervall (nach Abklingen der deliranten Syndrome) standen zuletzt die Zeichen eines leichtgradigen organischen Persönlichkeitswandels im Vordergrund
mit akzentuierter Konzentrations- und Merkfähigkeitsschwäche, einzelnen Verlegenheits-
konfabulationen, apathisch-interesselosem, affektiv-entleertem Habitus, Gleichgültigkeit
und grober Kritikminderung; weiterhin sprunghaftes, thematisch dezentriertes Denken.
Körperliche Befunde: chronische Fettleberhepatitis, chronische Pankreatitis, Zeichen der
Fehlernährung und Folgen des chronischen Diuretikaabusus: Atrophien der Extremitäten-
muskulatur, Beinödeme, schwere Hypokaliämie, normochrome makrozytäre Anämie. Vi-
tamin-B_{12}- und Folsäure-Serumspiegel im Normbereich, Serum-Eisen grenzwertig er-
niedrigt. Neurologischer Befund: AER abgeschwächt, BER erloschen. Eine neurologische
Zusatzdiagnostik (EEG, CCT) war wegen mangelnder Kooperation nicht durchführbar.

5 Alkoholwirkungen

Alkohol hat seit altersher als Therapeutikum Verwendung gefunden und wurde vor der Einführung anderer wirksamer Behandlungsmethoden zur Behandlung auch schizophrener Psychosen, insbesondere bei kataton-stuporösen Zuständen, eingesetzt (Hallay 1937, Kantorovich, Constantinovich 1935, Kraepelin u. Lange 1927, Perleman 1930, Trapp, Schube 1937). Dabei wurden günstige sedativ-entängstigende Wirkungen beobachtet. Zuweilen gelang es, stuporöse Zustände zu bessern. Im übrigen ist über die Psychopathologie der Alkoholwirkung bei Schizophrenen wenig bekannt. Die ältere Literatur machte freilich schon auf die "Alkoholintoleranz" Schizophrener aufmerksam (Diem 1903, Graeter 1909). Graeter (1909) unterschied zwischen Symptomen der Dementia praecox, welche auf Willensstörungen mit Enthemmungsphänomenen zurückgingen, und solchen, die "auf allgemeinen Hemmungen" oder "Willenssperrungen" beruhten. Erstere - so Graeter - würden durch Alkoholwirkung verstärkt, letztere gemildert. Nach E.Bleuler (1911) kann Alkohol "typisch schizophrene Aufregungen provozieren, die unter Umständen die Alkoholintoxikation lange überdauern."

Ich möchte mich im folgenden zunächst den alkoholischen Rauschzuständen zuwenden, sodann den Alkoholentzugssyndromen. Es schließen sich Beobachtungen an zur hypothetischen Relevanz des Alkohols als Induktor - "Verrücker" (i.S. von Ciompi [1982]) - schizophren-psychotischer Entgleisungen.

5.1 Rauschzustände

Die alkoholischen Rauschzustände gesunder und nicht-psychotischer Personen wie auch psychotisch Kranker sind erscheinungsbildlich höchst variabel und durch unterschiedlichste Einflußgrößen bestimmt (Athen 1983, Binder 1935a, 1935b). Mit zunehmendem Intoxikationsgrad ist eine allmähliche Vereinheitlichung der Syndrome zu beobachten. Da hier vorrangig beabsichtigt ist, eine psychopathologische Deskription vorzulegen, bleiben pharmakokinetische und pharmakodynamische Bedingungsmomente (vgl. Blum 1984, Mallach et al. 1987) unberücksichtigt.

Wenden wir uns vor allem der Frage zu, welche psychopathologische Charakteristik die Rauschzustände Schizophrener aufweisen und inwiefern sie durch die "unterlegte" schizophrene Störung mitgeprägt sind. Zweifellos werden Rauschverläufe, wie bereits von nicht-psychotischen Probanden her bekannt, durch psychologisch-situative Randbedingungen beeinflußt. Man wird daher bei Schizophrenen spezielle Syndrome erwarten dürfen, in denen sich rauschabhängiges akutes psychoorganisches Syndrom und schizophrene Symptomatologie vermischen. Da die Alkoholisierung bei den hier untersuchten Fällen meist im unteren und mittleren Bereich lag – unsystematisch bestimmte Blutalkoholspiegel ergaben gewöhnlich Werte zwischen 1,0 und 1,5 ‰ –, war in der Regel nicht mit "organischer" Uniformität der Syndrome zu rechnen. Komplizierend kamen im Einzelfall Neuroleptikaeffekte und psychotrope Wirkungen anderer Substanzen hinzu (v.a. Kaffee, Nikotin).

Drei Dinge sind für alkoholische Rauschzustände Schizophrener charakteristisch. Erstens bedingt die Instabilität der psychopathologischen Ausgangslage *Wechselhaftigkeit* und Variabilität der Bilder. Zweitens überwiegen im psychopathologischen Querschnitt zumeist die *exzitatorischen* Effekte. Damit hängt – drittens – die häufige *Aktualisierung* psychotischer Erlebnisinhalte im Rauschzustand zusammen. Im Selbsterleben der Kranken spielen zwar stimulierende und dämpfende Wirkkomponenten eine gleichermaßen wichtige Rolle – stimulative vor allem bei adynamen Residualzuständen, sedative bei angstvoll-paranoiden Syndromen –; gleichwohl scheint den exzitatorischen Syndromen mit reaktivierter schizophren-produktiver Symptomatik klinisch größere Bedeutung zuzukommen.

Tabelle 5.1 stellt, ausgehend von eigenen Beobachtungen, die Rauschformen Gesunder (bzw. nicht-psychotisch Kranker) und Schizophrener gegenüber. Sie orientiert sich an der Systematik Binders (1935a, 1935b), die zwischen einfachen Räuschen einerseits, quantitativ und qualitativ abnormen Räuschen andererseits differenziert. Einfache Rauschzustände Schizophrener bieten eine den einfachen Räuschen nicht-psychotischer Personen recht ähnliche Psychopathologie. Die komplizierten Rauschzustände (quantitativ abnorme Räusche) dagegen zeigen eine Reihe von Unterschieden. Sie können teils als toxisch-psychoorganische Modifikationen schizophrener Syndrome, teils – in umgekehrter Perspektive – als schizophrene Tingierung toxisch-psychoorganischer Bilder aufgefaßt werden.

Pathologische Räusche sind in der untersuchten Alkoholgruppe nicht zu registrieren gewesen. Zwar handelt es sich bei dieser Rauschform ohnehin um ein seltenes Vorkommnis, das in unserer Stichprobe zufällig der Beobachtung (bzw. katamnestischen Registrierung) entgangen sein könnte. Doch mag man auch spezielle psychophysiologische Vorbedingungen vermuten, welche diesen Rauschtypus nicht entstehen ließen. Die aufgeführten dämmerigen und konfabulatorisch-amentiellen Rauschsyndrome sind, wie zu betonen ist, den pathologischen Räuschen Nicht-Schizophrener keineswegs äquivalent. Sie repräsen-

Tabelle 5.1. Syndromatologische Systematik der Alkoholräusche bei schizophrenen und nicht–psychotischen Probanden (in Anlehnung an Binder 1935a, 1935b).

Rauschtypus	Syndrome Nicht–Schizophrener	Syndrome Schizophrener
einfacher Rausch	Exzitation/ Sedation	Exzitation/ Sedation
	Bewußtseinstrübung	Bewußtseinstrübung
abnormer Rausch (komplizierter Rausch)	depressivgereizt	depressivgereizt
	ängstlichgereizt	ängstlichgespannt
	–	paranoid
	–	expansiv–zerfahren
	"hysterisch ausgestaltet"	hysteriformkataton
	–	dämmerig
	–	konfabulatorischamentiell
(pathologischer Rausch)	(dämmerig)	?
	(delirös)	?

tieren keine akuten organischen Psychosen, sondern schizophrene Modifikationen alkoholischer Intoxikationszustände. Sie werden daher als spezielle Ausformungen eines "komplizierten" Rauschtypus aufgefaßt.

Die *einfachen* Räusche Schizophrener besitzen nur geringe klinische Relevanz. Wie beim nicht–psychotischen Probanden zeichnen sie sich durch erhaltenes Orientierungsvermögen, geringe Enthemmungserscheinungen, allmählichen Eintritt der Benommenheit und raschen Übergang ins Lähmungsstadium aus. Prolongierte exzitatorisch geprägte Rauschstrecken fehlen, so daß komplikationsträchtige Verhaltensweisen nicht auftreten können. Die Alkoholeffekte werden positiv erlebt: Vitalisierung und gesteigerte Empfänglichkeit auf der einen, Sedation und Abdämpfung von Angst, Unruhe usw. auf der anderen Seite.

Der Übergang vom einfachen zum (quantitativ) *abnormen* Rausch ist unscharf. Die "Lockerung der Verdrängung" (Binder 1935a), die sich beim Gesunden in Lebendigkeit und freudig-gehobener Gestimmtheit kundtut, stellt für den Schizophrenen eine potentielle Gefährdung dar. Latente Erlebnis- und Handlungsbereitschaften können aktualisiert werden. Kognitive Desorganisation, paranoide Fehldeutungen und impulsive Verhaltensschablonen sind typisch. Charakteristischerweise bildet sich die (organisch tingierte) schizophrene Symptomatologie mit abklingendem Rausch wieder zurück. Ob aus derartigen Rauschzuständen (ohne vorgängige, präpsychotische Labilisierung) echte schizophrene Exazerbationen hervorgehen können, ist fraglich. Der psychoorganische Grundcharakter der Räusche bleibt durchweg erhalten und zeigt sich u.a. in einer "Verflüssigung" schizophrener Symptomatik: Zerfahrenheit verwandelt sich in Inkohärenz; erstarrter Wahn entfaltet sich neu; Wahneinfälle werden ad hoc entwickelt (und ebenso rasch aufgegeben). Die Symptomatik wird beweglicher, situativ reagibler. Die toxische Reizoffenheit bricht eingeschliffene Verhaltensschablonen auf und öffnet den Kranken für neue Eindrücke. Wird dabei eine kritische Grenze der Integrations- und Assimilationsfähigkeit überschritten, so finden sich Syndrome, die gewisse Ähnlichkeiten mit pathologischen Räuschen (Nicht-Schizophrener) aufweisen. Dabei bleiben Orientiertheit und Erinnerungsvermögen weitgehend intakt; die "Überflutung" mit nicht-assimilierbarem Erlebnismaterial bekundet sich in hysteriform-katatoner, dämmeriger oder konfabulatorisch-amentieller Ausgestaltung des Rauschzustandes.

Die abnormen Rauschtypen seien im Einzelnen kurz charakterisiert. *Depressiv-gereizte Syndrome* sind häufig und ähneln den entsprechenden Rauschformen Nicht-Schizophrener. Sie sind charakteristisch für unproduktive Residualsyndrome und beginnende schizophrene Exazerbationen. Gedrückt-gereizte Stimmung, Affektlabilität, Distanzlosigkeit und Unruhe bestimmen das Bild und können suizidale oder parasuizidale Handlungen nach sich ziehen. Besonders kennzeichnend für inzipiente Psychosen sind *ängstlich-gespannte* Rauschsyndrome, aus denen heraus fremdaggressive Akte zumal dann erfolgen können, wenn Wahnstimmung, Beziehungs- und Beeinträchtigungsideen (*paranoider* Rauschtypus) hinzutreten. Die Orientierung ist immer erhalten. Die intoxikationsbedingte Labilisierung psychischer Funktionen läßt plötzliche, durch Wahneinfälle oder halluzinatorische Erlebnisse motivierte impulsive Handlungen entstehen. Die "Verflüssigung" schizophrener Symptomatik ist noch deutlicher bei *expansiv-zerfahrenen* Syndromen, deren Kardinalsymptome Antriebsüberschuß und Denkstörung sind. Diese Rauschformen zeigen bereits eine deutlich "organische" Färbung. Expansive Wahninhalte mit unverstellt wunscherfüllender Erlebnisthematik, Selbstüberschätzung sowie Kongruenz von Gestimmtheit und Wahninhalt sind charakteristisch. Religiöser und Erlösungswahn können vorkommen und muten als vergröberte ("organische") Zuspitzung bereits bekannter Wahninhalte an. Ein Teil der von Chotzen (1906) als "alkoholistische Pseudoparalyse" beschriebenen Fälle gehört hierher ("Die Ideen entsprechen einer durch Alkohol ausgelösten Pseudologia phantastica."). Auch "hysteriforme" Rauschzustände (i.S. Binders) können - wenn auch selten - beobachtet werden. Sie sind nur unscharf von Rauschverfassungen *katatoner* Prägung abzugrenzen. Im Unterschied zu katatonen Syndromen im Kontext schizophrener Exazerbationen sind sie rasch reversibel und besitzen einen – wenngleich rudimentären – Situationsbezug. Intoxikationsbedingte *Dämmerzustände* sind selten. Im Unterschied zu Dämmerformen des pathologischen Rausches ist die Orientierung erhalten. Die Kranken, obgleich aus wahnhafter Einengung heraus schwer zugänglich, behalten ebenfalls eine gewisse situative Bezogenheit. Ihr Handeln erscheint nicht reflexhaft-impulsiv, sondern schizophren–wahnhaft bestimmt. Ein Terminalschlaf fehlt. Die Erinnerung ist später zwar lückenhaft, aber nicht aufgehoben. Dämmerzustände diesen Typs beruhen auf einer Interferenz von toxischer Bewußtseinstrübung und schizophrener Situationseinengung. Autokorrektive Fähigkeiten, die im nüchternen Zustande noch eine Eingrenzung wahnhafter Erlebnisweisen ermöglichen, werden durch Alkoholeinwirkung beeinträchtigt. Ähnliches geschieht bei den gleichfalls seltenen *konfabulatorisch–amentiellen* Rauschsyndromen. Auch hier wird die schizophrene Symptomatik "organisch" umgeprägt. Die Zerfahrenheit verwandelt sich in Inkohärenz, die absichtsvolle Umdeutung in konfabulatorische Erfindung, die schizophrene Einebnung des Zeithorizontes in (organische) zeitliche Desorientierung, die "abstrakte" schizophrene Halluzination in leibhaftig-konkrete szenisch-optische Trugwahrnehmung. Derartige Syndrome sollten stets auch an einen toxisch begründeten psychoorganischen Persönlichkeitswandel denken lassen.

5.2 Entzugssyndrome

Ein voll ausgeprägtes *Delirium tremens* trinkender Schizophrener ist selten (Graeter 1909). Der Grund dürfte weder in einer mangelnden "Delirfähigkeit" noch in einer "vegetativen Rigidität" (Schrappe 1978) zu suchen sein, vielmehr in einer Instabilität des Alkoholkonsums selbst. Ein Delirium tremens ist Ausdruck eines abnormen psychophysiologischen Gleichgewichtes, das sich vor allem bei chronisch-stabilen Formen des Alkoholismus entwickelt (Kryspin-Exner 1966). Der Verlauf der schizophrenen Erkrankung verhindert jedoch zumeist ein stabiles Einnahmemuster, so daß eine delir-trächtige pathologische Homöostase nur selten erreicht wird.

Leichtere Entzugssyndrome sind wahrscheinlich häufiger anzutreffen, entgehen aber gewöhnlich der Diagnose. Die schizophrene Symptomatik beherrscht die klinische Situation; zudem können blande Entzugssyndrome durch Neuroleptika-Behandlung coupiert werden. Diskrete Entzugserscheinungen, die sich weniger in vegetativen als in psychopathologischen Zeichen ausdrücken – wie z.B. ängstliche Unruhe, Reizbarkeit, Schreckhaftigkeit – werden leicht übersehen. Gelegentlich wird auch in umgekehrter Richtung fehldiagnostiziert: insbesondere akut-schizophrene Ersterkrankungen mit erregter Verwirrtheit (i.S. Leonhards [1972]) werden als Alkoholdelir mißdeutet; der nicht seltene Alkoholmißbrauch während der inzipienten Psychose begünstigt in diesen Fällen die Fehleinschätzung.

In der untersuchten Alkoholgruppe hatte, wie erwähnt, ein knappes Drittel der Kranken (11 von 37) – zum Katamnesenzeitpunkt oder früher – eine Alkoholabhängigkeit geboten. Darunter traten nur bei 3 Patienten delirante Syndrome in Er-

scheinung. Diese Delire zeigten ein *atypisches* Erscheinungsbild. Die Entzugsver-
läufe waren durchweg kurz. Die Halluzinationen erschienen stets plastisch, komplex und teilweise szenisch organisiert. Orientierungsstörungen waren nur kurz-
zeitig zu beobachten und zeigten einen paranoiden Einschlag. Eine längere Chlo-
methiazol-Behandlung wurde in keinem Fall erforderlich. Die Syndrome erinner-
ten an manche der von Bonhoeffer (1901) und Chotzen (1906) beschriebenen atypischen Alkoholdelirien, die – versucht man rückblickend eine diagnostische
Korrektur – teilweise als Entzugssyndrome bei schizophren Erkrankten aufgefaßt
werden müssen.

Die Besonderheit "atypischer" Delirien Schizophrener beruht vermutlich auf
zwei ineinandergreifenden Momenten. Zum einen besteht eine *schizophrene Tingierung* des akuten psychoorganischen Syndroms, d.h. eine Provokation schizophrener Syndrombestandteile, welche der Aktualisierung psychotischer Erlebnisweisen in abnormen Rauschzuständen entspricht. Zum anderen findet eine *Metamorphose* des schizophrenen Syndroms statt, analog der "Verflüssigung" in manchen Rauschverläufen. Die atypischen Delire stehen gleichsam in der Mitte zwischen (schizophrenem) Wahnsyndrom und Alkoholdelir. Ihr kurzer, vergleichsweise abortiver Verlauf spricht dafür, daß sie nicht als schizophrene Modifikationen "echter" Delire, sondern als *Äquivalente sog. prädeliranter Syndrome* (Nicht-
Schizophrener) aufgefaßt werden müssen. Anders formuliert: dort, wo ein Nicht-
Schizophrener lediglich ein Prädelir entwickelt hätte, zeigen manche Schizophrene
ein atypisches Delir. Träfe diese – noch vorläufige – Annahme zu, wäre bei keinem Patienten der untersuchten Alkoholgruppe ein Alkoholdelir i.e.S. aufgetreten!

Eine weitere, diagnostisch relevante Schlußfolgerung ist zu ziehen: Weist ein
Alkoholkranker abnorme Räusche mit "schizophreniformer" Typik und/oder atypische Delirien auf, so ist stets auch die Möglichkeit einer bislang unerkannten
schizophrenen Psychose zu erwägen, die – toxisch induziert – kurzfristig die klinisch-diagnostische Latenz verläßt.

5.3 Alkoholtoxische Präzipitation schizophren-psychotischer Entgleisungen?

Die Rolle des Alkohols als hypothetischer Auslöser oder gar Verursacher schizophrener Psychosen ist durchaus unklar (vgl. Freed 1975). Ob ein Alkoholmißbrauch als pathogenetische Teilbedingung einer schizophrenen *Ersterkrankung*
fungieren kann, ist nur spekulativ zu beantworten. Durch die klinischen Befunde
besser begründet ist die Vermutung, daß ein präschizophrener Abusus eine Persönlichkeitsstörung anzeigt, die ihrerseits in je unterschiedlicher Weise auch die
Matrix künftiger psychotischer Entgleisung abgibt. Eine Akzentuierung des Trinkens im unmittelbar präpsychotischen Feld ist gleichfalls nicht als Argument für

eine Alkohol–Teilpathogenese zu verwerten, da – wie sich in einigen Fällen der Alkoholgruppe zeigen läßt – der gesteigerte Konsum selbst bereits Ausdruck der inzipienten Psychose sein kann. Von einer – wie es gelegentlich heißt – "Maskierung" (Bagley, Binitie 1970, Parker et al. 1960) der Psychose in diesem Zusammenhang zu sprechen ist irreführend. Daß trinkende Schizophrene, insbesondere in blanden Frühstadien und bei sog. unproduktiven Verläufen, zuweilen als Alkoholiker fehldiagnostiziert werden, belegt weniger eine "Maskierung" der Psychose als eine unzureichende Diagnostik.

Eine weitere Frage betrifft die hypothetische Suppression oder Förderung schizophrener *Rezidive*. Während eine Reihe von Kranken die subjektiv entlastenden Alkoholwirkungen in den Vordergrund stellen, sprechen klinische Beobachtungen, insbesondere an Kranken mit schweren Formen des Mißbrauchs, eher für eine *ungünstige* Wirkung. Die Beunruhigung in der inzipienten Psychose disponiert – wie erwähnt – zur Alkoholeinnahme; Alkoholkonsum seinerseits birgt, zumal bei labilisiertem seelischem Terrain, ein erhöhtes Risiko abnormer Rauschzustände; derartige Rauschzustände schließlich vermögen schizophrene Erlebnisweisen zu aktualisieren. Der Teufelskreis endet zuweilen erst dann, wenn eine Hospitalisierung (oder eine andere geeignete Behandlungsmaßnahme) psychotische Dynamik und Alkoholkonsum abdämpft. In der Regel freilich scheint die toxische Aktualisierung spontan abzuklingen, sobald der Kranke zur wachen, besonnenen Bewußtseinslage zurückkehrt. Nur in seltenen Fällen ist eine Autonomisierung der schizophrenen Krankheitsdynamik zu beobachten.

Zur erniedrigten Alkoholtoleranz Schizophrener hat Ban (1977) eine interessante neurochemische Hypothese vorgetragen, die auf der Annahme einer konvergenten Wirkung von schizophrener Neurotransmitter–Störung (i.S. der Katecholamin–Hypothese) einerseits, einer alkoholinduzierten Erhöhung der Katecholamin– und Dopamin–Synthese andererseits beruht.

Abschließend möchte ich auf einen Gesichtspunkt hinweisen, der bislang nur ungenügend beachtet worden ist. Der Alkoholmißbrauch als *Verhalten* kann nämlich – ganz unabhängig vom Ausmaß der toxischen Beeinträchtigungen – in spezifischer Weise die aktuelle Situation des Kranken prägen und konflikthafte Konstellationen schaffen, welche das Risiko psychotischer Zuspitzung in sich tragen. Inwieweit der Schizophrene dem eigenen Alkoholkonsum (oder anderen auffälligen Verhaltensweisen) selbst*ent*– oder *be*lastend begegnet, inwieweit seine Angehörigen strafend oder billigend, empört oder gelassen reagieren, entscheidet mit darüber, ob dem "Symptom" eine katalysierende Funktion zufällt. Triggerwirkungen des Alkohols beruhen nicht zuletzt auf sozial vermittelten Bedeutungsgehalten. Analog manchen Rauschverläufen Alkoholkranker bringt die beginnende Ernüchterung zuweilen eine Selbstanklage mit sich, die – im Unterschied zum Alkoholkranken – die Form entfremdeter Gedanken oder Phoneme erhalten kann. Daß die Stellungnahme des Kranken zum Alkoholmißbrauch ihrerseits eng mit der ge– oder mißlingenden Bewältigung des Lebens– und Krankheitsschicksals

zusammenhängt, zeigt die Verknüpfung von Krankheitsverarbeitung und Motivierung des Alkoholabusus an. Damit berühren wir bereits einen Problemkreis, der
erst im nächsten Abschnitt näher zu erörtern sein wird.

6 Alkoholmißbrauch im Kontext schizophrener Bewältigungsstile

Ein Alkoholmißbrauch ist, wie wir gesehen haben, umso eher zu erwarten, je weniger der Kranke Zugang zu angemessenen therapeutischen Angeboten findet. Seine Ausgestaltung und Entwicklung sind eng mit dem Verlauf der schizophrenen Erkrankung, i.e. Art und Umfang des Persönlichkeitswandels sowie Veränderungen des sozialen Umfeldes verknüpft. Therapiezugang und schizophrener Verlauf hängen ihrerseits in komplizierter Weise vom Bewältigungsverhalten ab. Es ist daher zweckmäßig, die motivische Grundlage des Abusus im schizophrenen Bewältigungsverhalten zu suchen. Dabei ist stets zu unterscheiden zwischen Bewältigung im objektivierenden Sinne, d.h. gemessen an einem Außenkriterium – wie Rezidiv- und Hospitalisierungsraten, soziales Adaptationsniveau, Nutzung therapeutischer Angebote –, und Bewältigung als personaler Leistung, als verstehend–psychopathologisch erschließbare Anstrengung des Schizophrenen, erlebten Einbußen entgegenzuwirken. In diesem Abschnitt steht der subjektive, personale Bedeutungsaspekt im Vordergrund.

In der einschlägigen Literatur wird der Alkoholgebrauch Schizophrener gern als (mißlingender) Selbstheilungsversuch interpretiert, als kompensatorisches Verhaltensmuster, das auf Linderung von Angst, Unruhe und gedrückter Gestimmtheit sowie auf Anregung danieverliegender vitaler Antriebe zielt. Eine *objektiv* autoprotektive Wirkung ist, sichtet man die empirischen Befunde, nicht gesichert (vgl. Freed 1975). Wegen der zahlreichen Faktoren, welche auf den schizophrenen Verlauf Einfluß nehmen, ist eine empirische Prüfung dieser Frage, zumal in einer retrospektiven Verlaufsuntersuchung, freilich kaum möglich. Hinzu kommen die intraindividuelle Instabilität und interindividuelle Variabilität des Symptoms "Alkoholmißbrauch", die eine je unterschiedliche pathoforme Wirkung des Alkoholgebrauchs auf den schizophrenen Verlauf – sei diese akzentuierend oder mitigierend – erwarten lassen. In der *vorliegenden Studie* zeigten trinkende Schizophrene eine durchschnittlich schlechtere Behandlungsakzeptanz als abstinente. Sie unterlagen häufiger Freiheitsbeschränkungen und hatten anteilig kürzere Zeit Neuroleptika erhalten. Die Unterschiede zur Kontrollgruppe traten jedoch nur bei schwerem, nicht bei leichtem Mißbrauch hervor. Die Ergebnisse der empirisch–statistischen Analyse (Kp.3), der verlaufsorientierten klinischen Betrachtung (Kp.4) sowie der psychopathologischen Betrachtung alkoholtoxischer Rauschzustände (Kp.5) sprachen insgesamt *gegen* eine generell autopro-

tektive Wirkung, wenn auch Symptom–Mitigierung im Einzelfall – insbesondere bei ge-
ringgradigem Alkoholkonsum – nicht ausgeschlossen werden konnte.

Ob dem Alkoholmißbrauch "objektiv" eine psychoseprotektive oder –induzie-
rende Wirkung zukommt – diese Frage soll uns hier nicht weiter beschäftigen. In-
dessen ist näher zu untersuchen, ob und inwieweit – gemäß dem explizit formulierten oder erschlossenen Selbstverständnis des Kranken – der Alkoholgebrauch
als Bestandteil seines Bewältigungsverhaltens oder – im Blick auf überdauernde,
globale Verarbeitungsmuster formuliert – seines Bewältigungs*stiles* begriffen
werden darf.

Damit rückt die *subjektive*, die Erlebnisdimension in den Vordergrund. Sprechen wir von Bewältigung, von Kompensation, Leistung, selbstheilender Anstrengung usw., so bewegen wir uns nicht mehr in der Sphäre behavioristischer
Verhaltensregistrierung, sondern benennen in funktional–finaler Perspektive –
Tress (1987) hat von "intentionaler Beschreibung" gesprochen – einen Sachver-
halt, der erst aus der Begegnung mit dem Kranken seine Evidenz erhält. Demgemäß sind "autotherapeutische Anstrengungen keine objektive Gegebenheit, sondern ein Resultat der Interpretation (Selbstinterpretation des Patienten, Fremdin-
terpretation des Untersuchers)." (Scharfetter ²1986) Da nämlich alles Verstehen
wirklicher seelischer Abläufe (genetisches Verstehen) "mehr oder weniger ein
Deuten" ist (Jaspers ⁷1959), bedürfen wir der interpretierenden Interpolation, der
Verständnis–leitenden Theorie. Ein Bewältigungsverhalten zu verstehen heißt
rekon–struierende Motivexplikation, setzt stets ein Vor–Wissen, ein Vor–Urteil
(i.S. Gadamers, 1972), voraus. In diesem Sinne sind die folgenden Ausführungen
zu nehmen: Ausgehend von einer Typologie schizophrener Bewältigungsstile
(Vor–Wissen) soll versucht werden, einen klinischen Einzelaspekt, den Alkoholmißbrauch, beim jeweiligen Kranken motivisch zu entschlüsseln.

Die motivische Rekonstruktion zielt nur auf einen Teilaspekt schizophrener
Psychopathologie und "Psychodynamik". Dennoch muß sie das Ganze schizophrenen "In–der–Welt–Seins" im Blick behalten. Denn: "Der Schizophrene ...
wird im Tiegel des akuten oder allmählich einsetzenden Prozesses wortwörtlich zu
einem anderen." (Wyrsch 1949) Motivische Rekonstruktion seines Bewältigungsverhaltens impliziert immer zugleich Auslegung seiner Welt. Person, Welt
und personale Leistung (Bewältigung) sind untrennbar. Wie die Person hat auch
das Bewältigungsverhalten seine Geschichte. Motivrekonstruktion schließt nach-
vollziehende Vergegenwärtigung einer "inneren Lebensgeschichte" (L.Binswanger
1928) ein. Der Bewältigungsstil eines Kranken im Hier und Jetzt reflektiert die
Historie von "Daseinstechniken" (Thomae 1968), die sich im Wechselspiel von
Person und Umwelt herausgebildet haben. Dieser lebensgeschichtliche Aspekt, so
bedeutsam er ist, kann freilich im Folgenden nur begrenzt berücksichtigt werden.
Zum einen stand in manchen Fällen nicht ausreichendes biographisches Material
zur Verfügung, um eine subtile, individualisierte Interpretation zu ermöglichen.
Zum anderen galt es, eine Typologie der Bewältigungsstile und Alkohol–Moti-
vierung weniger in der "Tiefe" als in der "Breite" an einem recht heterogenen kli-

nischen Beobachtungsgut zu entwickeln. Die Art der Falldarstellung repräsentiert einen Kompromiß zwischen typisierender Abstraktion und idiographischer Ausfaltung. Sie trägt auch dem Bedürfnis nach besserer Lesbarkeit Rechnung, indem sie das Individuelle kürzelhaft zu verdichten sucht.

6.1 Bewältigung als Verschränkung von Defizit und Leistung

Bevor ich mich einer Typologie schizophrener Bewältigungsstile zuwende, seien einige Anmerkungen zur Theorie des Bewältigungsverhaltens vorangeschickt. Die Entscheidung, was als Insuffizienz und was als Bewältigung (dieser Insuffizienz) zu gelten habe, spiegelt "perspektivische" Vorannahmen und zugleich ein sachimmanentes Problem. In den konkreten Krankheitserscheinungen treten uns Gestörtheit und kompensierende Leistung immer als einheitliche Gebilde entgegen, i.e. als zusammengehörige Kundgaben der Person. Krankheit – als Minus oder Negativität (i.S. H.Eys, 1963) – ist nur abstrahierend, gleichsam durch die Person und deren produktive Gestaltungen hindurch, zu erfassen.

Bereits in Hufelands "Ideen über Pathogenie und Einfluß der Lebenskraft auf Entstehung und Form der Krankheiten" (1795) heißt es: "Es kann nichts auf und in uns wirken, was nicht eine Gegenwirkung der Lebenskraft in uns rege macht. ... Also auch zu einer Krankheit gehört immer zweyerley, einmal die Einwirkung der nächsten Krankheitsursache, und dann, die Gegenwirkung der lebenden Kräfte, durch welche jener Eindruck erst percipirt, modificirt, und in der animalischen und individuellen Form dargestellt wird. – Das Resultat dieser vereinigten Wirkung ist die Krankheit." Und mit Blick auf die Schizophrenien formuliert Wyrsch (1949) in jüngerer Zeit "personalistisch": "Die Schizophrenie befällt also wohl die Person, aber die Gestalt und der Gehalt, in der sie dann dem Beschauer sich kundgibt, erwächst aus der Person heraus."

Was wir in der Begegnung mit dem Kranken unmittelbar erfahren, ist stets die Einheit von Krankheit und (erkrankter) Person, die Verschränkung von Insuffizienz und Bewältigung, von Defizit und Leistung, von Gestörtheit und "Abwehr". Defizit und Leistung, um nur dieses Begriffspaar herauszugreifen, sind korrelative, dialektisch aufeinander bezogene Begriffe. Eine Auftrennung in positive und negative Symptomaspekte ist heuristisch fruchtbar, bedarf aber des – die Wirklichkeit stets verkürzenden – theoretischen Vorentscheids. Theorien schizophrenen Bewältigungsverhaltens implizieren daher stets Hypothesen zur "schizophrenen Grundstörung", mag diese somato- oder psycho(patho)logisch konzipiert sein. Der empirische Dualismus zwischen Hirn–Pathologie und Psycho–Pathologie, der seit Kraepelin zum methodischen Bestandteil psychiatrischen Denkens geworden ist (de Boor 1954), bestimmt auch die Auffassungen zur schizophrenen Grundstörung sowie zur Kompensation und Bewältigung der schizophrenen Defizite.

Ein knapper Rückblick auf einige problemgeschichtliche Aspekte des Bewältigungskonzeptes sei gestattet: Im Gegensatz zur beweglichen Analyse psychopathologischer Tatbe-

stände durch Kraepelin bot die assoziationspsychologisch fundierte, organizistische Forschung eines Wernicke und eines Kleist wenig Raum für Überlegungen, die auf die Eigen-
tätigkeit der Person in der Erkrankung zielten. Eine Wende des psychiatrischen Denkens
hin zur subjektiven Psychologie setzte dann zu Beginn des 20.Jahrhunderts mit Gestaltpsy-
chologie und Psychoanalyse ein und führte zu einem erweiterten Verständnis der psychotisch erkrankten *Person*. So begriff Freud (1911c) die Projektion als "Heilungsversuch" des
Paranoikers. Die Paranoia – von Freud im Unterschied zu E.Bleuler von der Dementia
praecox scharf abgehoben – zeige uns den Wahn als rekonstruktives Bemühen: "Was wir
für die Krankheitsproduktion halten, die Wahnbildung, ist in Wirklichkeit der Heilungsversuch, die Rekonstruktion." (Freud 1911c) Die Dementia praecox hingegen bediene sich
zur Heilung – so Freud – eines "halluzinatorischen (hysterischen) Mechanismus" (a.a.O.).
Die basale Störung besteht – gemäß Freuds "metapsychologischer" Konstruktion – im Ab-
zug der Libidobesetzung von den Objekten und in der regressiven Rückkehr zum Stadium
des Narzißmus (Paranoia) bzw. des infantilen Autoerotismus (Dementia praecox).
E.Bleuler und C.G.Jung griffen Freud'sches Gedankengut auf und formulierten eine Komplex–Theorie, wonach "die in den bisherigen Beschreibungen niedergelegte Symptomatologie der Dementia praecox zum großen Teil aus sekundären Symptomen besteht, die
durch die abnorme Reaktion der kranken Psyche auf die Komplexe (d.h. die Affekt-
wirkungen) hervorgebracht werden." (E.Bleuler u. Jung 1908) E.Bleulers weitere Forschungen verließen das Terrain "metapsychologischer" Spekulation. Sein berühmtes Werk
über die "Dementia praecox oder die Gruppe der Schizophrenien" (1911) legte den organischen Charakter der fundierenden Störung dar und traf die – problemgeschichtlich – fol-
genreiche Unterscheidung zwischen primären und sekundären Symptomen der Schizophrenie: "Wir nehmen einen Prozeß an, der direkt die primären Symptome macht; die sekundären Symptome sind teils psychische Funktionen unter veränderten Bedingungen, teils die
Folgen mehr oder weniger mißglückter oder auch geglückter *Anpassungsversuche an die
primären Störungen*." (Bleuler 1911. Hervorhebung J.Z.) Bis heute ist es nicht gelungen,
"primäre Symptome" oder primäre Funktionsabweichungen – etwa im Sinne der "primären
Insuffizienz der psychischen Aktivität" (Berze 1914) – empirisch zu verifizieren. Dennoch
hat die Bleulersche Dichotomie zahlreiche psychopathologische und experimental-
psychologische Forschungsansätze befruchtet. So lassen sich Basisstörungstheorie (vgl.
Süllwold u. Huber 1986) und Zubins Vulnerabilitätsmodell, dem Selbstverständnis des
Autors nach eine Metatheorie (Zubin, Spring 1977), weitgehend als (somatologische) Va-
riationen der Bleuler'schen Symptom–Systematik interpretieren.

Sieht man auf die letzten Jahrzehnte zurück, so begegnet uns das Bleuler'sche
Begriffsschema – psychologisch gewendet – auch im Bemühen der sog. anthropologischen Psychiatrie, zum psychologischen Kern, zum "Wesen" schizophrener
Erlebnisabwandlung vorzudringen. Diese Forschungsrichtung ist – anders als die
psychoanalytischen Ansätze – vorrangig bestrebt gewesen, die *formalen* Eigentümlichkeiten der Geisteskrankheiten deutend zu erfassen. Ihr erscheint somit das
Verhältnis von Grundstörung und (sekundärer) Kompensation nicht unter inhaltli-
chem, ideoaffektivem Aspekt (Minkowski 1972), sondern als Gegenstand struk-
tureller Analyse. So hat beispielsweise E.Minkowski sein Augenmerk auf die
"phänomenologische Kompensation" gerichtet, i.e. auf die strukturelle Anpassung
des Schizophrenen an die erlebte basale Abwandlung seiner Wirklichkeitsbeziehung (Minkowski 1972).

Nach Minkowski (1927, 1972) sind der (primären) Grundstörung ("trouble fondamental" oder "trouble génerateur") die (sekundären) schizophrenen Haltungen ("attitudes") zuzuordnen. Grundstörung und "attitudes" werden phänomenologisch begriffen. Das Verhältnis von Grundstörung und "attitudes" ist daher nicht als Kausalbeziehung, sondern als genetisch-verstehend zu erschließende idealtypische Rangordnung gemeint. Aus der – psychopathologisch nicht weiter ableitbaren – Grundstörung, als "perte du contact vital avec la réalité" beschrieben, sind die schizophrenen Umformungen des Seelenlebens – "attitudes schizophréniques" (Minkowski 1927) – abzuleiten. Dieser – modern gesprochen – strukturelle Zusammenhang wird nicht in objektivierender, kausalistischer Forschung gefunden, sondern in der Begegnung ("rencontre") mit dem Kranken selbst, durch "diagnostic par pénétration" (Minkowski 1952). Dann erschließt sich das Wesen schizophrener Haltungen als Bemühen, den erlebten Mangel, die "Leere" ("le vide", "la lacune", Minkowski 1927) zu begrenzen, zu umrahmen ("cadrer"). Anders gesprochen: dem Verlust des lebendigen Kontakts, der – um nicht ein "Minus", sondern ein "Anders" des Schizophrenen herauszuheben (vgl. Gruhle 1953 [1922], Wyrsch 1949) – besser als spezifische Abwandlung des "lebendigen Kontakts" zu beschreiben wäre, sowie der inneren "Leere" korrespondieren Kompensationsversuche ("tentatives de compensation"), die – wieder modern gesprochen – als Strukturierung oder Strukturgewinn verstanden werden können. Wyrsch (1949) hat später in ähnlicher Weise von "Selbstgestaltung" gesprochen.

Der Gedanke, daß "Leere" oder "Strukturdefizit" begrenzt oder kompensiert werden müsse, ist mittlerweile – wie nur am Rande erwähnt sei – zum gängigen Deutungsschema zumal psychoanalytisch beeinflußter Schizophrenie-Theorien geworden (u.a. Benedetti 1983, Fromm-Reichmann 1978, Racamier 1982, Searles 1974). Darüberhinaus hat er auch Einfluß auf soziotherapeutische Therapie-Modelle genommen (vgl. Ciompi 1982). So fußt der Rehabilitationsgedanke auf der Auffassung, "Beschädigungen" erlangten stets erst im Wechselspiel mit hinzutretenden sozialen Behinderungen und Handicaps Bedeutung, insbesondere dann, wenn ungünstige personale Reaktionsweisen – man könnte sagen: Bewältigungsstile – vorliegen (Wing 1987). Hier berühren sich psychoanalytische Denktraditionen mit sozialmedizinisch-rehabilitativen Erfahrungen und systemtheoretischen Modellbildungen, so daß der ältere Defekt-Begriff – im Sinne der schizophrenen Demenz Kraepelins – überholt erscheint. Ob und inwieweit der "Defekt" gar als "sozialer Artefakt" (Ciompi 1982) aufzufassen ist, bleibt umstritten (Mundt 1989).

6.2 Bewältigungsstile und Alkoholmißbrauch

Die "attitudes schizophreniques" Minkowskis implizieren – im Bilde gesprochen – nach "Innen" eine Re-Strukturierung seelischer Abläufe, nach "Außen" eine Haltung zur Welt – Welt verstanden als Einheit von gemeinsamer und idiosynkratisch erfahrener Wirklichkeit, von Mit- und Eigenwelt. Selbst- und Weltgestal-

tung fallen darin zusammen. Untersucht man schizophrene Bewältigungsstile –
worunter charakteristische, idealtypisch konzipierte Konfigurationen von Bewältigungsweisen verstanden werden sollen –, dann liegt es nahe, die Haltung zur
Wirklichkeit – d.h. zu Mit-, Um- und Eigenwelt – zum Angelpunkt typologischer
Gliederung zu nehmen. Ein Teil dieser Wirklichkeit ist die Krankheitserfahrung
selbst, so daß wir an der Stellungnahme zur abgelaufenen (oder fortbestehenden)
Psychose und an den Krankheitsmodellen des Schizophrenen seine Nähe oder
Ferne zur gemeinsamen Realität, seine Weltoffenheit oder –verschlossenheit er-
messen können.

Werfen wir daher zunächst – anhand der Literatur – einen Blick zurück auf die
Frage, wie sich der Schizophrene zu seiner Erkrankung verhält, sich zu ihr ein-
stellt, ihr begegnet, damit wir – darauf aufbauend – eine heuristische Systematik
schizophrener Bewältigungsstile finden. Dabei ist Bewältigung durchaus neutral
und keinesfalls als "Anpassung" an eine soziale Norm (vgl. die Kritik des Anpas-
sungsbegriffs bei: Filipp u. Klauer 1988) oder als "Heilungsmechanismus" (Müller
1930) zu verstehen.

Eine erste ausführliche, in ihrer gründlichen und feinsinnigen Beschreibung
auch heute überzeugende Arbeit hat Mayer–Gross (1920) zu den "Formen der
Nachwirkung" abgelaufener *akuter* schizophrener Psychosen vorgelegt. Er unterschied Verzweiflung, "Neues Leben", Ausscheidung, Bekehrung und Einschmelzung – ein Gliederungsschema, auf das jüngere Untersuchungen zur Integration
akut-psychotischer Erlebnisse zurückgegriffen haben (Levy et al. 1975, McGlashan et al. 1975, 1976, 1977). Später beschrieb er charakteristische Verlaufstypen
(Mayer–Gross 1922): die schleichende Überwältigung, die reaktionslose Preis-
gabe, den kritischen Kampf um den Erhalt der Person und die Hingabe an das
Neue, Formen, die Wyrsch (1937, 1949) in seinen Untersuchungen bestätigen
konnte. Minkowski (1927), M.Müller (1930), Wyrsch (1949) und Schindler
(1960) haben sodann vor allem die *chronischen* Persönlichkeits abwandlungen als
Verarbeitungsweisen der durchlittenen Psychose herausgestellt. Faßt man die Ergebnisse dieser Studien zusammen, so schälen sich als globale Bewältigungsstile
heraus:

1. die "*Ausscheidung*" (Mayer–Gross 1920), "Ausgliederung" (Schindler 1960),
   "sealing-over" (Levy et al. 1975). Der Kranke knüpft jeweils nach Abklingen
   der akut-psychotischen Einbrüche an die Ereigniskontinuität der vorangehenden Lebensstrecke an, negiert die psychotische Zerreißung des Lebenszusam-
   menhanges und schützt sich durch "Umgehung des Komplexes", wie es Bertschinger (1911) unter Bezug auf die Komplex-Theorie formuliert hat. Wahnerfahrungen sind im aktuellen Erlebnisfeld nicht mehr präsent.
2. die "*Einschmelzung*" (Mayer–Gross 1920), "Integration" (Levy et al. 1975) beinhaltet die Anerkennung des Bruches sowie die allmähliche Assimilation der
   befremdlichen, die Kontinuität zerreißenden Erfahrungen.
3. das "*neue Leben*" (Mayer–Gross 1922). Der Kranke gewinnt nach durchlittener
   akuter Psychose eine Neuorientierung, ohne – im Unterschied zur "Bekehrung"
   – in phantasmatische Eigenwirklichkeit einzutauchen. Wie bei "Ausscheidung"

und "Einschmelzung" der psychotischen Erfahrungswirklichkeit bleibt der mitweltliche Bezug erhalten – wenngleich unter den Vorzeichen einer gewandelten
Lebensauffassung und Lebenspraxis. Beispielhaft können asketisch–asexuelle
Haltungen (vgl. Schindler 1960) sozial hinreichend adaptierter Schizophrener
genannt werden.

4. die *Koexistenz* von Wahnwirklichkeit und zwischenmenschlicher Realität. Weder wird die psychotische Erfahrung "ausgeschieden" noch integriert. Sie ist
vielmehr – in unterschiedlichen Abstufungen – im Erleben dauerhaft und beun-
ruhigend präsent. Es finden sich alle Übergänge zwischen einer "Isolierung der
Wahnwelt" (Müller 1930), i.e. Absperrung aktueller Wahnerfahrung mit Instal-
lation doppelter Buchführung einerseits, einem Ineinanderfließen beider Wirk-
lichkeitsbereiche andererseits.

5. die *ausbleibende "Selbstgestaltung"* (Wyrsch 1949). Der Erlebniswandel wird
leibnah erfahren und leiblich symbolisiert ("Verkörperung" nach: Schindler
1960). Die "Ich–Konsistenz–Zersplitterung" (Scharfetter ²1986) dieser Kranken
läßt die Bildung geformter Wahnwirklichkeit nicht zu. Der Erlebniswandel
verbleibt im Vor–Prädikativen.

6. die *"Bekehrung"* (Mayer–Gross 1920): Die "Werteumkehr", die sich in den
akut–psychotischen Erlebnisse vollzieht, wird zum Ausgangspunkt eigenweltlicher Umgestaltung der Welt, die – bei progressiver Ausarbeitung einer Eigenwelt – die Form des "autisme riche" (Minkowski 1927) annimmt.

Die skizzierten Verarbeitungsformen – als Bewältigung von Krankheit und als
Haltung zur Wirklichkeit – sind nicht scharf voneinander zu sondern. Sie repräsentieren dynamische Verfassungen, die im Verlauf eines längeren Krankheits-
schicksales Wandlungen durchlaufen. So kann die Koexistenz von Wahn– und
gemeinsamer Wirklichkeit in "Einschmelzung" (= Rückkehr zur Mitweltlichkeit),
aber auch in eine "Werteumkehr" (= Abkehr in die Eigenweltlichkeit) einmünden.
Die Typologie der Bewältigungsstile zeigt nur eine lockere Beziehung zur Systematik schizophrener Syndrome. Die Verarbeitungsmodi von Ausscheidung–Einschmelzung beobachtet man vorzugsweise bei akuten remittierenden Verläufen
paranoid–halluzinatorischen, schizoaffektiven und katatonen Typs; den Modus der
Koexistenz (von Wahn– und gemeinsamer Wirklichkeit) bei chronisch–paranoiden Erkrankungsformen; die fehlende Selbstgestaltung bei allen Syndromen, deren
charakteropathischer, defizitärer Aspekt das klinische Bild beherrscht – wie bei
Hebephrenie und Schizophrenia simplex –; schließlich die "Werteumkehr" eines
"reichen", produktiv ausgestalteten, binnenlebigen Autismus bei schweren de-
fektpsychotischen Syndromen mit produktiver Komponente.
Ausgehend von den beschriebenen Verarbeitungsmodi möchte ich die folgenden Bewältigungsstile für die weitere Darstellung zugrundelegen und zugleich
eine – vorläufige – Zuordnung von Motivierungstypen des Alkoholmißbrauchs
versuchen, die in den nächsten Abschnitten – anhand von Falldarstellungen – näher begründet werden soll:

Leben in mitweltlicher Ordnung:
Darunter können "Ausscheidung", "Einschmelzung" und "neues Leben" als gleichgerichtete Anstrengungen zusammengefaßt werden. Sie alle zielen auf Erhalt mitweltlicher Bindung des Kranken, auf Einordnung in den menschengemeinsamen Lebenszusammenhang. Dies geschieht durch Negation der durchlittenen Erschütterung (Ausscheidung), durch akzeptierende Assimilation des Erfahrenen (Einschmelzung) oder durch zukunftsgerichteten Neubeginn (neues Leben). Übergänge sind möglich: so mag etwa – stellt sich der Kranke der "unendlichen Aufgabe der Kontinuität" (Mayer-Gross 1920) – das einmal Ausgeschiedene später eingeschmolzen werden. Der Alkoholmißbrauch dieser Schizophrenen, die in mitweltlicher Ordnung leben, ist in der Regel als adaptive, häufig gemeinschaftsgebundene Form des Abusus (im Sinne eines "sozialintegrierten" Trinkens mit milder autotherapeutischer, sedativer oder stimulierender Funktion) anzusehen oder zeigt eine psychosewertige Labilisierung der Befindlichkeit an. Klinische Relevanz erhält er in Verstimmungszuständen unterschiedlichster Art als *katathym motivierter Alkoholmißbrauch.*

Leben in doppelter Ordnung:
Komplizierter erweist sich die Wirklichkeitsbeziehung derjenigen Kranken, die sich im Modus der Koexistenz von Wahn- und gemeinsamer Wirklichkeit aufhalten. Wenn hier von "Koexistenz" zweier Wirklichkeiten oder Welten, von "Spaltung" oder "Abspaltung" die Rede ist, sollte der metaphorische Charakter einer solchen Begrifflichkeit bedacht werden. Die daseinsanalytische Klärung hat zurecht die Einheit jedweden Weltentwurfes betont (vgl. L.Binswanger 1922, 1947, Wyrsch 1949) und den Assoziationismus, wie er auch in E.Bleulers (1908) Darstellung der schizophrenen Spaltung erkennbar wird, überwunden. Gleichwohl muß die innere Zerrissenheit des Schizophrenen, seine "Spältigkeit" (L.Binswanger 1947) als deutungsbedürftige klinische Realität anerkannt werden. Es handelt sich um eine Modifikation des Weltbezuges, welche den Kranken in ein krasses Gegeneinander von mit- und eigenweltlicher Ausrichtung hineinzuführen droht. Die Widersprüchlichkeit (nicht: Spaltung) des Schizophrenen, in der Koexistenz von Wahn- und gemeinsamer Wirklichkeit konkretisiert, bedarf der steten Anstrengung, um einer – mehr oder weniger prägnanten – Angst- und Bedrohungserfahrung entgegenzuwirken. An der – metaphorisch verstandenen – Grenze zwischen beiden Wirklichkeiten vollzieht sich seelische Arbeit, die zurecht als selbstgestaltende Leistung verstanden worden ist (Wyrsch 1949). Ein Alkoholmißbrauch auf diesem Erlebnishintergrund ist als Entlastungshandlung motiviert und soll, final interpretiert, das Spannungspotential der "spältigen" Orientierung reduzieren: *paranoid-konflikthaft motivierter Alkoholmißbrauch.*

Leben in Ent-Ordnung:
Eine Selbstgestaltung vermißt man bei jenen Kranken, deren Ich-Konsistenz-Zersplitterung weder die Rückkehr zur mitweltlichen noch ein Leben in zweifacher Ordnung erlaubt. Es handelt sich um basale, schleichend hervortretende Veränderungen des Selbst- und Welterlebens, die als schlichte Ent-Ordnung, als Herausfallen der Person aus dem in "natürlicher Selbstverständlichkeit" (Blankenburg 1971) gegebenen Erfahrungskontext, verstanden werden können. Der phänomenologisch - nicht: symptomatologisch - verstandene Autismus erscheint bei diesen Kranken in deutlich faßbarer Form; produktive Phänomene, die einer selbstgestaltenden Anstrengung bedürfen, treten gänzlich zurück. Der mangelnden personalen Einheitlichkeit korrespondiert ein intersubjektives Geschehnis: die "sphärische Desintegration" (Tellenbach 1987 [1971]), i.e. der Fall aus dem menschengemeinsamen Erfahrungshorizont. Gerade bei diesen Kranken gerät das Bemühen um motivische Rekonstruktion an eine Grenze, da eben die gestalteten, motivisch explizierbaren Phänomene fehlen, welche den produktiven Psychosen das Gepräge geben. Man findet allenfalls leib-hypochondrische Verarbeitungen, grübelnde Selbstvergegenwärtigung, flüchtige Beziehungs- und Beeinträchtigungsideen, nie aber thematisch umrissene Wahnformationen. Diesen Zuständen entspricht eine bestimmte Weise der Zeiterfahrung, "Seinsweise", die treffend als "Ungestalt der leeren Zeit" (L.Binswanger 1957) bezeichnet worden ist. Es fehlt die biographische Fortentwicklung, das Ziel, auf das hin sich der Kranke zu richten vermöchte. Sein Tun verharrt im leeren Augenblick. In diesem Kontext bietet sich ein Alkoholmißbrauch vor allem als Symptom dar, welches den Verlust gestalteter (d.h. motivisch erfüllter, zielbestimmter, objektgebundener und damit mitweltlich verankerter) Handlungsmöglichkeiten bekundet. Unter allen Motivierungstypen scheint hier die Negativität schizophrenen Krankseins am deutlichsten durch: *amorph motivierter Alkoholmißbrauch.*

Leben in eigenweltlicher Ordnung:
Was der Ent-Ordnung fehlt, ist hier in neu erworbener Selbstgewißheit gegeben: die richtunggebende, reorientierende Bewältigung des Lebens - nun aber am Leitfaden eigenweltlicher Ordnung. Weder wird die Rückkehr in mitweltliche Bezüge noch ein Kompromiß zwischen mit- und eigenweltlicher Orientierung gesucht. Der Rigorismus und Vereinheitlichungswillen des Kranken etabliert eine neue Wirklichkeit, die unnachgiebig gegen die Zumutungen der Mitwelt verteidigt wird. Die dereistische Welt eines "autisme riche" (Minkowski 1927) schafft ihre eigenen Sinnbezüge, die sich dem Verstehen "von außen" zu entziehen trachten. Während die verstehende Annäherung an das ent-ordnete Leben mißlingt, weil es an motivisch explizierbarer seelischer Formung mangelt, ist es hier die deformierte, im Wahn sich erschöpfende Selbstgestaltung selbst, welche sich dem verstehend-rekonstruierenden Zugriff entgegenstellt. In der "eigenweltlichen Ordnung" gewinnt auch der Alkoholmißbrauch eine neue, idiosynkratische Bedeutung. Alkoholeffekte werden gesucht, um die eigenweltlichen Erfahrungsmodi abzustützen: *eigenweltlich motivierter Alkoholmißbrauch.*

Tabelle 6.1 faßt zur groben Orientierung die Häufigkeit von Bewältigungsstilen (im Gruppenvergleich) zusammen. "Höher" strukturierte Stile ("mitweltliche Ordnung" und "doppelte Ordnung") überwiegen in der Kontrollgruppe; "niedriger" strukturierte Bewältigungsweisen ("Ent-Ordnung", "eigenweltliche Ordung") sind häufiger in der Alkoholgruppe vertreten. Syndrom-diagnostisch entspricht diesem Befund, daß schwere, die basalen Ich-Dimensionen tiefgreifend erschütternde Syndrome in der Alkoholgruppe stärker repräsentiert sind. Auf feinere Unterschiede zwischen beiden Gruppen ist später einzugehen (Kp.6.5).

Tabelle 6.1. Bewältigungsstile bei trinkenden und alkoholabstinenten Schizophrenen.

	Alkohol- gruppe (n = 37)	Kontroll- gruppe (n = 29)	Gesamt (n = 66)
Mitweltliche Ordnung	7	9	16
Doppelte Ordnung	16	13	29
Ent-Ordnung	10	3	13
Eigenweltliche Ordnung	4	4	8

6.3 Motivierungstypen des Alkoholmißbrauchs

6.3.1 Katathym motivierter Alkoholmißbrauch

Verstimmungszustände bei Schizophrenen sind eine geläufige klinische Erscheinung, nicht allein bei den im Grenzgebiet zur manisch-depressiven Gruppe gelegenen Syndromen, sondern ebenso bei kernhaft schizophrenen Verfassungen. Sie bieten sich dar als vielgestaltige angstvolle Verstimmungen (bis hin zur Wahnstimmung), als Beglückung, Bedrücktsein – mit teils melancholischer, teils kühlstarrer Charakteristik – sowie, leiblich formuliert, als Störung der Vitalgefühle, die im apathisch-adynamen Syndrom gedämpft, im hyperdamen angeregt erscheinen. Zu Recht hat man darauf hingewiesen, daß die Pathologie schizophrener Affektivität vor dem Hintergrund Kraepelin'scher Nosographie nur ungenügende Beachtung gefunden hat (Scharfetter 1987b). Gerade die Abwandlung des Kontakts, wie sie am deutlichsten in unproduktiven, autistischen Insuffizienzverfassungen hervortritt, impliziert regelhaft kennzeichnende Veränderungen der Affektivität. Die gewandelte "Lebensgrundstimmung" (Wyrsch 1949) kann gar als zentrales psychopathologisches Merkmal schizophrenen Andersseins aufgefaßt werden. Allen Anstrengungen des Kranken, affektiv–antriebsmäßige Einbußen zu kompensieren, kommt große Bedeutung zu.

Der katathym motivierte Alkoholmißbrauch, bei 7 (von 37) Probanden der Alkoholgruppe anzutreffen, repräsentiert *eine* Weise, wahrgenommenen Defiziten im mitweltlichen Kontext "kompensierend" zu begegnen. Er tritt charakteristischerweise bei einem bestimmten Typus affektiver Veränderungen auf: in *instabilen* angstvoll–unruhigen oder dysphorisch–gereizten Verfassungen. Teils handelt es sich um labile Intervallsyndrome, teils um – daraus hervorgehende – inzipiente akut–produktive Rezidive. Die psychotischen Auslenkungen werden zumeist durch kritisch belastende Situationen ausgelöst oder akzentuiert. Die Intention der Kranken zielt auf alkoholische Sedation (bei angstvoll–unruhigen Zuständen), gelegentlich auf Stimulation (bei dysphorisch–hypodynamen Zuständen). Tritt die lebensgeschichtlich geprägte konflikthafte Belastung als auslösendes Moment in den Vordergrund – mit H.Maier (1912) zu sprechen: der affektbetonte Vorstellungskomplex –, so zeigen sich Ähnlichkeiten zu dem als "Konflikttrinker" (Feuerlein [3]1984) beschriebenen Alkoholikertypus. Die Grenzen zum "sozialintegrierten" Alkoholgebrauch sind fließend. Dagegen erscheint der Alkoholmißbrauch in anderen Fällen – so auch im folgenden Beispiel – weniger als Reaktion auf eine umschriebene konflikthafte Belastungssituation denn als unmittelbarer Ausdruck eines (depressiven oder maniformen) Verstimmungszustandes.

KS 35: Herr P.E. (25 J., Syrer, ehemals Student, jetzt arbeitslos, lebt bei den Eltern. Diagnose: episodisch verlaufende paranoid–halluzinatorische Schizophrenie mit katatonen Zügen) ist von syntonem, wenngleich etwas nachdenklichem Wesen. Als 2–Jähriger wurde er bei den Großeltern zurückgelassen, während die Eltern in die Bundesrepublik übersiedelten. In der Pubertät begann er unter der Trennung zu leiden und knüpfte große Hoffnungen an seinen geplanten Nachzug, den er nach Abschluß seiner Schulausbildung bald in die Tat umsetzte. War er bis dahin von aufgeschlossener und geselliger Wesensart gewesen, widmete er sich nun grübelnd einem Koran–Studium und geriet – 20–jährig – anläßlich einer Heimatreise in eine angstvoll–gereizte Verfassung, die in einen ideenflüchtigen Zustand mit zerfahrenem Denken, coenaesthetischen Phänomenen und Besessenheitserlebnissen einmündete. In den folgenden Jahren entwickelten sich wiederholt unruhig–erregte, bis zu wenigen Monaten anhaltende Zustände, auf deren Höhepunkt paranoid–halluzinatorisches Erleben eintrat. Kurzfristige Anstellungen verlor er mehrfach, weil er im Zuge einsetzender Rezidive gegen seine Vorgesetzten aufbegehrte, reichlich trank und lautes Gebaren an den Tag legte. Er verwickelte sich zugleich in Streitereien mit seinen Eltern, bedrohte sie und zerschlug Fenster und Mobiliar. Im Intervall erschien er besonnen, weichherzig und zugewandt. Gelegentlich vernahm er die Stimme eines Mädchens, das er zu kennen meinte. Der Angriffe auf seine Eltern *schämte* er sich nun und suchte Stütze in religiöser Beschäftigung: Bei Koran–Lektüre hoffte er, "die Wahrheit zu finden". Er hielt auf Disziplin, spielte mit dem Gedanken, ins Militär einzutreten und trank nur selten, stets in kleinen Mengen, Bier.

Aus dem engen Zusammenhang zwischen konflikthaften Belastungen und Verstimmungszuständen einerseits, Alkoholgebrauch andererseits, erklärt sich, daß die Kranken ihren katathym motivierten Abusus mitzuteilen und in nachvollziehbare Motivierungen einzuordnen pflegen. Der mitweltlichen Verankerung entspricht eine zuweilen schuldbestimmte innere Auseinandersetzung mit dem Krankheitsschicksal, wobei – wie im angeführten Beispiel – der Alkoholgebrauch nicht selten als moralisches Versagen gewertet wird.

Eine klinische Parallele zum katathym–motivierten Alkoholabusus Schizophrener bietet der Alkoholmißbrauch affektpsychotisch Kranker. Daß agitiert–depressive und manische Verfassungen eine – zumindest temporär – erhöhte Alkoholgefährdung implizieren, ist bekannt (Bronisch 1985, Freed 1969, 1970, Kardos u. Mária 1969, Keeler 1982, Kögel 1978, Miller et al. 1989, Pauleickhoff 1953). Motivdynamisch spielt auch hier die Dämpfung von Angst, Unruhe und Erregung eine entscheidende Rolle. Endogen–depressiv gehemmte Syndrome gehen selten mit einem Alkoholabusus einher (Matussek 1958a, Pauleikhoff 1953). Als Grund hierfür hat man die Unvereinbarkeit von süchtiger Weltorientierung und depressiver Weltabkehr (Matussek 1958a) und das Wissen der Kranken um die Unbeeinflußbarkeit der vitalen Verstimmung durch Alkoholeinnahme (Pauleikhoff 1953) angesehen. Kraus (1981) hat die hypernomische Verhaltensorientierung monopolar Depressiver als sucht–protektiven Faktor charakterisiert; andererseits weise die existentielle Grundhaltung monopolar Manischer und Manisch–Depressiver Strukturähnlichkeiten zur Haltung Süchtiger auf. Auf die nosologischen Beziehungen zwischen Alkoholismus und affektiven Störungen (vgl. Bronisch 1985, Pitts, Winokur 1966, Schuckit 1986) ist hier nicht einzugehen.

6.3.2 Paranoid–konflikthaft motivierter Alkoholmißbrauch

Auch bei dieser zahlenmäßig größten Gruppe, der 16 Patienten angehören, finden sich Störungen von Affektivität und Antrieb, vor allem Angst und drangvolle Unruhe. Das entscheidende Kennzeichen ist aber nicht die Verstimmbarkeit, sondern die zwiespältige Wirklichkeitsorientierung, die oben als "Leben in doppelter Ordnung" bezeichnet worden ist. So "spältig" der Bewältigungsstil, so widersprüchlich die motivische Grundlage des Alkoholmißbrauchs. In mitweltlicher Perspektive erscheint der Abusus als Bemühen, angstvoll erlebter Beeinträchtigungs– und Überwältigungserfahrung zu entkommen, in eigenweltlicher Optik als Ausdruck trotzigen Eigen–Sinns. Eine mißtrauisch–eigenbrödlerische Haltung veranlaßt die Kranken oftmals, therapeutische Hilfen zu meiden und sich in fehlschlagenden autoprotektiven Anstrengungen zu verrennen. So wird der Alkoholgebrauch selbst dort beibehalten, wo abnorme Rauschzustände nicht zu einer Abdämpfung angstvoller Erfahrungen, sondern zu angststeigernder Exzitation geführt haben.

Diese Schizophrenen erlangen *keinen* Ausgleich zwischen Mit– und Eigenwelt. Sie verzehren sich in ständiger Auseinandersetzung, in kritischem *Kampf* gegen

die Psychose (Mayer–Gross 1922). Weder gelingt es ihnen, die psychotischen Erlebnisse "auszuscheiden", noch diese zu objektivieren und zu entaktualisieren.
Auch die Hingabe an eine sich auftuende Eigenwelt wird vermieden. Syndromatologisch handelt es sich durchweg um paranoide Kernformen der Schizophrenie,
die ein Spektrum umfassen zwischen chronisch–produktiven, hyperdynamen
Bildern einerseits, hypo- und adynamen Residualverfassungen mit episodisch
aufbrechender Wahndynamik andererseits. Die Persönlichkeitsbilder zeigen alle
Übergänge zwischen gereizten, mißtrauisch–abweisenden, gespannten Charakte-
ren und geordneten, introvertierten, eigenbrödlerischen Typen. Manche lassen
deutlich den sog. Trinkerhumor erkennen, den auch Graeter (1909) bei einigen
seiner Kranken fand. Kennzeichnend sind starke Fluktuation der Symptomatik und
– damit verknüpft – ausgesprochen instabile Persönlichkeitsorganisation.

Manche Kranke suchen einen Weg aus der konflikthaften Wirklichkeitsbeziehung durch "Flucht in die negative Identität" (Benedetti [2]1980): als, wie sie glau-
ben, verachtete Trinker finden sie, gegen die Welt anrennend, eine allerletzte Si-
cherheit. Gleichwohl wird der Alkoholgebrauch beim paranoid–konflikthaften
Motivierungstyp stets im mitweltlichen Verstehenshorizont legitimiert. Im Vergleich mit manchen sthenisch–rechthaberischen Alkoholkranken zeigt sich dieselbe geradlinige Selbstentlastung. Freilich: der Paranoid–Schizophrene kann –
anders als der Alkoholkranke – auf eine ihn *radikal* entmächtigende Erfahrung
verweisen, deren Existenz und legitimatorische Kraft über jeden Zweifel erhaben
sind. Er bedarf keiner moralischen Rechtfertigung mehr und ist nicht genötigt, den
Abusus zu verheimlichen. Verkürzt formuliert: der Wahn dient der radikalen Ex-
kulpation. Damit entfällt der Zirkel von Verfehlung und Reue, der für Alkoholkranke so charakteristisch ist. Im *Selbstverständnis* des Kranken wird der
Mißbrauch, wie in der folgenden Kasuistik gezeigt, zur *autotherapeutischen Strategie.* Gerade darin liegt eine fundamentale Paradoxie: Die wahnhafte Entmächtigungserfahrung dient zur Legitimation eines (der Intention nach) autoprotektiven
Bewältigungsstiles und wird eben damit, i.e. im sthenischen Kampf gegen die
Mitwelt, (partiell) überwunden. In durchsichtiger Selbstentlastung und vorwurfs-
voller Attacke reetabliert der Kranke seine Handlungssouveränität. Diese im Dialog mit den Behandlern immer wieder neu erstrittene Eigenmächtigkeit repräsentiert die wahrhaft selbstheilende, wenngleich nie zur Ruhe kommende Anstrengung:

KS 29: Herr N.D., ein 50–jähriger lediger, arbeitsloser Mann, leidet seit etwa 18 Jahren an
einer chronisch verlaufenden paranoid–halluzinatorischen Schizophrenie. Er ist in Schle-
sien ("Bei den Slawen da, im Dreck.") als Sohn eines kleinen Beamten geboren und neben
einem 2 Jahre jüngeren Bruder aufgewachsen. Über Kindheit und Jugend ist wenig bekannt. Nach seiner Lehrzeit (Maschinenschlosser) beginnt ein unruhiges Leben: ohne erkennbaren Anlaß mehrfacher Arbeitsplatz- und Ortswechsel. Er lebt eigenbrödlerisch, ist
unverträglich und meidet Kontakt zum anderen Geschlecht. "Wegen politischer Schwierigkeiten" siedelt er in den Westen über, bleibt auch hier isoliert und schlägt sich an wechselnden Orten mit Aushilfsarbeiten durch. Seit dem 29. Lebensjahr wird er wiederholt mit
kleinen Diebstählen straffällig und verbringt die folgende Dekade überwiegend in Haftan-
stalten. Die ersten Diebstähle - so erinnert er - beging er aus Not, die späteren unter

"Beeinflussung" ("Strahleneinwirkung"), die er mit einem Bagatelltrauma der Halswirbel-säule im 31. Lebensjahr in Verbindung bringt. Er klagt zunehmend über (teilweise verte-bragene) Kopfschmerzen und nimmt episodisch reichlich *analgetische* Mischpräparate ein. Ein "Sprechen im Kopf" beginnt ihn zu quälen. Man beschimpft ihn, befiehlt ihm, sich zu verletzen, kommentiert sein Tun, kündigt ihm neue Qualen an, behauptet, seine Gedanken zu kennen, sein Körpergeschehen zu kontrollieren. Unsichtbare Hände foltern ihn. Man befiehlt ihm, Eingaben an die Gefängnisleitung zu machen und sich zu beschweren. Bein-schmerzen werden angekündigt und "gemacht". (Eine arterielle Durchblutungsstörung mit Claudicatio intermittens will der stark rauchende Kranke nicht wahrhaben!) Während symptomärmerer Verlaufsstrecken etabliert er eine Art doppelter Buchführung und zeigt gemütvolle Persönlichkeitszüge; zuzeiten vermehrter Wahnproduktivität entwickelt sich ein expansiv–paranoides Syndrom, in dem sich großspurig–grobes Auftreten und Mißtrau-enshaltung mischen. Da der "Psychoterror" fortbesteht, bedrängt er vorwurfsvoll seine Ärzte ("Die haben ja alle Scheiße im Kopf; die sind ja unwissend."). Er widersetzt sich konsequenter neuroleptischer Medikation und unterläuft alle rehabilitativen Bemühungen mit Hinweis auf "die", welche ihm befehlen, im Bett zu bleiben, steife Gelenke erzeugen usf.. Seinen Mitpatienten gegenüber brüstet er sich damit, von ärztlicher Hilfe ganz unab-hängig zu sein. Ein zunächst episodischer *Alkoholmißbrauch* beginnt schon früh während der präschizophrenen Lebensstrecke. Um das 43. Lebensjahr herum, i.e. nach Entlassung aus einer längeren stationären Therapie, entwickelt sich ein schwerer, progredienter *poly-valenter* Abusus, vornehmlich von Alkohol, Tranquilizern und Analgetika, zusätzlich kombiniert mit niederpotenten Neuroleptika. Trotz toxisch mitbedingter Verschlechterung seines Befindens – akzentuierte Wahnsymptomatik im Verlauf von Entzugssyndromen und abnormen Rauschzuständen – besteht der Kranke auf Verordnung von Tranquilizern. Sei-nen Substanzmißbrauch rechtfertigt er mit den quälenden Beeinflussungserlebnissen und erklärt, er "bekomme die Sache schon in den Griff".

Wenn, wie im letzten Beispiel, ein präschizophrener Substanzmißbrauch in der Psychose thematisch werden und eine *nachträgliche* Legitimation erhalten kann, so stellt sich die Frage, ob nicht bei Alkoholkranken, die eine schizophrene Psy-chose entwickeln, die (präschizophren) konflikthafte Verarbeitung der Al-koholproblematik zuweilen eine situagene Teilbedingung der psychotischen Erst-manifestation repräsentiert. Es erscheint denkbar, daß der Übergang zur Psychose einigen Alkoholkranken zu helfen vermag, unerträgliche Schulderfahrung – in paranoid–projektiver Abwehr – zu mildern. Der Alkoholismus stünde nun als er-laubter, gar als zwingend notwendiger Selbstrettungsversuch da. Die moralische Last wäre dem Kranken genommen.

Einen derartigen Deutungsansatz legt die nächste Kasuistik nahe. Es handelt sich dabei um den einzigen Kranken der Untersuchungsserie, der bereits präschi-zophren alkoho*labhängig* gewesen ist. Die Psychose selbst entwickelt sich schleichend während einer ersten längeren Abstinenzperiode. Sie zeigt – blickt man auf die Wahnthematik – den Versuch, einer ausweglosen Antinomik zwi-schen verstiegenem Anspruch und faktischem Versagen zu entkommen, der sich die präschizophrene Persönlichkeit gegenüber sieht. Die Annahme liegt nahe, daß die Summierung lebensgeschichtlicher Belastungen (Zerrüttung und Auflösung der Familie, Isolation, dann Alkoholabstinenz, Konfrontation mit eigenem Ver-sagen während einer Entzugs- und Entwöhnungsbehandlung) das Dasein, zumindest das "Jetztsein" der Psychose (v.Baeyer 1966) mitbedingt hat. Nach Verlauf und psychopathologischem Aufbau ist das Krankheitsbild der Gruppe chronisch-paranoider Schizophrenien zuzuordnen, wenngleich – in Hinblick auf eine gewisse kognitive Erstarrung – ein beginnender alkoholtoxisch begründeter Hirnabbauprozeß nicht sicher auszuschließen ist.

KS 6: Herr P.U., ein geschiedener 49-jähriger ehemaliger Tiefbauarbeiter von empfindlichem Wesen war stets stolz darauf, sich "aus der Asozialität hochgearbeitet" zu haben, und hielt darauf, zu Besserem berufen zu sein. In der Ehe mit einer Verwaltungsangstellten blieb er unglücklich, fühlte sich herabgesetzt und verächtlich gemacht. Eine Alkoholabhängigkeit, in die er um das 40. Lebensjahr herum geriet, trug ihm den Verlust seines Arbeitsplatzes, danach die Trennung von seiner Ehefrau ein. Er unternahm nun einen Suizidversuch ("Selbstjustiz") und flüchtete sich in einem exzessiven Alkohol- und Hypnotikakonsum. Schließlich begab es sich in Behandlung und blieb über mehrere Monate abstinent. Er suchte seine Selbstachtung durch eifriges Studium psychologischer Literatur wiederherzustellen. Die Subkultur der AA-Gruppen lernte er zwar kennen, fühlte sich aber erhaben über seine Leidensgenossen, da er sich zugute hielt, durch esoterische Weisheitsbücher und psychologische Ratgeber außergewöhnliche Kenntnisse erworben zu haben. Gleichwohl quälte ihn die Frage, warum seine Ehe gescheitert sei. Er verrannte sich zunehmend in religiöser Spekulation, arbeitete eine "Zahlensymbolik" aus und erkannte in seinen Träumen die Stimme Gottes. Zuletzt glaubte er sich als Teil eines allmächtigen Ganzen. Seine Frau sei göttlicher Abkunft. – Eine luzide Wahnpsychose mit schleichendem Beginn (seit Eintritt der Abstinenz im 46. Lebensjahr) wird diagnostiziert. Im weiteren Verlauf persistieren Wahninhalte in syste-matisierter, paralogischer Form. Eine mißtrauisch-querulatorische Haltung, der sich affektive Starre und umständlich-akribische Denkweise beigesellen, prägen den Gesamteindruck. Den – bald nach Manifestation der Psychose – wieder aufgenommenen Alkoholkonsum *rechtfertigt* der Kranke mit der schlechten Behandlung, die er in psychiatrischen Kliniken erhalten habe. – Der klinisch-neurologische Befund ist – von einer fehlenden Auslösbarkeit der Beineigenreflexe abgesehen – unauffällig. EEG o.B.. Eine kraniale Computertomographie (zum Ausschluß eines hirnatrophischen Prozesses) konnte nicht durchgeführt worden.

6.3.3 Amorph motivierter Alkoholmißbrauch

Der amorph motivierte Alkoholmißbrauch, in der vorliegenden Studie bei 10 von 37 Kranken anzutreffen, repräsentiert *eine* Erscheinungsweise ent-ordneter schizophrener Bewältigungsstile. Er spiegelt den reduzierten Weltbezug eines "armen" Autismus, autisme pauvre (Minkowski 1927), sowie das Unvermögen des Kranken zu kognitiv (rück-) ordnender und zielbestimmter Selbstgestaltung. Weder in mit- noch in eigenweltlicher Perspektive gelingt Sinnkonstitution. Das kommunikative Verhalten ist ebenso phantasiearm wie das Vorstellungsleben. Die phantastischen Gestaltungen dereistischen Denkens fehlen gänzlich. Die Abwandlung des Befindens wird leibnah formuliert. Grübelnde hypochondrische Selbstbeobachtung und Klagen über unbestimmte Unruhe- und Drangzustände sind typisch.

Die Psychopathologie dieser Kranken imponiert vor allem als Störung der *affektiv-volitiven* Sphäre. Die veränderte "Lebensgrundstimmung" (Wyrsch 1949) bekundet sich als Handlungsstörung. Defizitäres Handeln ("déficit pragmatique") und - korrelativ - entfremdete Aktivität ("acitivité primitivement autiste") bestimmen das Bild (vgl. Minkowski 1927). Drangvoll-impulsive Verhaltensweisen erscheinen als "Abbauformen" personalen Handelns.

Wyrsch hat zu Recht den Handlungscharakter des "Antriebs" hervorgehoben: "Der Antrieb ist nicht Stoß ins Leere und Richtungslose, sondern er stößt in einer Richtung, und mit dem Innewerden der Richtung bringen die psychischen Akte schon die Intention, das Ziel, ins Bewußtseinsfeld." (Wyrsch 1963a) Die Triebhaftigkeit mancher schizophrener Verhaltensweisen, ihre Befremdlichkeit und Situationsunangemessenheit, zeigen jedoch an, daß Bindung des Antriebs an Objekt und an Ziel als seelische Leistung verstanden werden muß, welche stets aufs Neue zu erbringen ist und in der schizophrenen Erkrankung infragegestellt sein kann. So dürfen die schizophrenen Drang- und Unruhezustände als - vom einzelnen psychischen Akt aus betrachtet - Zerfall intentionaler Ausrichtung aufgefaßt werden. Handlung (als geordnete intentionale Leistung) verwandelt sich in Getriebenheit.

Der Zerfall des Handelns in autistische Aktivität äußert sich im Verlust rechten Maßes, in der situationsunangemessenen Verhaltensweise. Diesem - in allen Lebensbezügen erkennbaren - Gestaltzerfall des Handelns korrespondiert die buchstäbliche *Maß-Losigkeit* des Substanzgebrauchs. Diese wurzelt nicht - wie beim nicht-psychotischen Abhängigkeitskranken - im verschlingenden Weltbezug (Matussek 1958a), sondern im defizitären Weltverhältnis: in der Alienation. Dazu gehört auch die Abwandlung des Zeiterlebens: Schrumpfung des Zeithorizontes, Verlust des Zeitmaßes. Im impulsiven Akt, zumal in der Berauschung, ist die *zeitliche* Ordnung des Lebens außer Kraft gesetzt.

Der mangelnden Selbstgestaltung, der Ent-Ordnung der Persönlichkeit korrespondiert eine fehlende, ungeformte oder inadäquate Stellungnahme zum Alkoholmißbrauch. So gibt ein Kranker an, er habe "mal ein Experiment mit Alkohol" machen wollen; ein anderer berichtet lediglich von einem "unguten Gefühl". Eine differenzierte Mitteilung der Motivlage gelingt nicht. Eine motivische Entschlüsselung des amorph motivierten Alkoholmißbrauchs stößt daher rasch an Grenzen.

Motivverstehen heißt Einordnung in einen gemeinsamen Verstehenshorizont. Die "sphärische Desintegration" (Tellenbach 1971) aber, wie sie uns im Zustande der "Ent-Ordnung" entgegentritt, erlaubt es nicht mehr, das Maß-Lose mit der Elle menschengemeinsamen Maßes zu messen. Von Motivierung ist nur in einem analogischen Sinne zu sprechen. Versucht man dennoch - im Sinne einer "mittelbar verstehenden Kontextanalytik" (Kisker 1964) -, einen Handlungssinn zu explizieren, so ist zu fragen, ob nicht manche impulsive Verhaltensformen als deformierte, entfremdete Versuche aufgefaßt werden können, eine *Beziehung zur Welt* zu (re-) etablieren. Wie es dem Wahnkranken gelingt, aus der freischwebenden Beunruhigung (in der Wahnstimmung) das apophäne Wissen zu gestalten, so offenbart sich in der Unruhe impulsiven Handelns ein Drang zu gestaltetem Weltbezug und - korrelativ - eine verkümmerte Form der Selbstgestaltung. Man mag daher im folgenden Beispiel die ausgestanzten, entdifferenzierten Impulsmuster, darunter auch einen Alkoholmißbrauch, approximativ und gleichsam *szenisch aus dem interaktiven Zusammenhang* begreifen - als Annäherung an, Inkorporation von und Protest gegen die Welt.

Unter klinisch–deskriptivem Blickwinkel handelt es sich um eine chronisch verlaufende schizophrene Psychose mit "unproduktiver" Symptomatik, die sich nach einem Vorpostensyndrom und anschließender Remission allmählich zu einem prästuporös–katatonen Syndrom ausgestaltet, vorrangig von Kontakt- und Ausdrucksstörungen geprägt bleibt und in jüngster Zeit infantilistische Züge, "entleerte" Affektivität und ausgesprochene Urteilsschwäche erkennen läßt. Ein episodischer Alkoholmißbrauch ist bereits der präpsychotischen infantil–unreifen Persön–lichkeit eigen. Mit Psychosebeginn entwickelt sich ein stärkerer Alkohol- und Tranquilizer-Abusus, der erst mit Einleitung einer langfristigen stationären Unterbringung rückläufig wird. Akzentuierungen des Alkoholgebrauchs können wiederholt im Zuge katatoner Zuspitzungen beobachtet werden:

KS 10: Frau E.I. (34 J., verheiratet. Diagnose: hebephrene Schizophrenie mit katatonen Zügen), eine kindlich unreife Frau mit geringer intellektueller Differenzierung, wuchs, von der Mutter hart behandelt und häufig geschlagen, neben einer älteren, ebenfalls psychisch kranken Schwester und drei Halbgeschwistern aus 2. Ehe der Mutter auf. Ihr leiblicher Vater soll früh in einer Haftanstalt verstorben sein. Seit ihrer Kindheit zeigte sie sich kontaktschwach und selbstgenügsam. Nach Volksschulzeit und abgebrochener Lehre lernte sie 17–jährig ihren Mann, einen Bauschlosser, kennen, mit dem sie, bald schwanger geworden, eine unglückliche, von häufigen Streitereien überschattete Ehe einging. Sie pflegte ihn unter Alkoholeinfluß mit (para-) suizidalen Handlungen zu provozieren, bis er sie schlug. 25–jährig wurde sie durch den plötzlichen Tod der Mutter und ein vermutetes außereheliches Verhältnis des Mannes verunsichert. Sie entwickelte daraufhin ein apathisch–depressives Syndrom mit ängstlich–ratloser Verfassung, starr–autistischer Selbstbezogenheit, Wortkargheit, leibbezogener Beschwerdeäußerung (ohne entsprechendes organisches Substrat) und plötzlichen Stimmungsumbrüchen, das binnen einiger Monate remittierte und sich rückblickend als Vorpostensyndrom (i.S. Hubers) deuten ließ. Ein mäßiger episodischer Alkoholmißbrauch bestand, den Ehestreit unterhaltend, fort. 31–jährig manifestierte sich ein depressiv–dysphorischer Versagenszustand, aus dem heraus diffuse Angst, dann Wahnstimmung und Beziehungsideen entstanden. Es begann ein mehrmonatiger massiver Alkohol- und Tranquilizerabusus, welchen die Kranke mit *Angst vor einer Magen–Darm–Erkrankung* begründete. Sie wurde hospitalisiert und befindet sich seitdem – inzwischen bald 3 Jahre – in stationärer Behandlung. Sie zeigt sich fortan wortkarg, negativistisch. Mimik und Gestik sind ausdrucksarm. Phoneme werden angedeutet: man spricht zu ihr. Sie fällt des öfteren schreiend zu Boden, unternimmt zahlreiche brutale Suicidversuche, fügt sich Brandwunden zu, brennt Mobiliar an, stiehlt Geld, Gegenstände des täglichen Gebrauchs und Eßwaren, masturbiert ungeniert im Krankenzimmer. Einen gelegentlichen mäßigen Alkoholkonsum setzt sie – neben einer heimlichen Tranquilizereinnahme – fort. Sie legt Alkoholika-Depots in Toilettenräumlichkeiten des Klinikums an und kehrt von Ausgängen wiederholt volltrunken zurück. *Gründe benennt sie* für ihr Verhalten *nicht*. Das psychopathologische Bild bleibt – trotz allmählicher Auflockerung des kataton–stuporösen Syndroms – bis in die jüngste Zeit hinein durch Affektstarre und Adynamie gekennzeichnet, wird aber zuletzt von einer flach euphorischen Stimmungsauslenkung mit kindlich anmutender Haltsuche überformt. Ihr Schritt wird tänzelnd; sie trägt – nach Art eines Brautkleides – weiß.

Dem Weg in die katatone Erstarrung, in eine Existenzform, die sich jedweder Versprachlichung entzieht, korrespondieren Restriktion und *Entdifferenzierung von Bewältigungsweisen.* Während die präschizophrene Persönlichkeit noch in dramatisch–expressiver Weise, Alkoholisierungen eingeschlossen, eheliche Konflikte zu bewältigen versucht hat, wird in der Alienation der einsetzenden Psychose bereits das Unvermögen erkennbar, der leibnah erfahrenen Erlebnisabwandlung aktiv handelnd entgegenzutreten. Die stille Überwältigung der Person, die im weiteren stattfindet, vereitelt schließlich jeden gezielten, absichtsvollen Selbsthilfeversuch. Im Verlust der Sprachlichkeit dokumentiert sich die Auflösung motivisch strukturierten Handelns. Es resultieren zuletzt der Selbstreflexion entzogene, impulshafte Verhaltensweisen, die – versucht man eine Deutung – allenfalls als scheiternde, mechanisch–erstarrte Versuche aufgefaßt werden können, einen basalen Weltbezug zu erhalten.

Autistische Impulsivität als Restfunktion weltoffenen Handelns – dieses allgemeine, unspezifische Interpretationsmodell ermöglicht freilich noch nicht, den je besonderen, individuellen Sinn impulsiven Handelns, etwa eines Alkoholmißbrauchs, hinlänglich aufzuschließen. Weiter führen hier Denkanstöße tiefenpsychologisch orientierter Autoren. Erinnert sei beispielsweise an das psychotherapeutische Prinzip der "symbolischen Wunscherfüllung" (Sechehaye 1986). Man könnte etwa annehmen, Nahrung (einschließlich der Alkoholika) hätten bei Frau E.I. zeitweise konkret–symbolisch die Welt vertreten müssen. Der *inkorporative* Akt wäre dann gleichsam der Versuch, den "lebendigen Kontakt" (i.S. Minkowskis [1927]) in concreto wiederherzu–stellen. Eine derartige Interpretation ließe sich durch die Erfahrung stützen, daß bei manchen stuporösen Katatonien mit abklingender Erstarrung, d.h. mit beginnender Restitution einer Ich–Welt–Beziehung, oral–inkorporative Verhaltensweisen (etwa Freßattacken und Essens–"diebstahl") vorübergehend in Erscheinung treten.

Ein weiterer interpretativer Anknüpfungspunkt liegt, wenn wir beim letzten Fallbeispiel bleiben, in der bemerkenswerten *auto–aggressiven* Thematik, welche die gesamte Lebensgeschichte durchzieht. Wir erfahren: Bereits das Kind wird von der harten Mutter geschlagen; in der Ehe wiederum provoziert die junge Frau die Schläge ihres Mannes. Während ihrer Erkrankung schließlich fallen ausgesprochen selbstschädigende Verhaltensweisen auf. Dazu zählen sowohl suizidale und para-suizidale Handlungen wie auch ein bestimmter – in weitestem Sinne – autodestruktiver Umgangsstil: Der Kranken gelingt es, mehr als bei anderen Schizophrenen zu beobachten, die Behandler gegen sich aufzubringen. Ihr Negativismus ruft weder Mitgefühl, Neugier noch helfendes Engagement auf Therapeutenseite hervor, sondern Mißgelauntheit, versteckte Ablehnung und Kontrollbedürfnis. In diesem Interaktionskontext mögen die Alkoholisierungen – neben den übrigen impulsiven Entäußerungen – als Provokationen verstanden werden, die einem primitiven und deformierten Strafbedürfnis entspringen und einschränkende, punitive Maßnahmen der anderen hervorrufen sollen. Der "Selbstzerfall des Kranken" (Benedetti 1983), der immer auch in einer psychosozialen Dynamik wurzelt, wird in konkret selbstzerstörenden Handlungen ausgetragen und – so könnte die Deutung spekulativ fortgeführt werden – verwirklicht die Forderungen einer destruktiven, gleichsam autonom gewordenen Gewissensinstanz. Die autodestruktiven Akte sind die letzten vollziehbaren Akte eines desorganisierten Ichs, das "Zuflucht im Gefüge der Überichstruktur" (Benedetti 1983) sucht.

6.3.4 Eigenweltlich motivierter Alkoholmißbrauch

Nach Mundt (1985) lassen sich die schizophrenen Residualzustände in astheni-sche, amorphe und autistische Typen untergliedern. Der letztgenannte Typus –
verstanden als "reicher" Autismus (autisme riche, Minkowski 1927) – bildet die
Grundlage eines eigenweltlich motivierten Alkoholmißbrauchs, der in der unter-suchten Alkoholgruppe bei 4 Kranken anzutreffen war. Während der amorph mo-tivierte Abusus undifferenzierter Impulsivität entspringt, zeigt sich bei diesen
Schizophrenen eine motivbildende, reorganisierende Selbstgestaltung, die sich in
idiosynkratischen, verschrobenen, phantastisch–bizarren Begründungen nieder-schlägt. Im Unterschied zum Leben in doppelter Ordnung, wie es dem paranoid-konflikthaft motivierten Alkoholmißbrauch zugrundeliegt, zielen Legitimations-versuche nicht auf die Mitwelt, sondern verbleiben selbstgenügsam in eigenwelt-lichem Kontext. Der Kranke, in der "rêverie morbide" (Minkowski 1927) befan-gen, bedient sich des Alkohols in neuer Selbstverständlichkeit. Mit der eigenwelt-lichen Legitimation hängt eng ein weiteres Moment zusammen: die *bewußtseins-verändernde Funktion* der psychotropen Alkoholeffekte selbst.

Der Gebrauch psychotroper Substanzen zur Veränderung des Wachbe-wußtseins hat eine lange Tradition in der Menschheitsgeschichte und ist wieder-holt Gegenstand psychopathologischer Forschung geworden (vgl. Dittrich 1985,
Dittrich u. Scharfetter 1987, Leuner 1962, Scharfetter 21986), zumal bestimmte
"experimentell" hervorgerufene Zustände *gesunder* Probanden Analogien zu
schizophrenen Syndromen aufweisen. Interesse haben dabei vor allem sog. psy-chotomimetische Substanzen gefunden.

Welche Typik toxisch induzierte Bewußtseinsveränderungen bei *Schizophre-nen* aufweisen, hängt von der vorgängigen seelischen Verfassung des Probanden
und vom Wirkprofil der jeweiligen Substanz ab. Vigilität und Luzidität werden
nach Ausmaß und Richtung von den einzelnen Stoffen unterschiedlich beeinflußt,
ebenso die – den basalen Bewußtseinsfunktionen "überlagerten" – Dimensionen
des Ich–Bewußtseins. Schizophrene scheinen zur Stimulation eigenweltlicher Er-fahrungsmodi am häufigsten *Cannabis* einzusetzen, in den meisten Fällen bloß
sporadisch und in niedriger Dosierung. Cannabis bewirkt bei diesen Kranken –
neben sedativen Effekten – eine Anregung der Ich–Vitalität, Ich–Entgren-zungserlebnisse – je nach Ausgangslage mit angst- oder glückvoller Note – und,
darauf aufbauend, eine Wandlung des Selbstbildes und Identitätserlebens. Andere
potentiell psychotogene Stoffe sind klinisch von geringerer Bedeutung. Ampheta-mine und Biperiden – gleichfalls mit stimulativen, euphorisierenden Effekten aus-gestattet – können wie Cannabis zur Vitalitätssteigerung eingesetzt werden. Ein
längerfristiger Mißbrauch dieser Substanzen ist nur selten zu beobachten. Sedativ-tranquilisierende *Medikamente*, vorzugsweise Barbiturate und Benzodiazepine, die
– zumindest von den hier untersuchten Kranken – recht häufig eingesetzt werden,
vermögen zwar ebenfalls, insbesondere bei niedriger Dosierung, die "rêverie
morbide" zu unterstützen. Sie erweisen sich aber nicht als wirkungsvolle Sti-mulatoren autistischer Erfahrungsmodalitäten, da mit steigender Dosis bewußt-

seinstrübende und –einengende Effekte in den Vordergrund treten. Ein gleiches gilt für den Opiatgebrauch, der im übrigen bei Schizophrenen selten anzutreffen ist.

Die Wirkeigenschaften des *Alkohols* sind bei Schizophrenen denjenigen von Sedativa/Tranquilizer vergleichbar. Dämpfende Wirkqualitäten stehen zumeist im Vordergrund. *Stimulative* Effekte werden weniger gesucht, können aber im Kontext eines "sozialintegrierten" Alkoholkonsums bedeutsam werden. Sie werden auch – selten – zur Anregung eigenweltlicher Erfahrungsmodi eingesetzt. Um die Typik dieser toxisch stimulierten eigenweltlichen Reorganisation ("Leben in eigenweltlicher Ordnung") näher zu charakterisieren, möchte ich – in Anlehnung an Dittrichs (1985) *Typologie veränderter Wachbewußtseinszustände* – die autistischen Modi der rauschhaften Ich–Entgrenzung, angstvollen Ich–Auflösung und Ich–Transformation differenzieren. Rauschhafte Ich–Entgrenzung impliziert gesteigerte Empfänglichkeit der (wahnhaft transformierten) Welt gegenüber, angstvolle Ich–Auflösung den erlebten Zerfall des Ichs unter der Übermacht der (Wahn–) Wirklichkeit, Ich–Transformation die wahnhafte, in halluzinatorischen Erfahrungen verdichtete Umformung des Selbst. Diese eigenweltlichen Erlebnisweisen sind instabil; das Ich erlebt sich in prekärer Lage. Zumal in der angstvollen Ich–Auflösung wird die Gefährdung gesteigert erfahren.

Anders als bei angstvoller Ich–Auflösung, die – vom Selbsterleben des Kranken her betrachtet – den Charakter des Erlittenen und Zugefügten aufweist, haftet den Modi der rauschhaften Ich–Entgrenzung und Ich–Transformation ein Element aktiver Abwendung (E.Bleuler 1912) von der Außenwelt an. Dort findet Überwältigung statt, hier Reorganisation. Die eigenweltliche Reorganisation verwandelt Defizienz in Leistung, erlittene Alienation in aktiv gestaltete. Das Bestreben mancher Kranker, sich in der Eigenweltlichkeit einzurichten, mutet geradezu als "suchtanaloges Verhalten" an (Wulff 1972). Ohne Zweifel besitzen die im folgenden vorgestellten Kasuistiken – mit den Bewältigungsstilen der rauschhaften Ich–Entgrenzung und Ich–Transformation – Ausnahmecharakter. Sie seien dennoch eingehender beschrieben, da sie die komplizierten motivischen Hintergründe eines Alkoholabusus und die Verschränkung positiver und negativer, gestalteter und defizitärer Aspekte schizophrenen Krankseins verdeutlichen. Wie die Psychose selbst als mißlungener, paradoxer Versuch interpretiert werden kann, im "Anleben gegen die Welt" die Welt (der anderen) sich anzuverwandeln, so bleiben – wie sich hier besonders kraß zeigt – auch alle Bewältigungsweisen in Paradoxalität gefangen.

6.3.4.1 Alkoholkatalysierte rauschhafte Ich–Entgrenzung

Die eigenweltliche Motivierung des Alkoholmißbrauchs wird bei diesen Kranken in metaphorischer Rede zum Ausdruck gebracht. Die "Hingabe an das Neue" (Mayer-Gross 1922) bekundet sich in rauschhafter Erregtheit, die deutlich von manischen Verstimmungszuständen und ebenso von Rauschzuständen Gesunder unterschieden ist. Im einen Fall (der Untersuchungsserie) wurden die ich-entgrenzten Erlebnismodalitäten im Bild des "Mühlenrausches" festgehalten (KS-37); im anderen (KS-26) zeigte sich eine biographische Selbstauslegung, welche das autistische Rauscherleben gleichnishaft als "festliche" Begebenheit zu fassen versuchte. Die eigene Lebensgeschichte erschien diesem Kranken als Abfolge festlicher Ereignisse. Die traumartige, durch Substanzeinnahme aktiv manipulierte Wirklichkeitserfahrung vermittelte eine neue, sinnhaft erlebte Ordnung ("interessante Erlebnisse").

Dieser Kranke hat schon während seiner prämorbiden Entwicklung dazu tendiert, in tagträumerische Selbstbeschäftigung zu flüchten. Seine introversive Neigung, verstärkt durch habitualisierten Cannabis-Gebrauch, bereitete den Boden für einen autistisch-imaginativen Weltbezug. Ein - im äußeren Ablauf - karges Leben kontrastierte zu einer reich entfalteten Eigenwelt. Rauschhafte Entgrenzungserlebnisse imponierten als Ausgleich für fundamentale Devitalisierung und Erstarrung des "lebendigen Kontakts" (Minkowski 1927). In der Entgrenzungserfahrung etablierte der Kranke eine anonyme, ent-personalisierte Beziehung zur wahnhaft gewandelten Welt. Zugleich erfüllte der Alkoholmißbrauch - als Thema - noch eine weitere Funktion: in konkreter Metaphorik hinzuweisen auf einzigartige Erfahrungsweisen. Der erhaltene Restdialog mit der Mitwelt ermöglichte, in andeutender Rede das Eigenweltliche zu versprachlichen. Alkohol besaß - mit einem Kranken Scotts (1966) zu reden - "eine gewisse poetische Qualität".

Klinisch-deskriptiv bietet der Kranke eine hebephrene Schizophrenie, die sich - im Zuge einer kritischen Pubertätsentwicklung von blande-dissozialer Typik - aus einer vorgängigen Charakteropathie herausentwickelt hat. Eine scharfe Trennung zwischen prä- und postschizophrener Lebensstrecke gelingt nicht. Die Psychose erscheint als Gipfelpunkt einer - von früher Kindheit an - aberrierenden Entwicklung. Cannabis-bedingte vorübergehende Akzentuierungen des schizophrenen Geschehens sind zu diskutieren; gleichwohl läßt der Gesamtverlauf eine - von toxischer Einwirkung unabhängige - Eigendynamik erkennen:

KS 26: Herr G.B. (31 J., ledig, ehemaliger Student ohne Abschluß, arbeitslos, allein lebend. Diagnose: hebephrene Schizophrenie) ist ein klein gewachsener, schmächtiger Mann in Jeans-Hosen mit linkischem Gang und ausladenden, eckigen Armbewegungen. Vorgealtertes Gesicht, förmliche, sterile Freundlichkeit und gestelzte Redeweise mit stereotypen Formulierungen vermitteln das karikierte Bild eines altklugen Gymnasiasten. Sein Denkstil ist schwerfällig, verträumt, seine Rede sparsam andeutend, häufig unvermittelt abbrechend. Bisweilen paralogistischer Wortgebrauch. Von seinem Alkoholmißbrauch, der ein ständiges Konfliktthema im Umgang mit den Eltern bildet, berichtet er gern: "Weil ich annehme, daß Sie das interessiert." - Herr G.B. ist - als spätgeborener Nachkömmling in kinderreicher Familie - ein unselbständiger, initiativschwacher Mitläufer in der Geschwistergruppe gewesen. Zum Vater, der in anerkannter akademischer Position tätig war, stand er in distanzierter Beziehung, zur Mutter in "gutem Kontakt". Von früh an zeigte er sich verschlossen, zögerlich. Die körperliche Reifung blieb zurück. Die Schulleistungen waren trotz - testdiagnostisch - überdurchschnittlicher Intelligenz mittelmäßig. In der spät einsetzenden Pubertät begann er, 16-jährig, einen zeitweise erheblichen Haschischkonsum; zusätzlich LSD- und - über die Jahre hinweg sich verstärkend - Alkoholgenuß. Er schwänzte die Schule, klagte über Konzentrationsstörungen und verbrachte viele Stunden des Tages untätig–tagträumerisch am Schreibtisch. Mädchen interessierten ihn nicht. Im 21. Lebensjahr entwickelten sich binnen weniger Wochen ein zerfahrener Denkstil, Beziehungsideen und coenaesthetische Phänomene. Während das akute Syndrom bald abklang, akzentuierte sich im Laufe der Jahre ein von Kontakt- und Ausdrucksstörungen geprägter Persönlichkeitswandel.

Er setzte einen Alkoholmißbrauch mäßigen Grades fort, verzichtete aber auf Drogen. Zuletzt trank er, meist allein, 2–6 Flaschen Bier täglich; nur selten Alkoholexzesse. Abnorme Rauschzustände oder Entzugssyndrome wurden bislang nicht beobachtet. Soweit er zurückdenken kann, bedeutet der Alkoholgenuß für ihn *festliche* Gestimmtheit und freundliches Einvernehmen mit seinen Mitmenschen. Er sehnt sich danach – wie er mit leuchtendem Blick ausführt –, bei *Sonnenschein* eine "Heurigen–Kneipe" aufzusuchen, wie er es früher mit einer seiner Schwestern getan hat: *"einfach dasitzen"*, zuhören, die Worte der anderen auffangen und *"aufnehmen"*, was er für sich "verwenden" kann ... . Seine Erkrankung kommentiert er sachlich–kühl: "die Psychose" habe ihm *"interessante Erlebnisse"* gebracht. Dazu zählen ekstatische Erfahrungsweisen, die er in zerfahrener, verschlüsselter Rede anzudeuten weiß: er lauscht den Tierstimmen, sucht die Natur; Gott ist ihm in weißer Gestalt erschienen; er kommt an einer Kirche vorbei, blickt den Kirchturm empor und findet rings um dessen Spitze *"einfach Herrlichkeit"* ... . Dem Beglückungserleben kontrastieren Bedrohungserfahrungen. Doch durch "Experimente" – so hofft er – kann er Atomexplosionen verhindern und die "widerstreitenden Weltmächte" versöhnen. Die akuten, rauschhaft–entgrenzten Zustände, von ihm als "die Stoffwechselstörungen" apostrophiert, versucht er sich folgendermaßen zu erklären: Er trinke und brauche Alkohol; Medikamente und Alkohol vertrügen sich nicht; beides zusammen erzeuge "Stoffwechselstörungen"; so wäre es besser, er unterließe die Medikation.

Das *Krankheitsmodell* ist – für *uns* – widersprüchlich: Auf der einen Seite religiös–metaphysische Sinngebung, auf der anderen dinglich–konkrete, in die Sprache der Pathophysiologie gekleidete Spekulation. Beiden Aspekten gemeinsam sind magischer Weltbezug und "artificialisme" (Sechehaye 1986). Die magische Beeinflussung des Weltgeschehens bekundet sich in kosmischer Dimension als Versuch, "Atomexplosionen" durch "Experimente" zu verhindern. Im pathophysiologischen Krankheitsmodell artikuliert sie sich folgendermaßen: Alkoholeinnahme (die vital erforderlich sei) und therapeutische Medikation (die in Interaktion mit Alkohol schade) seien unvereinbar; also muß der Kranke trinken und ärztlichen Ratschlägen zuwiderhandeln; solange er trinkt, beeinflußt er – im Kontext wahnhafter Vorannahmen – die "Stoffwechselstörungen" günstig; wer ihn davon abzuhalten versucht und Medikamente verordnet, schadet ihm. Allgemeiner gefaßt und in "unsere" Sprache übersetzt, meint dies: eigenweltliche Motivierung und mitweltliche Anforderung sind unvereinbar, Ich (des Kranken) und Welt (der anderen) radikal getrennt. Der Kranke weiß *seine* Art der Lebensbewältigung verschroben zu behaupten. Auch diese Konnation haftet dem Alkoholgebrauch an: *sthenische Verteidigung eigenweltlicher Erfahrungsmodi*. Gerade darin bekundet sich eine reorganisierende Anstrengung des Kranken. Die erlittene Alienation wird in *gewollte* Andersartigkeit und Widerständigkeit verwandelt.

6.3.4.2 Alkoholkatalysierte wahnhafte Ich-Transformation

Wie die rauschhafte Ich-Entgrenzung zeigt auch die wahnhafte Ich-Transformation – in der Untersuchungsserie 2 Fälle – eine ins *Aktive* gewendete Form der Selbstverwandlung. Im Unterschied zu jener steht aber nicht Hingabe an eine (wahnhaft transformierte) Welt im Vordergrund, sondern radikale Subjektzentrierung des Erlebens. Die alkoholkatalysierte Ich-Transformation kann klinisch als abnormer Rauschzustand imponieren. Der Kranke wechselt dabei in eine neue "Rolle", nimmt eine bestimmte "Selbst-Maske" (L.Binswanger 1956) an.

Im folgenden Fallbeispiel enthüllt die Alkoholwirkung Erlebnis- und Verhaltensweisen, die außerhalb der toxischen Einwirkung unter der Oberfläche fügsamer Einordnung verborgen gehalten werden. Eine *Karikatur männlichen Rollenverhaltens*, wie sie im berauschten Zustande vorgeführt wird, zeigt eine defizitäre symbolische Vater-Repräsentanz (Lang 1978) an. Der Kranke lebt in künstlichen, selbstgeschaffenen Rollen, die einander ablösen. Die Ich-Transformation, welche der Rausch erzeugt und zum Ausdruck bringt, wird später, im ernüchterten Zustande, rückgängig gemacht. Die mächtig-wuchtige Selbst-Maske weicht der Maske zaghafter Ängstlichkeit. Im Wechselspiel zwischen diesen Identitätsschablonen erfährt der Kranke Alkoholgebrauch als aktivierendes Stimulans, als Mittel, um Ohnmachts- und Entmächtigungserfahrungen zu entgehen. Nicht zuletzt der konfliktträchtigen, aggressiven Verhaltensweisen wegen, welche die Umwelt zu restriktiven Maßnahmen veranlassen, scheint der beschriebene Motivierungstypus nur selten zu beobachten zu sein.

KS 1: Herr Karl J. (36 J., ledig, berentet, lebt bei seiner Mutter und deren Lebenspartner. Diagnose: hebephrene Schizophrenie), ein schmächtiger Mann mit verhärmten Gesichtszügen und kurzgeschnittenen Haaren, hat, wie er sagt, "gelernt", zu niemandem Vertrauen zu haben. In verschrobener, von einzelnen Neologismen durchsetzter Rede beschreibt er sich in der dritten Person, legt sich neue Namen zu und fragt, ob "das die *richtige Maske*" sei. Er weiß von sich: *"In Gemeinschaft, da kann er nicht richtig."* – Die Mutter (64 J.) ist eine gefühlslabile, unruhig-nervöse Frau, die sich dem Sohn gegenüber stets bevormundend, teils auch verächtlich verhielt. Mit ihrem 17 Jahre älteren Mann, einem ehemaligen Polizisten, der sie oft schlug, führte sie eine von ständigem Streit geprägte Ehe. Der Junge, als Kind still und kontaktscheu, wuchs bis zum 6. Lebensjahr bei den Großeltern auf. Er wurde verspätet eingeschult und wechselte bald in die Sonderschule über. Zaghafte Versuche in der Frühadoleszenz, ein Mädchen kennenzulernen, scheiterten ebenso wie etliche Anläufe, in einer Lehrstelle Fuß zu fassen. Er imitierte die bewunderten "Beatles" in Kleidung und Haarschnitt. So kam die Zeit, "als alle über mich lachten". Er fühlte sich "schwächlich", "so in die Ecke gestellt, der blöde Karl." 19-jährig traten erstmals produktiv psychotische Erscheinungen auf. Stimmen forderten ihn zu homosexuellen Handlungen auf und bedrohten ihn. Seine Gedanken wurden "telepathisch" beeinflußt. Unterdessen war der Vater nach einem Insult bettlägerig geworden. Die Mutter betrog ihn mit einem "Untermieter", dem jetzigen Lebenspartner. Sie überschüttete ihren Sohn mit Vorwürfen und drohte, ihn hinauszuwerfen. Der Kranke wähnte, sie und der Untermieter, ein unbeherrschter Mann mit Alkoholproblemen, hätten "mit Salzsäure gegen mich gearbeitet", und fürchtete, sie könnten ihm die *Haare abschneiden*. Er fühlte andere durch sich hindurchgehen, *"als wäre ich niemand"*.

Inzwischen begann er, zunehmend Bier zu trinken, *"weil ich draußen nicht ankam"*. Er er-
nährte sich unzureichend, trank exzessiv Kaffee. Betrunken demolierte er mehrfach die
Wohnung. Als wenig später der Vater verstarb, beschloß er, "eine *Persönlichkeit*" zu werden. Dazu erprobte er auffällige Kleidungsstile, pflegte sorgfältig seine langen Haare und
ließ sich einen Vollbart wachsen. Bisweilen – dabei meist alkoholisiert – trat er in
schwarzer Lederkleidung mit Hakenkreuzabzeichen auf und bedrohte Mutter und
"Stiefvater". Rückblickend kommentiert er: *"Ich war eine Rolle, ich war nicht wirklich,*
hatte lange Stiefel an. Das war so wuchtig. Habe gesoffen und auch mal zugeschlagen."
Oder: dort "hat er *zu viel Image*" gehabt, "ist angeeckt". Deshalb und wegen seines Alkoholkonsums – so fürchtet er heute – "geht es ihm später an den Kragen." Ein Abhängigkeitssyndrom entwickelte sich nicht. In jüngster Zeit spiegelt sich eine Beruhigung des
psychotischen Bildes – parallel zur Stabilisierung der familiären Situation – in einem
Rückgang des Alkoholgebrauchs.

6.4 Zur Suchtfähigkeit Schizophrener

Im Verlauf der verstehend–psychopathologischen Analyse ließen sich motivationale Grundtypen des Alkoholmißbrauchs abstrahieren, die in unterschiedliche
mit– und eigenweltlich begründete Bewältigungsstile eingebettet waren. Eigen-
tümlicherweise gelang es, den Abusus ohne Rekurs auf jene psycho(patho)logi-
schen Erfahrungsgehalte zu deuten, die in den Termini Sucht, Süchtigkeit und
süchtige Fehlhaltung anklingen. Zu fragen ist also, ob und – wenn ja – in welchem
Sinne von süchtiger Fehlhaltung usw. bei Schizophrenen gesprochen werden kann.
Verkürzt formuliert: sind Schizophrene "suchtfähig"? Oder finden sich lediglich
"suchtanaloge" Erlebnisbereitschaften, die – vor dem Hintergrund schizophrener
Erlebnisabwandlung – eine nicht eigentlich "süchtige" Färbung erhalten? Mit diesen Fragen verläßt man bereits das Feld einer deskriptiv–psychopathologisch prä-
zis abzusichernden Erkenntnis. Einfache Antworten sind nicht zu erwarten, da
zum einen die mit Sucht, Süchtigkeit und süchtiger Fehlhaltung angedeuteten
komplexen Konstrukte sich exakter, "operationaler" Definitorik entziehen (Wanke
1986), zum anderen die Polymorphie schizophrener Syndrome variable motivationale Strukturen zuläßt. Man wird damit rechnen müssen, "süchtige" *und* "nur
suchtähnliche" Verhaltens– und Erlebnisdispositionen anzutreffen, so daß psychopathologische Phänomene, welche dem Gebiet der Süchte zuzuschlagen sind,
in recht unterschiedlichem Grade realisiert sein dürften. Man könnte gar die Gruppe schizophren Kranker nach dem Ausmaß ihrer Suchtfähigkeit gliedern, und der
spekulative Gedanke ist erlaubt, daran bemesse sich die Nähe zur Mitwelt, der
Bezug zum menschengemeinsamen Sinnhorizont. Dies hieße: nur *der* Schizophrene sei suchtfähig, der aus Wahn und Alienation "zu uns zurückgekehrt" sei,
nicht aber jener, der in entleerter (autisme pauvre) oder erfüllter (autisme riche)
Eigenweltlichkeit verharre. Suchtfähigkeit wäre gleichsam als Indikator mitwelt-

licher Nähe und Einbettung verstanden und schlösse ein (Rest-) Vermögen zu syntonem Weltbezug ein (vgl. E.Bleuler 1923, Minkowski 1923, 1929).

Die Nähe der süchtigen Erlebnisweise zur Welt der Gesunden ist gerade aus der Sicht der anthropologischen Psychiatrie und ihr verwandter Strömungen betont worden (Condrau 1976, Gabriel 1962, v.Gebsattel 1948, Laubenthal 1964, Sattes 1959, 1962, Wyrsch 1963b, Zutt 1948, 1958). Süchtigkeit ist "eine Gefahr *des* Menschen" (Zutt 1948, Hervorh. im Original). Anders dagegen die schizophrene Abwandlung. Sie repräsentiert nicht *eine* Gefahr des Menschen, sondern kann als *die* Gefährdung personaler Grundstrukturen schlechthin angesprochen werden. Die Intaktheit gerade jener personalen Verfassung, welcher die Sucht zu ihrer Entfaltung bedarf, ist in der schizophrenen Umformung bedroht.

Um Mißverständnisse zu vermeiden, sei noch einmal darauf hingewiesen, daß hier nicht von "Abhängigkeit" die Rede ist (im Sinne eines bestimmten psychophysiologischen Totalgeschehens), sondern von Suchtfähigkeit und süchtiger Erlebnisbereitschaft bzw. Erlebnisweise. Daß Schizophrene abhängig, speziell: substanzabhängig werden können, ist unstrittig. In welchem Sinne und bei welchen Kranken jedoch von "süchtigem" Erleben und Verhalten gesprochen werden darf, bezeichnet ein psychopathologisches Problem.

Zur Bedeutung der Süchtigkeit für die Psychopathologie Schizophrener sind unterschiedliche Auffassungen geäußert worden. Teils hat man vermutet, "hinter" schizophren-psychotischen Verfassungen sei zuweilen eine süchtige Fehlhaltung zu finden (Matussek 1958a) - L.Binswanger (1957) hat gar im Falle der Ellen West die Daseinsform als "süchtiges" In-der-Welt-sein charakterisiert -; teils hat man angenommen, chronisch Schizophrene vermöchten nicht "psychisch abhängig" (i.S. des älteren Suchtbegriffs) zu werden (Schrappe 1978). Um einer Klärung dieser unterschiedlichen Positionen vorzuarbeiten, möchte ich im weiteren umrißhaft darlegen, ob und inwieweit "Süchtigkeit" als komplexes Konstrukt geeignet sein könnte, das Verständnis der in den vorangehenden Abschnitten zusammengetragenen Befunde zu vertiefen. Es bietet sich dazu an, eine bekannte Formulierung von Gebsattels (1948) als Ausgangspunkt zu wählen, wonach die Sucht (hier nicht als nosographischer Terminus, sondern im Sinne von Süchtigkeit) zu begreifen sei "als das Ausweichen vor einer inneren Verfassung unerträglicher Leere, wobei das jeweilige Suchtgebiet einen Inhalt bietet, der Selbsterfüllung oder Selbstausfüllung vortäuscht ... ." Die wesentlichen Aspekte dieser Definition sind die Leere, die Unerträglichkeit (dieser Leere), das Ausweichen, die Selbsttäuschung, die (scheinhafte) Er- oder Ausfüllung des Selbsterlebens und - wie v.Gebsattel später ergänzt - die "anonymen" destruktiven Antriebe, die sich konträr zur Selbstgestaltung realisieren. Kommen wir auf die einzelnen Merkmale zu sprechen:

Ist von der inneren *Leere* des Süchtigen die Rede, so wird darunter ein Mangel an tragendem Lebenssinn, ein Verzicht auf Selbstgestaltung und Individuierung, ein Aufgehen im "unwillkürlichen Werden" (Zutt 1958) u.ä. verstanden. Der Süchtige steht zwar im menschengemeinsamen Erfahrungshorizont, nutzt aber nicht die Entwicklungsmöglichkeiten, welche die mitmenschlich-soziale Wirklichkeit bereithält. Anders die "Leere" des Schizophrenen (Minkowski 1927, Racamier 1982): Der Fall in die Alienation beraubt die mitweltlich vermittelten Sinnbezüge ihrer Verbindlichkeit. Die Selbstgestaltung mißlingt nicht deshalb, weil das Mögliche nicht ergriffen würde. Vielmehr entbehrt das Mögliche, noch bevor es handelnd umgesetzt werden könnte, des Anrufcharakters, ist ohne erlebten Bezug auf die eigene Person. Die süchtige Leere beruht auf mangelnder Realisierung eines (latenten) Selbstentwurfs; in der schizophrenen Leere dagegen fehlt die selbstentwerfende Kraft. Die Leere des Süchtigen ist tendenziöse Abwehr eines erfahrenen Sinns, die Leere des Schizophrenen erlittener Verlust verbindlicher Seins- und Sinnordnung. Die schizophrene Leere ist erlebter, die süchtige Leere – vom Untersucher – konstatierter Mangel; jene repräsentiert eine Erlebniswirklichkeit, diese ein existentielles Versagen (Wyrsch 1963b). Die metaphorische Rede von der schizophrenen Leere meint demnach nicht dieselben Erlebnistatbestände, welche der süchtigen Leere zugehören.

Auch die *Unerträglichkeit* (dieser Leere) ist von unterschiedlicher Beschaffenheit. Für den Süchtigen erscheint sie als gerichteter Drang, der Ziel und Objekt kennt. Diese "Triebqualität der Sucht" (Kronfeld 1930) ist zu differenzieren vom diffusen Getriebensein, das in den Unruhezuständen eines "autisme pauvre" begegnet. Soweit das ziel- und objektlose Getriebensein des Schizophrenen noch nicht zu geordneter, neuer Ausdrucksform – etwa in chronifizierten Stereotypien (vgl. Klaesi 1922) – gefunden hat, zeigt es sich gleichsam "ungebunden" in akzidentellen, augenblickshaften Impulshandlungen. In diesem Sinne ist der *amorph motivierte Alkoholmißbrauch* zu interpretieren. Er ist nicht Ausdruck einer unerträglichen süchtigen Sinn-Vermeidung, sondern Ergebnis autistischen Sinn- und Ordnungs-Verlusts.

Zur Sinn-Leere der süchtigen Fehlhaltung gehören die Selbsttäuschung, die Orientierung an Schein- und Ersatzwerten, das *Ausweichen* in eine Nebenwelt. Diese Nebenwelt bleibt dinglich-konkret, wenn auch anonymisiert. Beim Schizophrenen stellen sich die Beziehungen zur Wirklichkeit komplizierter dar. Auch hier mag ein Substanzmißbrauch dazu dienen, vor einer schmerzhaften Wirklichkeitserfahrung auszuweichen. Diese gehört im *katathym motivierten* Abusus der Mit-, im *paranoid-konflikthaft motivierten Alkoholmißbrauch* der Mit- und Eigenwelt an. Der süchtige Eskapismus gründet in fraglos mitweltlicher Erfahrung, der schizophrene in der problematisch gewordenen Beziehung zur gemeinsamen Wirklichkeit.

Süchtige und schizophrene Weltflucht haben unterschiedliche Ziele und Methoden. Denn der Schizophrene bedarf keines süchtigen Ausweichens, steht ihm doch der Rückzug in die Eigenweltlichkeit offen. Zwar kann die autistische Abkehr rauschhaft-ekstatische Qualität annehmen und – wie im *eigenweltlich motivierten Alkoholmißbrauch* – toxisch katalysiert werden; stets fehlt ihr aber die Maßlosigkeit süchtig-aneignenden Verhaltens, die "Welthaftigkeit des Rausches" (Zutt 1958). Der eigenweltlich verschlossene Schizophrene zielt im Rausch nicht auf Exzeß, sondern Ekstase, nicht auf Aneignung, sondern Re-Konstruktion der Welt. Bedenkt man, daß gerade in der fortgeschrittenen Sucht die Fähigkeit zu festlichem Exzeß und festlicher Ekstase aufgehoben ist (Zutt 1975), so erscheint die Rauschfähigkeit mancher Schizophrener weniger störbar als die des Süchtigen. Weltschöpfung aus schizophrener Allmacht und "verschlingender Weltbezug" (Matussek 1958a) des Süchtigen sind inkompatibel. Jene hat die drohende Inexistenz des Wirklichen, diese die fraglose Gegebenheit des Faktischen zur Voraussetzung. Die schizophrene Aneignung der Welt - wie in der Maß-Losigkeit des "autisme pauvre" und damit auch der *Maß-Losigkeit* des *amorph motivierten Alkoholmißbrauchs* - weist nur eine oberflächliche Ähnlichkeit mit der Exzeßform süchtiger Verhaltensweisen auf. Vereinfacht gesprochen: Nicht maßlose Gier, sondern maß-lose Leere bringt das impulshafte, amorph motivierte Trinken des Schizophrenen hervor. Der Süchtige handelt dem - latent gewußten - mitweltlichen Situationszusammenhang zuwider; der Schizophrene hat den Sinn für mitweltlich verbindliche Normierungen verloren, für Regeln, die ihm gestatteten, Handeln und situatives Erfordernis zum Ausgleich zu bringen. Der Süchtige handelt *gegen*, der (autistisch verarmte) Schizophrene *ohne* die Mitwelt. Allenfalls mag man - finalistisch - im amorph motivierten Alkoholmißbrauch den paradoxen und mißlingenden Versuch erblicken, den Bezug zur entfremdeten Mitwelt zu restituieren.

Einen letzten Hinweis verdient der *selbstzerstörerische* Aspekt der Süchte. Die Verlockung des Abwegigen, das "geheime Fraternisieren mit dem Abgrund" (Gebsattel 1948), ist kein Spezifikum der Süchte, sondern schlichte menschliche Erfahrungsmöglichkeit. Dennoch tritt sie in gewissen klinischen Konditionen prononciert hervor. So hat man etwa die anonymisierten selbstzerstörerischen Tendenzen Suchtkranker hervorgehoben (Gebsattel 1948, Matussek 1953). Ohne hier auf die schwierige anthropologische Problematik (auto-) aggressiven Handelns näher eingehen zu wollen, sei doch angemerkt, daß Selbstzerstörung als motivierendes Element süchtiger oder suchtähnlicher Verhaltensweisen bei Schizophrenen ohne Bedeutung ist. Die autodestruktiven Tendenzen vieler Schizophrener drücken sich viel unmittelbarer aus: etwa in geplant oder impulsiv vollzogenen selbstschädigenden Handlungen, in chronischen Formen der Selbstvernachlässigung oder auch in Wahnthematiken mit Verfolgungs- und Strafcharakter. Der Schizophrene bedarf nicht der Sucht, um die "Wollust des Unterliegens" (Kronfeld 1930) zu erfahren und Selbstbestrafung zu realisieren.

Dieser skizzenhafte Überblick kann keineswegs die angesprochene Problematik hinlänglich ausloten. Als vorläufiges Resultat deutet sich aber an, daß Verhaltensauffälligkeiten, die - wie der Alkoholmißbrauch bzw. die Alkoholabhängigkeit - beim nicht-psychotischen Probanden gern als Manifestation süchtiger Erlebnisdisposition gedeutet werden, beim Schizophrenen einer ganz *andersartigen* Erlebnisform entspringen. Den Kennzeichen der Süchtigkeit, i.e. der Leere, der impulsiven Suche, dem Ausweichen vor der konkreten Realität, der Maß-Losigkeit und der Autodestruktion haftet jeweils ein Spezifikum an, das mit Rümke (1967) ein bestimmtes Unverständliches genannt werden könnte. Es markiert eben die Differenz des Schizophrenen zur Welt der anderen, den Grad seiner Alienation. Unter den Bedingungen eigenweltlicher Ausrichtung findet gleichsam eine

Modifikation der Süchtigkeit statt. Suchtfähigkeit bezeichnet – vom Schizophrenen aus betrachtet – nur denjenigen Grenzfall, der mit Rückkehr zur Mitwelt erreicht ist.

6.5 Toxikophilie und Toxikophobie – Zur Psychopathologie der Abstinenz

Ob ein Schizophrener einen Alkohol- oder – allgemeiner – einen Substanzmißbrauch entwickelt oder nicht, hängt nicht allein vom Grad seiner – hypothetisch angenommenen – Suchtfähigkeit ab. Ebensowenig resultiert ein bestimmter Bewältigungsstil (i.S. der oben entwickelten Typologie) zwangläufig in toxikophilem oder toxikophobem Verhalten – unbeschadet der Tatsache, daß "ent-ordnete" Stile eine sichtlich höhere Affinität zum Substanzmißbrauch aufweisen als die übrigen Bewältigungsweisen. Wie wir gesehen haben: Je unruhiger, fluktuierender die Symptomatik und je mißtrauischer und therapiefeindlicher der Kranke eingestellt ist, umso wahrscheinlicher wird ein Alkoholmißbrauch (bzw. die Akzentuierung eines Mißbrauchs). Die folgenden Überlegungen greifen diesen Aspekt noch einmal unter der Frage auf, ob die Mikrostuktur der Bewältigungsstile Differenzen zwischen toxikophilen und toxikophoben Schizophrenen erkennen läßt. Sie gehen von dem Erfahrungsgut dieser Studie aus. Inwieweit besondere Verhältnisse bei speziellen, hier unberücksichtigten Gruppen – etwa jugendlichen schizophrenen Drogenkonsumenten – gegeben sind, bedürfte genauerer Prüfung.

Im Vergleich von trinkenden und abstinenten Schizophrenen ergibt sich der folgende vorläufige klinische Eindruck: Schizophrene in "*mitweltlicher* Ordnung" bieten – wenn abstinent – eine insgesamt beruhigtere Lebenssituation und weniger konflikthafte familiäre Verstrickungen als die korrespondierende Gruppe Nichtabstinenter. Unter psychopathologischem Aspekt erscheint ihre Verstimmbarkeit geringer, das dysphorisch-anhedonische Grundelement schwächer ausgeprägt. Kranke, die in "*doppelter* Ordnung" leben, weisen, wenn abstinent, eine schärfere Separation beider Welten auf. Die Wahnwelt ist weniger bedrängend, zeigt keine Tendenz zu dynamischer Entfaltung und stört nur in geringem Maße alltägliche Verrichtungen. Ein Ausgleich zwischen beiden Ordnungen und eine Demarkation beider Sphären ist hinreichend geglückt. Klinisch treten demgemäß Antriebsminderung und – in einigen Fällen – anankastische Persönlichkeitsstrukturierung stärker hervor als in der korrespondierenden Gruppe trinkender Schizophrener. Ein "*Ent-Ordnungs*"-Zustand ist fast stets mit einer toxikophilen Ausrichtung verknüpft. Aufschlußreiche Ergebnisse liefert die psychopathologische Analyse bei drei Schizophrenen der Kontrollgruppe, die eine "Ent-Ordnung" boten. Sie zeigten – anders als die korrespondierenden trinkenden Probanden – eine habitualisierte, quasi-stabile Desorganisation mit starrer, stereotypisierter Symptomatik.

Die Irritation des sozialen Umfeldes blieb begrenzt. In diesen Fällen schließt die ent-ordnete Dauerverfassung gleichsam ein rückordnendes, reorganisierendes Moment ein. Die erstarrte Symptomatik repräsentiert – wie in dem von Wyrsch (1949) beschriebenen Fall der Ida Je... – eine Form psychotischer Anpassung an das Neue. Ähnlich verhielt es sich mit Kranken in "*eigenweltlicher Ordnung*". Die abstinenten Schizophrenen dieses Typs erschienen – verglichen mit den trinkenden Probanden – starrer, verschlossener und zeigten eine asketische Grundhaltung.

Faßt man die Einzelaspekte zusammen, so findet sich bei trinkenden, verglichen mit abstinenten Schizophrenen immer wieder *ein Mangel an psychischer (Re-) Organisation*. Labiler Krankheitsverlauf, mißlingende "Ausgliederung" spezifisch schizophrener Erlebnisse, persistierende Ich-Konsistenz-Störung und fehlende Restrukturierung – all diese Merkmale weisen auf ein erhöhtes Risiko toxikotropen Verhaltens hin. Abstinenz dürfte dabei weniger von der "Richtung" psychischer Reorganisation (eigen- versus mitweltlich) abhängig sein als von deren Stabilität und Konsequenz. Gerade die rigide durchgehaltenen, verschrobenen Lebensentwürfe kommunikationsarmer Minimalexistenzen bieten Schutz gegen impulshafte Entgleisungen und toxikophile Bewältigungsweisen. Die *starre Konsequenz* asketisch ausgerichteter Charaktere, die in eigenwilligen Ideologien Halt finden, beugt einem Substanzmißbrauch vor. So scheinen auch differenzierte religiöse Sinngebungsversuche eher bei abstinenten als bei trinkenden Schizophrenen vorzukommen. Die für nicht-psychotische Abhängigkeitskranke beschriebene *Antithetik* von religiöser Gebundenheit und süchtigem "Bindungsverlust" sowie von Zwang und Sucht (Matussek 1958b) findet ihr Gegenstück in der Gruppe schizophren Kranker.

7 Alkoholmißbrauch im sozialen und kommunikativen Raum

Psychopathologie und Verlauf schizophrener Psychosen zeigen eine ausgesprochene soziale Reaktivität und Abhängigkeit vom "Netzwerk" sozialer Bezüge (Angermeyer 1988). Dies gilt auch für den Alkoholmißbrauch Schizophrener. Die von manchen Autoren vermutete Zunahme von Schizophrenien mit begleitendem Alkoholabusus (und überhaupt von schizophrenen Psychosen mit komplizierendem Substanzmißbrauch) würde, sollte sie zutreffen, gleichsinnig auf Wandlungen des soziokulturellen Umfeldes verweisen und – umgekehrt – die "Umweltlabilität" schizophrener Symptommanifestationen bestätigen. Eine relative Unvereinbarkeit von psychotischer Störung und Substanzmißbrauch (Matussek 1958a, Sattes 1975) mag zwar für die "umweltstabileren" endogen-*depressiven* Erkrankungen gegeben sein, zumal solche mit depressiv-gehemmter Symptomatologie. Für die Gruppe der *schizophrenen* Psychosen dagegen haben wir von einer möglichen Koexistenz von psychotischer Abwandlung und Mißbrauchsverhalten auszugehen. Es ist daher denkbar, daß veränderte therapeutische Rahmenbedingungen – Ausweitung der ambulanten Versorgungssysteme, Liberalisierung der psychiatrischen Anstalten und Rückgang langfristiger Hospitalisierungen – das Risiko schizophren Kranker erhöht haben, in einen Substanzmißbrauch zu geraten. (Wieder–) Eingliederung in die Gesellschaft und Nähe zur Sozietät bedingen auch Teilhabe an gesamtgesellschaftlichen Risikolagen. Verbesserte Behandlungsformen dürften somit der Bereitschaft Vorschub leisten, sich der zahlreichen, legal oder illegal erhältlichen psychotropen Substanzen zu bedienen. Individuelle *und* soziale Gefahrsituationen nehmen Einfluß auf die Manifestation eines toxikophilen Bewältigungsstils. Schizophrene Bewältigungsweisen mit Substanzmißbrauch sind daher nicht zuletzt Resultat eines sozialisatorischen Prozesses: der, wie man sagen könnte, schizophrenen *Tertiärsozialisation*.

Sozialisation, ein sozial- und entwicklungspsychologischer Begriff, bezeichnet – vereinfacht ausgedrückt – all jene Lernprozesse, durch welche sich das Individuum an seine soziale Umwelt anpaßt, Sozialverhalten erwirbt und vorgeprägte Sozialrollen internalisiert. Sozialisation ist – ebenso wie sein Gegenstück, die Personifikation oder Personwerdung – ein lebenslanger Prozeß. Ständig werden Sozialrollen (siehe Kraus 1980) modifiziert, entwickelt, in neue Rollenentwürfe integriert. Dem entspricht eine stete Entwicklung der Selbstwahrnehmung und Selbstauslegung. In Rolle und Selbstbild (als Aspekten der "Identität") berühren sich Individuum und Gemeinschaft: Ich–Identität (Erikson 1966) und Wir–Identität (G.S.Klein 1976) sind komplementär. Für eine Theorie des Bewältigungsverhaltens sind vornehmlich Erwerb und Modifikation sog. Krankenrollen von Interesse. Die Sozialisation zum Kranken und als Kranker, die "Kranken–Karriere", markiert einen Überschneidungsbereich zwischen individual- und sozialpsycho(patho)logischer Betrachtungsweise. Interessanterweise ist die sozialpsychologische Perspektive – Krankheit als Karriere – vornehmlich an Abhängigkeitskranken erprobt worden (Antons u. Schulz 1976, Matakas et al. 1984), hat aber für die Theorie schizophrener Störungen nur geringe Bedeutung gewonnen.

Sozialisation zum Kranken – oder Tertiärsozialisation – impliziert in unserem Zusammenhang nicht eine soziogenetische Theorie der schizophrenen Pathogenese, sondern meint die Herausbildung einer Krankenrolle *nach* Manifestation der psychotischen Störung. Sie umfaßt alle sozial vermittelten Prozesse der Anpassung an und Auseinandersetzung mit der (bereits eingetretenen) Störung. Die angesprochene Problematik ist komplex. Ich möchte in diesem Zusammenhang nur zwei Aspekte umrißhaft darstellen, erstens die familiendynamische Reaktivität und Einbindung der Alkoholsymptomatik, zweitens die Funktion des Alkoholmißbrauchs als thematischer Fokus. Alkohol als Thema gestattet dem Kranken nämlich – darin anderen geläufigen Themen des therapeutischen Dialoges vergleichbar –, eine Interpretation, zumindest eine bildhafte Konkretisierung des Leidens zu formulieren.

7.1 Familiendynamische Typologie

Von 37 Kranken der Alkoholgruppe lebten 10 bei ihren Eltern, weitere 7 mit ihrem Partner zusammen. Der Alkoholmißbrauch stellte in diesen 17 Fällen stets ein bedeutsames intrafamiliäres Konfliktthema dar. Eine *Überbewertung* der Symptomatik durch Angehörige war häufig anzutreffen. Dazu trugen ungünstige Vorerfahrungen mit dem Trinkverhalten des Kranken bei – etwa ein akzentuierter Mißbrauch im Zuge psychotischer Rezidive. Auch erschien der Alkoholkonsum den Angehörigen motivisch oft leichter faßlich als manch anderes Krankheitszeichen. In einzelnen Fällen gaben Alkoholprobleme von Familienmitgliedern dem Kranken Anlaß, stellvertretend eine familiäre Konfliktthematik auszutragen.

Die variationsreiche innerfamiliäre Thematisierung und die subtilen Interaktionen, die eine Akzentuierung oder Mitigierung des Mißbrauchs bewirken können, sollen hier nicht nachgezeichnet werden. Ich beschränke mich darauf, drei charakteristische Familientypen darzustellen, deren jeweilige Stile im Umgang mit der Alkoholsymptomatik differenten *familiären Bewältigungsstrategien* entspre-

chen. Beim Bewältigungsmodus der "kontrollierenden Sorge" verfolgt der Angehörige eine Strategie der bevormundenden Eindämmung solcher Verhaltensformen, die als "krankhaft" oder "gefährlich" aufgefaßt werden; im Modus der
"verdeckten Partizipation" koexistieren Eingrenzung und Verstärkung; bei "aktiver
Förderung" schließlich werden Verhaltensauffälligkeiten direkt – meist jedoch nur
von einem Teil der Familie – unterstützt. Als Indikator drohender Gefahr wird der
Alkoholmißbrauch zum exemplarischen Gegenstand familiärer Krankheitsbewältigung. Die drei Grundtypen sollen daher als Leitfaden dienen, um die Haltung der
Familie zum Alkoholmißbrauch des Schizophrenen zu beleuchten.

Die Typologie hat heuristischen Charakter und beansprucht nicht, alle bedeutsamen Prä-
gnanzformen familiärer Bewältigungsweisen abzubilden. Die Fallbeispiele dienen demgemäß nicht stringenter Beweisführung, sondern der Orientierung des Lesers. Die familien-
dynamischen Überlegungen sollen ebensowenig die Pathogenese schizophrener Syndrome
erhellen, sondern zielen ausschließlich darauf, familiäre Bewältigungsstile im Umgang mit
der psychotischen Erkrankung zu verdeutlichen.

7.1.1 Kontrollierende Sorge

Mit kontrollierender Sorge läßt sich ein familiärer Interaktionsstil – in Herkunfts-
familie oder aktueller Partnerbeziehung – kennzeichnen, der durch das Bemühen
des dominanten ("gesunden"), ordnenden, lebenspraktisch tüchtigeren Angehörigen gekennzeichnet ist, unberechenbaren Verhaltensweisen des Schizophrenen,
speziell: einem Alkoholmißbrauch, vorzubeugen. Die Rollen sind starr verteilt:
Kontrolle auf der einen, fügsame Unterordnung, manchmal auch infantil-trotziges
Aufbegehren auf der anderen Seite. Am deutlichsten ist diese Art der
"Aufgabenspaltung" in Paarbeziehungen zu beobachten. Charakteristisch ist – wie
im folgenden Beispiel – der fassadenhafte Charakter der Paargemeinschaft und
deren – mit Wynne zu sprechen – Pseudomutualität (Wynne et al. 1958).

ES 1: Frau E.N. (49 J., verheiratet, Hausfrau. Diagnose: residuale Schizophrenie) blickte
auf eine "schlimme Kindheit" mit einem jähzornigen Vater zurück. Sie lebte in kinderloser
Ehe mit einem schwerfälligen, beschränkten Heizungsinstallateur, dem sie – seit ihrer Ersterkrankung vor 16 Jahren – im Verlauf mehrfacher psychotischer Rezidive (gereizt-ge-
hobene Verstimmungszustände, verbunden mit Zerfahrenheit, Wahnstimmung, Beziehungsideen) aus wahnhafter Überzeugung wiederholt Untreue vorwarf. Mit abklingender
Psychose traten die Wahngedanken – im Sinne der *"Ausscheidung"* (Mayer-Gross 1920) –
stets ohne innere Auseinandersetzung zurück. Im symptomarmen Intervall verhielt sich die
Kranke passiv und bot eine von Affektstarre und Hypodynamie gekennzeichnete Verfassung. Der Partner lernte ihre (psychotisch bedingten) Ausbrüche zu ertragen und behandelte sie als unselbständige, kindische Person, für die er alles zu regeln habe. Im übrigen
ging er seiner Wege und verbrachte seine freie Zeit mit Freunden oder im Bastelkeller.
Beide Partner vermieden sorgsam, sich über die enttäuschende Ehesituation auszusprechen.
Dagegen kreisten lange Dispute um einen Zigaretten- und Alkoholgenuß der Patientin. Der
Ehemann pflegte stolz auf seine Nikotinabstinenz zu verweisen und empfahl seiner Frau,
sich zusammenzureißen. Die Kranke ihrerseits trumpfte (in der akuten Psychose) mit der
unzutreffenden Behauptung auf, er trinke immerzu und schlage sie.

In kommunikationspsychologischer Perspektive können die akuten Psychosen dieser Patientin als Aufbegehren gegen einen unzumutbaren Verlust autonomer Handlungsmöglichkeiten und – konkreter – gegen eine unbefriedigende Ehesituation aufgefaßt werden. Da beide Ehepartner (im Intervall) eine entaktualisierende, konflikt- und einsichtsvermeidende Bewältigungsstrategie verfolgen, wird die notwendige Auseinandersetzung mit Eheschicksal und Psychose vermieden und am Ersatzthema des Alkoholkonsums abgehandelt. Die Kontrolle des Alkoholgebrauchs darf als *Metapher* für die erstrebte Eingrenzung der Gefahr verstanden werden, welche der erstarrten Ehegemeinschaft durch die psychotische Erkrankung droht.

7.1.2 Verdeckte Partizipation

Die Beziehungsasymmetrie beim familiären Bewältigungstyp der "kontrollierenden Sorge" bringt es mit sich, daß Verhaltensweisen des Kranken vom "dominanten" Partner zugleich abgelehnt *und* verdeckt gutgeheißen werden können. Noch deutlicher ausformuliert finden sich doppelte Botschaften beim Typus der "verdeckten Partizipation". Hier bleibt der Schizophrene in der "gebundenen Delegation" (Stierlin 1980) gefangen und *muß* einen paradox formulierten Auftrag erfüllen. Er realisiert – stellvertretend – ein konfliktträchtiges Verhaltensmuster und erlangt keine letzte Gewißheit darüber, ob und inwieweit "unberechenbare" und störende Verhaltensweisen toleriert werden. Während die Pseudomutualität der "kontrollierenden Sorge" eine starre Rollenaufteilung einschließt, zeigt sich hier eine "schiefgelagerte" Familie (Lidz u. Fleck 1979), die klare innere Rollendifferenzierungen und Positionsbestimmungen nicht zuläßt. In der folgenden Kasuistik hat der ehemals alkoholkranke Vater an einem rigoristischen Katholizismus Halt gefunden, während der schizophrene Sohn zugleich familienkonforme Lebenshaltung *und* Verneinung des religiösen Ideals repräsentiert:

KS 44: Herr A.K. (35 J., geschieden, arbeitslos, ehemaliger stellvertretender Verkaufsleiter in einer Autofirma. Diagnose: paranoid-halluzinatorische Schizophrenie), einziges Kind streng katholischer Eltern, war von Kindheit an für den Priesterberuf ausersehen. Er stand der Mutter, die verschrobenen religiösen Vorstellungen anhing und sich seit etlichen Jahren in psychiatrischer Behandlung befindet, stets am nächsten. Der *Vater*, ein 72-jähriger ehemaliger Schlosser von aufbrausendem Naturell, hat *früher getrunken*. – 17-jährig begehrte der Heranwachsende gegen den angesonnenen zölibatären Lebensstil auf und entschloß sich zu einer kaufmännischen Lehre. Er erkrankte wenig später an einer akuten Psychose schizoaffektiven Gepräges, die binnen einiger Monate vollständig remittierte. Wenig später heiratete er, wurde geschieden, heiratete erneut und zeigte sich beruflich recht erfolgreich. Im 28. Lebensjahr geriet er in eine schizophrene Psychose paranoid-halluzinatorischer Typik. Nach mehrfachen Rezidiven, begleitet von einem sozialen Abstieg, gestaltete sich die Persönlichkeit um: Passivierung, Bequemlichkeitshaltung und infantile Abhängigkeit von den Eltern ("wie ein Baby") bestimmten das Bild. Ein zunehmender Alkoholmißbrauch, vom Vater heftig kritisiert, führte zuletzt zu einer körperlichen Abhängigkeit. Im

Zuge psychotischer Exazerbationen suchte der Kranke erotische Abenteuer und geriet in Streit mit den Eltern. Einmal glaubte er sich besessen und sah sich im Spiegel als Teufel mit Hörnern. Nach abgeklungener Psychose religiös geprägte Stellungnahme: "Der Katholizismus" verurteile ihn, da er gesündigt habe.

7.1.3 Aktive Förderung

Die Unterstützung eines Substanzmißbrauchs durch Angehörige ist häufig zu beobachten. Die Motive sind unterschiedlich. Gleichgültigkeit (besonders bei eigener Mißbrauchsproblematik eines Angehörigen), Schuldempfinden, Resignation (dem Kranken müsse "irgendwie" geholfen werden) und Ärger auf die behandelnden Therapeuten können mitwirken. Bisweilen wird die "Kooperation" des Angehörigen vom Kranken ultimativ und drohend erzwungen. Subtile materielle Austauschsysteme – die Substanz als konkret-dinglicher Ausdruck der Zuwendung – finden sich gelegentlich in der Beziehung zwischen autistisch-rückzüglerischen Kranken und ihren Müttern.

In familiendynamischer Perspektive zeigt sich die Unterstützung eines Alkoholmißbrauchs häufig im Kontext eines Familienklimas, das von offenkundiger Zerrüttung und wechselnden Koalitionsbildungen gekennzeichnet ist. In diesen "schismatischen" Familien (Lidz u. Fleck 1979) dient dem Kranken der Abusus dazu, einer permanenten Beunruhigung entgegenzuwirken. Die zerstrittenen Angehörigen ih-rerseits unterstützen – wie im nächsten Beispiel – in wechselnder Weise den Mißbrauch, da sie versuchen, die loyale Parteinahme des Kranken zu gewinnen. Zugleich konterkarieren sie therapeutische Angebote, denen sie mißtrauisch gegenüberstehen. Unter solchen Umständen treten maladaptive Bewältigungsmuster (des Kranken wie der Familie) in den Vordergrund. Eine progressive Entwicklung des Mißbrauchs tritt ein:

KS 17: Frau K.D. (31 J., ledig, ehemals Apothekenangestellte, jetzt arbeitslos. Diagnose: paranoid-halluzinatorische Schizophrenie) ist nach Aussagen der Eltern früher ein lebendiges, fröhliches Mädchen, nach ihrer eigenen Erinnerung dagegen zurückgezogen und scheu gewesen. Sie entwickelte sich im Schatten einer bewunderten älteren Schwester und meinte, diese und die 3 jüngeren Geschwister seien ihr vorgezogen worden. In den Pubertätsjahren traten depressive Verstimmungszustände, schwere Selbstzweifel und eine anhedonische Grundhaltung deutlich hervor. Dem Vater, einem Trinker von heftiger Wesensart, ging sie nun aus dem Wege und schloß sich eng der emotional kühlen, mißtrauischen Mutter an. Seit dem 19. Lebensjahr unternahm sie zahlreiche Suizidversuche. Eine wachsende diffuse Angst bekämpfte sie mit Tranquilizern. 25-jährig manifestierte sich erstmals eine akute Psychose paranoid-halluzinatorischen Typs, welche die Kranke in der Folgezeit terroristische Nachstellungen fürchten ließ. Vor dem Hintergrund eines mäßigen schizophrenen Persönlichkeitswandels mit vorwiegend affektiven und Antriebsstörungen bot sie in den letzten vier Jahren einen wachsenden Alkoholkonsum (Wein und Rum), der sich zuletzt in einer mäßigen vegetativen Entzugssymptomatik, einer chronischen Pankreatitis alkoholtoxischer Genese und einer (sonographisch diagnostizierten) Leberfibrose dokumentierte. – In kontinuierlicher ambulanter Behandlung befand sich die Patientin nie. Die Eltern, welche ein schweres Zerwürfnis – der Vater hatte sich über Jahre hinweg in einer se-

paraten Wohnung aufgehalten – zu verbergen trachteten, konnten zu keiner Mitarbeit gewonnen werden. Die Mutter, welche die Tochter mit Alkoholika und Benzodiazepinen
versorgte, äußerte über Vater und (kranke) Tochter: "Ihr habt beide etwas Streitsüchtiges."
Die Patientin selbst erläuterte: "Da ist etwas Unberechenbares in mir, bei uns auch."

7.2 Alkohol als Thema

Wie die familiendynamische Betrachtung zeigt, bemißt sich die klinische Relevanz der Alkoholsymptomatik an Schwere *und* kommunikativer Valenz des Alkoholkonsums. Manche diagnostische Fehleinschätzung rührt daher, daß Alkoholthematik und faktischer Mißbrauch verwechselt werden. Zugleich ist in einigen
Fällen nicht zu übersehen, daß ein Abusus aus motivdeutenden Zuschreibungen,
welche die sozialen Bezugspersonen vornehmen, gewichtige sekundär–motivato-
rische Potenz bezieht und gar – im Selbstverständnis des Kranken – zum Versatzstück einer gefährdeten Ich–Identität werden kann. Umgekehrt ist die Begrenzung
eines *tatsächlichen* Mißbrauchs nicht zuletzt davon abhängig, ob das verborgene
kommunikative Angebot – der latente, interaktiv gestaltete Sinn des Symptoms –
erkannt wird.

7.2.1 Kommunikation des Inkommunikablen

Betrachtet man die Art und Weise, wie Schizophrene über ihren Alkoholgebrauch
zu sprechen pflegen, so fällt häufig die betont beiläufige oder prononcierte Darstellung auf. Diese Beobachtung wird verständlicher, wenn wir die Alkoholthematik als Medium betrachten, das – paradox formuliert – Inkommunikable mitzuteilen.
    Der private, privative Charakter autistischer Erlebnismodalitäten und die
Selbstverborgenheit des Schizophrenen bedingen die Inkommunikabilität der zentralen Leidenserfahrung. Die – im Bilde gesprochen – Leidens–Peripherie kann
dagegen kommunikativ zugänglich werden und als Chiffre des Verborgenen fungieren. Ein Mittel, das Unaussprechliche zu sagen, besteht darin, an alltagssprach-
lich formulierbare Vorstellungsgehalte anzuknüpfen und zur Erläuterung eigenweltlicher Erfahrungsmodi zu verwenden. Die unverfänglichen Probleme, welche
der Kranke in erlebnis- und ereignisarmen Residualstadien der Psychose anzusprechen liebt, verbergen nur zu oft einen Hintersinn. Eine Standardthematik dieser Art kreist um den Genußmittel–Gebrauch und deutet den Versuch des arztge-
wohnten Kranken an, im *gemeinsamen* Thema eine gemeinsame Sprache (mit dem
Arzt) zu finden. Darin geschieht beiläufig "Lokalisierung" von Bedrohungserfahrung (Benedetti ²1980). Das Symptom stiftet, wie wir schon aus der Behandlung
Körperkranker wissen (Balint 1957), Beziehung.

Um Versprachlichung des Befremdlichen bemühen sich auch Angehörige, die
– im Horizont alltagsweltlicher Erfahrung – das Verhalten des Kranken als rück-
sichtslos, maßlos und überschießend, kurzum: als Verstoß gegen die soziale Norm
bewerten. Wenn sie sich über seinen exzessiven Nikotin-, Kaffee- oder Alkoholgenuß beklagen, so zeigt dies oft weniger einen klinisch relevanten Substanzmißbrauch sensu strictu an. Vielmehr dient die präsentierte Symptomatik häufig
dazu, das Unsagbare in gemeinsamer Sprache zu formulieren. Die Entfernung des
Kranken aus der mitweltlichen Gemeinsamkeit ermißt sich an der Maß–Losigkeit
seines Verhaltens.

7.2.2 Kausalität und Verantwortung

Auch Krankheitsmodelle implizieren eine erklärende "Lokalisierung" von Bedrohungserfahrung. Alkoholgebrauch, ein ubiquitäres, der normalpsychologischen
wie psychopathologischen Sphäre zugeordnetes Verhalten, wird häufig zur Kausalattribution des schizophrenen Krankheitsgeschehens herangezogen.

In einer Studie zur Krankheitserklärung aus der Sicht von Patienten und Angehörigen
(Angermeyer u. Klusmann 1988) hielten von 198 hospitalisierten Kranken mit funktionellen Psychosen, darunter rund die Hälfte Schizophrene, immerhin fast 2/3 einen Drogen-
bzw. Alkoholmißbrauch für eine wahrscheinliche oder zumindest mögliche Krankheitsursache. Knapp 2/5 von 84 untersuchten Angehörigen dieses Patientenkollektivs nahmen
ebenfalls ursächlich u.a. einen Drogen- oder Alkoholmißbrauch an (Angermeyer et al.
1988). Unter allen Deutungsversuchen ergab sich nur für die Ursachenkomplexe
Ehe/Partnerbeziehung und Alkohol-/Drogenmißbrauch eine hinlänglich gute Übereinstimmung zwischen Patienten und Angehörigen. – Man darf daraus den Schluß ziehen, daß –
neben anderen Interpretationsschablonen – die abususbedingte *toxische Pathogenese* eine
wichtige *Verständigungsfunktion* im Dialog zwischen Krankem und sozialer Umwelt erfüllt
und eine mitweltliche Reorientierung des Kranken anzeigt. Dafür spricht auch, daß Schizophrene in einer anderen empirischen Untersuchung dem Alkoholismus – verglichen mit
sonstigen seelischen Leiden – die geringsten Negativfolgen beimaßen (Faust 1981).

Krankheitsmodelle lassen sich unter dem Aspekt lebensgeschichtlicher *Kontinuität*swahrung begreifen. Während die akute Psychose die "Konsequenz der natürlichen Erfahrung" (L.Binswanger 1957) verläßt und die biographische Gesamt-
gestalt zerbricht, stellen Kausalattribution und Verantwortungszuschreibung – der
Intention nach – den lebensgeschichtlichen Gesamtzusammenhang wieder her.
Manche Kranke mutmaßen, man habe ihnen Drogen eingeflößt u.ä., und fügen
damit an die Stelle des Unfaßlichen ein (scheinbar) Faßliches ein. Die Kausaler-
klärung (ob zutreffend oder nicht) ermöglicht zum Schutze des erlebenden Ichs
eine Objektivierung der Entmächtigungserfahrung (Windgassen 1989).

Eine andere Form der Krankheitsverarbeitung zielt auf moralische Selbster-
kundung. Einige Schizophrene bemühen sich nämlich, in grübelnder Gewissen-
serforschung die psychotischen Erfahrungsgehalte zu assimilieren. Indem sie frühere Verfehlungen, etwa einen Substanzmißbrauch, für ihre Erkrankung verant-

wortlich machen, gelingt es ihnen, das Erlittene in aktiv Gestaltetes zu verwandeln: die Psychose erscheint als Konsequenz der eigenen, *selbstverantworteten* Lebensgeschichte. Das Gespräch über den Mißbrauch, vom Kranken gesucht, fungiert als Deckthema, um quälende Schulderfahrung zu bearbeiten. Bei derartiger Schulddynamik muß auch zuweilen eine situative Mitbedingtheit psychotischer Zusammenbrüche (durch kumulative konflikthafte Überforderung) in Betracht gezogen werden (Zeiler 1988).

7.2.3 Distanzierung und Appell

Die Mitteilung manches Schizophrenen, er trinke, enthält einen provokative Note, in der ein Vorbehalt der Behandlung gegenüber zum Ausdruck kommt. So verwendet der Kranke im folgenden Beispiel die Alkoholthematik vorrangig als *Distanzierung*smittel:

ES 2: Herr L.R. (34 J., ledig, Schaffner. Diagnose: chronisch- paranoide Schizophrenie) hat in Kindheit und Jugend ganz unter dem Einfluß einer schizophrenen Mutter gestanden, die als Mitglied einer Sekte missionarischen Eifer an den Tag legte. Er entwickelte sich zu einem vordergründig fügsamen Mann, der hinhaltend Widerstand zu leisten verstand. In aller Stille und, ohne jemals psychiatrischer Behandlung zu bedürfen, arbeitete er ein Wahnsystem mit Verfolgungsideen aus. Im alltäglichen Umgang erschien er stets freundlich, besonnen, pedantisch und schüchtern. Nach dem Tode der Mutter lernte er eine ältere Frau mit herrischen Manieren kennen, die ihrerseits an einer chronisch paranoiden Schizophrenie litt. Er umsorgte sie, unterwarf sich ihren Anordnungen, entzog sich ihr aber, wenn sie ihm Vorwürfe machte. So behauptete sie (ohne daß sich für ihre Unterstellungen überzeugende Belege fanden), an seiner Dienststelle trinke er mit Kollegen; auch ginge er mit ihnen ins nahegelegene Bordell. Betrunken bedrohe er sie; er möge sich eine jüngere Partnerin nehmen. Herr L.R. seinerseits beteuerte, er wolle "damit nichts mehr zu haben"; doch "der Dienst" sei "ansteckend". Von seiner Partnerin gedrängt, begab er sich schließlich in Behandlung. Die ihm empfohlene neuroleptische Medikation setzte er bald ab und erklärte dazu mit sanfter Renitenz, er *"habe das Fehlende durch Alkohol ersetzt"*. Alkoholisierungen wurden nie beobachtet.

Veräußerlichung innerer Konflikte und "manipulative" Realitätsbewältigung (Jacobson 1972, Racamier 1982) sind in dieser Paarbeziehung offenkundig. Alkoholgebrauch fungiert als Chiffre für triebhafte, unberechenbare und widerständige Verhaltensweisen. Der Kranke übernimmt die Zuschreibungen seiner Partnerin und verwendet sie - sekundär - für eigene vorsichtige Verselbständigungsversuche. Die Alkoholthematik - in Partnerbeziehung wie auch therapeutischer Situation - erfüllt bei solcherart strukturiertem Abhängigkeitskonflikt (vgl. Fromm-Reichmann 1978, Searles 1974, Sullivan 1953) wesentlich die Funktion, die prekäre Balance zwischen Autonomie und Abhängigkeit, zwischen Selbstsein und Verfallensein zu tarieren.

Fast immer enthält die herausfordernde Mitteilung eines Kranken, er trinke, auch einen *appellativen* Aspekt. Bleibt die Aufforderung an die Behandler, der Wunsch nach Hilfe, ungehört, so werden oft - in mißverstandener pädagogischer

Absicht – einschränkende, "konfrontative" Maßnahmen ergriffen. Sie müssen, wie z.B. manche sog. disziplinarische Entlassung, als Versuch der therapeutisch Tätigen verstanden werden, dem amorphen, überfordernden Hilfsanspruch des Kranken zu entkommen. Im folgenden Beispiel wird das Beziehungsangebot des Schizophrenen in bezeichnender Weise fehlinterpretiert:

KS 32: Herr T.N. (Angaben zur Krankengeschichte siehe Kp.4.2.1) ist in enger Bindung an eine ältere Schwester aufgewachsen. Als er diese eines Tages telefonisch nicht zu erreichen vermag, heißt es in den krankenpflegerischen Verlaufsnotizen der Rehabilitationsstation: "Weiterhin auf der Suche nach Zigaretten." Die verstärkte Unruhe des Patienten wird auf "Tabakmangel" zurückgeführt. Eine zunehmende Verschlechterung seines Befindens erzwingt binnen weniger Tage die Verlegung auf eine geschlossene Station.

7.2.4 Sozialrolle und Wahnrolle

Die Alkoholthematik repräsentiert – in sozialpsychologischer Perspektive – einen dem sozialen Raum zugewandten Aspekt schizophrener Gestörtheit. An ihr lassen sich, wie gezeigt, kommunikative – und damit "heilende" – Funktion von Krankheitsmodellen sowie Lösungsversuche des Autonomie–Abhängigkeits–Dilemmas Schizophrener darstellen. All die genannten Gesichtspunkte finden sich verdichtet in der Kranken*rolle* eines Alkoholikers, die von manchen Schizophrenen entwickelt wird.

Rolle, verstanden als Sozialrolle, meint einen Komplex sozialisatorisch geprägter Haltungen und Reaktionsbereitschaften, die im flexiblen Austausch mit einer Umwelt, welche Rollenangebote bereithält, erworben werden. Rollentheoretische Konzepte sind auch für ein erweitertes Verständnis endogener Psychosen fruchtbar zu machen (Kraus 1980). Sie ermöglichen zwar – wie nicht anders zu erwarten – keine soziogenetische "Erklärung" der Schizophrenie, stellen aber ein Instrumentarium bereit, um schärfer als bisher im multikonditionalen Bedingungsgefüge sozial determinierte Wirkgrößen herauszupräparieren. Einem Mißverständnis ist vorzubeugen: Die schizophrene Existenzweise ist keineswegs selbst schon "Rolle". Sie begründet jedoch bestimmte, abnorme Weisen des Rollenverhaltens. Kraus (1980) hat in diesem Sinne von der "Rollenlosigkeit" des Schizophrenen gesprochen und darunter die "Unfähigkeit der Identifikation mit den Sozialrollen der sekundären Sozialisation" verstanden. Dieser Unfähigkeit korrespondiert die Tendenz zur Prägung eigenweltlicher, autistisch begründeter Rollen (Wahnrollen), die nicht als Sozialrollen (durch Übernahme sozialisatorisch vermittelter Rollenangebote), sondern als rollenhafte Ersatzbildungen aufzufassen sind. Die Rollenlosigkeit (i.S. eines Verlustes von Sozialrollen) bezeichnet den Pol autistischer Eigenbezüglichkeit, i.e. den Grenzfall radikalen Weltverlustes. Freilich: "vor" dem gänzlichen Abstieg in die Eigenwelt lebt der Schizophrene stets auch in und durch sozial vermittelte ("echte") Rollen. Nicht zuletzt die Krankenrolle ist ein Element seines mehr oder weniger flexibel verfügbaren Rollenrepertoires.

Während die Wahnrolle Unfähigkeit zum "Überstieg" (Conrad 1958) anzeigt, weist die alltagsweltlich konzipierte Krankenrolle auf das (erhaltene oder zurückgewonnene) Vermögen zu Perspektivenwechsel und sozialer Rollenübernahme hin. "Identitätsschwächen" können durch (sozial vermittelte) "Rollenidentitäten" überdeckt und kompensiert werden, ein Vorgang, der keineswegs für manisch-depressive Kranke (Kraus 1980) spezifisch ist. Wie das folgende Fallbeispiel verdeutlicht, findet mit Rückkehr aus der Eigenweltlichkeit (akute Psychose) in die Mitweltlichkeit (Remission) zugleich ein Übergang von der Wahn- zur Sozialrolle statt, von megalomaner Produktivität zur "Ausscheidung" der psychotischen Erlebnisse (Mayer-Gross 1920). Die Differenzverfassung (Blankenburg 1988) weicht einer Identitätsverfassung (vgl. Kraus 1977). Dabei vertritt die Alkoholthematik die soziale Realität. Als "Alkoholikerin" erhält sich die Kranke eine sozial validierte Rolle.

Klinisch-deskriptiv handelt es sich um eine wellenförmig verlaufende schizomanische Psychose mit geringfügiger hypodynamer Residualsymptomatik, die sich bei einer präschizophren hinlänglich angepaßten, kontaktfähigen, aber unreifen Persönlichkeit entwickelt hat. Ähnliche Bilder sind von Chotzen (1906) als "atypische Alkoholpsychosen" beschrieben worden:

KS 23: Frau N.S. (39 J., verheiratet, berentet, ehemalige Schneiderin. Diagnose: schizoaffektive Psychose), eine kleingewachsene, übergewichtige Frau von pyknischer Konstitution und kindlich-unbeholfenem Auftreten, ist, wie sie betont, in einem "harmonischen" Familienklima als Tochter eines einfachen Arbeiters *"anständig*, ordentlich und trotzdem verständnisvoll erzogen worden." Nach Volksschulzeit und Schneiderlehre hoffte sie, sich eines Tages *"selbständig"* zu machen. Von aufgeschlossener Wesensart, lernte sie ihren künftigen Ehemann 18-jährig kennen, heiratete mit 22 Jahren und gebar bald darauf eine Tochter. Anfangs "glücklich", fühlte sie sich alsbald in ihren zärtlich-emotionellen Bedürfnissen unbefriedigt. 29-jährig stellten sich anhaltende Stimmungsschwankungen depressiv-agitierten Gepräges ein. Sie griff zu Benzodiazepinen und Barbituraten, dann - bald exzessiv - zu Alkohol. Sie trennte sich von Mann und Kind, "verpraßte" ihr mühsam erspartes Geld und verdiente Geld als Gelegenheitsprostituierte. Ein polyvalenter Substanzmißbrauch - Alkohol, Tranquilizer, Weckamine - bestand fort. Eine Alkoholabhängigkeit, die sich rasch entwickelte, gab im 31. Lebensjahr Anlaß zu wiederholten Entzugsbehandlungen. In abnormen Rauschzuständen wiederholt flüchtige akustische Halluzinationen, Beziehungs- und Verfolgungsideen. Dabei ermahnte sie sich einmal: *"Zu den Bekloppten willst du nicht."* Sie erschien nun als kritikschwache, unruhig-unstete, infantil-abhängige Persönlichkeit, die zur konformistischen Übereinstimmung mit den Erwartungen ihrer (Alkohol-) Therapeuten neigte. Nach einer mehrmonatigen Abstinenz (33-jährig) prägte sich binnen weniger Wochen eine akute schizomanische Psychose aus. Sie vermeinte, Gott regele ihre Angelegenheiten; sie sei getötet und wiedererweckt worden, seit 40 Jahren die *Braut Gottes* ... . Mehrmonatige psychotische Entgleisungen ähnlicher Typik traten in der Folgezeit wiederholt auf, jeweils gefolgt von einer leichtgradigen adynamen Residualsymptomatik ohne Wahnreste. Im Kontakt erschien die Kranke weiterhin warm und zugewandt. Den Alkoholmißbrauch setzte sie in abgeschwächter Form fort. Zu Zeiten einer depotneuroleptischen Behandlung auch längere Abstinenzstrecken; während präpsychotischer Labilisierungen akzentuierter Abusus. - Der Alkoholmißbrauch wurde stets freimütig eingestanden und - ohne tiefere Beteiligung - schuldbewußt kommentiert. Die Kranke bezeichnete sich als *"Alkoholikerin"* und erklärte ihre ablehnende Haltung zur Depotneurolepsie "zu 80%" damit, nichts "mit den Bekloppten" gemein haben zu wollen. Mehrfach suchte sie Selbsthilfegruppen auf - dem Rat ihrer früheren Alkoholtherapeuten entsprechend, zu denen sie losen Kontakt hielt. Ihr Vokabular entstammte der Selbsthilfe-Szene: In (scheinbarer) Einsicht konstatierte sie: "Ich habe einfach nicht nein [zum Alkohol] sagen können ... ich muß *allein* mit allem fertigwerden ... ich komme ja gut über die Runden." Im Gefolge alkoholischer Rauschzustände kam ihr die Sorge, neuerlich "verrückt" zu werden.

Ein Grundmerkmal dieser Persönlichkeit sind der Konformismus, die Orientierung an Konvention und fiktiver Normalität. Dies – mit L.Binswanger (1956) zu sprechen – Verfallensein an ein "Man" wird in der schizophrenen Megalomanie scheinhaft durchbrochen. Die Wahnrolle – als Braut Gottes – wird einer entleerten Sozialrolle entgegengesetzt. Die übereilte, prononcierte Übernahme einer Identitätsschablone, die Selbststilisierung als Alkoholikerin bekundet und stabilisiert eine brüchige Identitätsverfassung. Das sozial definierte Rollenschema repräsentiert Rückkehr zu den anderen und "Leugnung der Andershaftigkeit" (Racamier 1982). Fallbeispiele wie dieses illustrieren in verdichteter Form, wie eine Alkohol*thematik* (gleichgültig, ob mit oder ohne Alkohol*mißbrauch*) im Selbstverständnis mancher Kranker mitweltliche Verankerung zu verbürgen vermag.

8 Zur Behandlung
Schizophrener mit Alkoholmißbrauch

Der Alkoholmißbrauch Schizophrener ist uns im Verlauf der Untersuchung stets als integraler Bestandteil einer basal *schizophrenen* Psychopathologie begegnet. Die schizophrenen Syndrome mit komplizierendem Alkoholmißbrauch nehmen weder in nosographischer noch in therapeutischer Hinsicht eine Sonderstellung ein. Sie repräsentieren ebensowenig einen neuartigen schizophrenen Subtypus wie eine (mehr oder weniger zufällige) Kombination zweier Krankheiten. Stets bietet sich die schizophrene Erkrankung als das *zentrale* therapeutische Problem dar. Die Behandlung folgt somit *denselben* Grundsätzen eines multimodalen, individuell anzupassenden Vorgehens, an denen sich die Therapie Schizophrener auch sonst zu orientieren hat.

Wie man früh erkannt hat (Graeter 1909), kommen strukturierte alkoholtherapeutische Programme für trinkende Schizophrene gewöhnlich nicht in Betracht. Patienten diesen Typs sind daher zumeist als Schizophrene in den für diese Gruppe zuständigen Institutionen behandelt worden. Erst in jüngster Zeit hat man "zweipolige" Therapieprogramme empfohlen (Kofoed et al. 1986, Minkoff 1989, Weiss, Mirin 1989), da, wie es heißt, Doppelerkrankungen – hier: Schizophrenie und Alkoholismus – nur durch Kombination zweier Behandlungsmodelle ("psychiatric model" und "addiction model": Minkoff 1989) zu begegnen sei. Der Kampf um den Vorrang eines Behandlungsmodells, so wird argumentiert, solle wechselseitiger Anregung und pragmatischer Kooperation weichen. Beispielsweise könnten Elemente der Selbsthilfegruppen–Therapeutik in ein integriertes Behandlungskonzept übernommen werden.

Gewiß ist eine Wiederannäherung von Institutionen der Suchtkrankenarbeit und der psychiatrischen Versorgung (i.e.S.) zu begrüßen. Auch ist erfreulich, wenn Experten beider Bereiche – am Beispiel von Problempatienten – gemeinsam eine differenzierte und valide Begriffichkeit zur Deskription psychopathologischer Sachverhalte entwickeln. Die Institutionalisierung eines Fachdialogs darf jedoch nicht gleichgesetzt werden mit der Schaffung einer neuen Subdisziplin, die für sog. Doppeldiagnose–Patienten zuständig wäre. Schizophrene mit Substanzmißbrauch sind keine "Grenzfälle" zwischen schizophrenen und Abhängigkeitserkrankungen, sondern psychotisch Kranke, die im *Kontext* ihrer besonderen Patho-

114

logie und bestimmter mikro- und makrosozialer Rahmenbedingungen eine Symptomatik entwickeln, die - in je unterschiedlicher Weise - *Analogien* zu Abhängigkeitserkrankungen im engeren Sinne aufweisen. Programme, die einer Kombination von "psychiatric model" und "addiction model" (Minkoff 1989) das Wort reden, suggerieren die Lösung schwieriger psychopathologischer Fragestellungen und diffiziler therapeutischer Probleme, bevor eine sachlich zureichende Analyse der psychopathologischen Struktur von psychotischen Krankheitsverläufen mit komplizierendem Substanzmißbrauch geleistet ist.

Einer Institutionalisierung spezieller therapeutischer Programme wird man daher mit Vorsicht begegnen müssen (vgl. Kesselman et al. 1982). Leitlinien für die Behandlung trinkender Schizophrener, wie sie im folgenden umrißhaft dargestellt werden, müssen stets im Gesamtzusammenhang eines integrierten, an der psychotischen Erkrankung orientierten Behandlungskonzeptes (vgl. Carey 1989) gesehen werden. Ähnliche Gesichtspunkte gelten für Schizophrene mit Medikamenten und Drogenmißbrauch, ohne daß auf Besonderheiten dieser Patientengruppen hier näher eingegangen werden kann.

Leitlinien:

1. Die Behandlung trinkender Schizophrener sollte im Regelfall in Institutionen der allgemeinen psychiatrischen Versorgung erfolgen. Soweit alkoholtherapeutische Einrichtungen mit diesen Patienten befaßt sind - etwa zur Entzugsbehandlung -, empfiehlt sich eine frühzeitige enge Kooperation mit den weiterbetreuenden Institutionen. Grundsätzlich gilt: Prinzipien der Abhängigenarbeit (Vorrang der Selbsthilfe, Abstinenzziel, Verzicht auf Psychopharmaka, konfrontative Bearbeitung verfestigter Leugnungshaltungen) dürfen nicht undifferenziert auf diese Patientengruppe übertragen werden.

2. Therapeutische Fehlentscheidungen resultieren, wenn zwischen Alkohol-Mißbrauch und Alkohol-Thematik (ohne Mißbrauch) nicht präzise differenziert wird. Die Symptompräsentation durch Patient und/oder Angehörige verleitet bisweilen dazu, die klinische Bedeutung eines Alkoholkonsums zu überschätzen.

3. Ein schwerer Alkoholmißbrauch zeigt zumeist einen ungünstigen Verlauf der schizophrenen Erkrankung an. Die therapeutische Planung muß sich bei diesen Patienten, die zumeist nur begrenzt für eine Mitarbeit zu gewinnen sind, vorrangig an der psychotischen Grundproblematik orientieren und darauf abzielen, ein vertrauensvolles Behandlungsklima zu schaffen. Es verbieten sich am Abstinenzziel orientierte konfrontativ-disziplinierende Vorgehensweisen. In schweren Fällen, zumal bei vitaler Gefährdung durch alkoholtoxisch bedingte Komplikationen, sind allerdings Zwangsmaßnahmen unumgänglich.

4. Von hart konfrontierenden Therapiestilen ist abzuraten (Carey 1989, Feuerlein ³1984, Gottheil, Waxman 1982, Hellerstein, Meehan 1987, Kesselman et al.

1982). Die simplifizierende Gleichsetzung Alkoholiker = konfrontativer, Schizophrener = supportiver Umgang muß gleichwohl relativiert werden. Auch der Schizophrene bedarf der Korrektur an medizinischer und sozialer Realität. Evasive Bewältigungsstile erfordern geduldiges, vorwurfsfreies Vorgehen. Die Bereitschaft des Therapeuten, sich die motivischen Hintergründe eines Mißbrauchs – so, wie der Kranke sie versteht – zu vergegenwärtigen, trägt zur Schaffung eines förderlichen Behandlungsklimas bei.

5. Das Ziel der Alkoholabstinenz besitzt untergeordnete Bedeutung. Es ist in den meisten Fällen weder realisierbar noch therapeutisch sinnvoll. Eine Mäßigung des Alkoholkonsums tritt fast immer ein, sobald psychotische Erlebnisweisen entaktualisiert und belastende Lebensumstände gebessert werden.

6. Selbsthilfegruppen sind wenig hilfreich, ihrer häufig rigoristischen Ausrichtung wegen für viele Patienten sogar gefahrvoll (Parker et al. 1960, Soyka 1987). Einzelne Kranke können dennoch aus sporadischem Kontakt zur Subkultur abstinenter Alkoholiker Gewinn ziehen. Daß die Teilnahme an Selbsthilfegruppen, wie sie von manchen Autoren im Rahmen "zweipoliger" Programme empfohlen wird (Hellerstein, Meehan 1987, Minkoff 1989, Weiss, Mirin 1989), zu dauerhafter Gruppenintegration führt, darf für die Mehrzahl der schizophrenen Partizipanten bezweifelt werden. Belastend wirkt sich der Gruppeneinfluß zudem in solchen Fällen aus, wo eine zwiespältige Einstellung des Kranken zum professionellen Behandlungsangebot verschärft und damit eine konsequente Therapie weiter erschwert wird.

7. Entzugssyndrome werden, zumal bei blander vegetativer Symptomatik und neuroleptischer Coupierung, leicht übersehen. Sie bedürfen nur in seltenen Einzelfällen zusätzlicher Gabe von Chlomethiazol. Aus Gründen der personellen Kontinuität sollte, wenn möglich, die Entzugsphase auf einer allgemein–psychiatrischen Akut–Einheit durchgeführt werden.

8. Grundsätzlich ist Vorsicht bei Substanzen mit Abhängigkeitspotential geboten. Die Abhängigkeitsgefährdung ist stets individuell zu beurteilen. Behandlungsversuche mit Opiaten und Rauschdrogen (Berger 1921, Burchard 1958, 1967, Carlson, Simpson 1963, Condrau 1949, Engelken 1851, Gelma 1952, Kant 1930, Luby et al. 1959, Schrappe 1978) gehören einer prä–neuroleptischen Ära an. Therapiestrategien unter Einsatz von Methadon (Kleber 1982) sind äußerst fragwürdig.

9. Benzodiazepine stellen ungeachtet ihres Abhängigkeitspotentiales eine wertvolle Hilfe in der Behandlung schizophrener Psychosen dar (Beckmann u. Haas 1980, 1984). Zurückhaltung ist anzuraten bei verlaufsinstabilen, progredienten Krankheitsbildern mit impulsiven Verhaltenstendenzen, mangelnder Kooperationsfähigkeit (im Behandlungskontakt) und bekannter Tendenz zum Substanzmißbrauch. Dem Modell der "iatrogenen Angstneurose" (Böning 1983) analog, sind auch bei Schizophrenen iatrogen mitbedingte Exazerbationen psychotisch-

produktiver Art unter langfristiger, dosisinstabiler Einnahme von Benzodiazepinen zu beobachten. Vor einer breiten Anwendung von BZD-Dauermedika-
tionen – in einer Studie nahmen 17 von 115 hospitalisierten Schizophrenen einer Quartalsstichprobe länger als 3 Monate Benzodiazepine ein (Laux u. König
1986) – ist zu warnen.

10. Die Gabe von Disulfiram, heutzutage ohnehin selten angewandt, verbietet sich
bei Schizophrenen (Kesselman et al. 1982). Nach einer älteren Literaturstudie
(Angst 1956) fanden sich in 1/6 der Disulfiram-Psychosen schizophrene Bilder.
Wenngleich offen ist, ob es sich dabei um toxisch ausgelöste endogen-schizo-
phrene oder nur "endogenomorph" schizophrene Syndrome gehandelt hat,
wiegen potentielle Risiken schwer gegenüber möglichen Vorteilen einer Disul-
firam-Behandlung bei Schizophrenen. Die unlängst ausgesprochene Empfeh-
lung, Disulfiram bei kooperativen, sozial stabilen, zwanghaft organisierten
schizophren Kranken mit Alkoholmißbrauch zu applizieren (Kingsbury, Salzman 1990), übersieht, daß bei Patienten diesen Typs kaum jemals mit einer klinisch bedeutsamen Alkoholsymptomatik zu rechnen ist. Für die schweren Formen des Mißbrauchs hingegen, wie sie bei sozial depravierten, thera-
piefeindlichen und impulsiv entsteuerten Kranken zu beobachten sind, ist –
auch nach Auffassung der genannten Autoren – eine Disulfiram-Gabe nicht
angezeigt!

Eine letzte Bemerkung sei angefügt: Die Therapie trinkender Schizophrener ist
– entgegen einer häufig geäußerten Auffassung – keineswegs komplizierter als die
Behandlung anderer Schizophrener mit ungünstigem Krankheitsverlauf. Nicht die
"Doppelsymptomatik", sondern der extraversiv-impulsive Verhaltensstil und die
mißtrauische Haltung vieler trinkender Kranker machen die zentrale therapeutische Schwierigkeit aus. So mag es kein Zufall sein, wenn bei dieser Klientel gern
über diagnostische Zuordnung und Zuständigkeit gestritten wird, wenn Drehtür-
Verlegungen (zwischen allgemeinpsychiatrischen und Alkoholikerstationen) und
"disziplinarische" Maßnahmen zum Alltag gehören. Diese geläufigen Erfahrungen
haben ihren Grund nicht allein in spezialistischer Aufsplitterung der Therapiefel-
der, sondern im "institutionalisierten Abwehrsystem" der Klinik selbst (Leuschner
1985a, 1985b), dessen sich zu bedienen und das zu "unterleben" (Goffman 1972)
mancher dieser Kranken gelernt hat. Im ge- oder mißlingenden Dialog der Sub-
Disziplinen spiegeln sich Ambivalenz und Rollenzersplitterung des Schizophrenen, der – mit dem Etikett der "Doppeldiagnose" versehen – der vereinfachenden
Rubrizierung zu entkommen trachtet.

9 Zusammenfassung und Ausblick

Die vorliegende Studie greift eine alte, bereits zu Beginn dieses Jahrhunderts diskutierte Fragestellung auf: Welche nosologischen Beziehungen bestehen zwischen Alkoholismus und Geisteskrankheit? Die ältere Literatur interessierte sich vor allem für pathogenetisch-pathoplastische Einwirkungen des Alkoholismus auf die Geisteskrankheiten. Der Blickwinkel in *dieser* Untersuchung ist ein anderer: gefragt wird, welche Erscheinungsformen, Verlaufsdynamiken, motivischen Verankerungen und sozial-interaktiv vermittelten Bedeutungsgehalte ein Alkoholmißbrauch (i.w.S. von Alkohol-Mißbrauch *und* Alkohol-Abhängigkeit) im *Kontext schizophrener* Erkrankungen erhält.

Um das Resultat vorwegzunehmen: Die Schizophrenien mit komplizierendem Alkoholmißbrauch erweisen sich - im psychopathologischen Längs- und Querschnitt - keineswegs als "Zwischen-Fälle" (zwischen Alkoholkrankheit und schizophrenen Psychosen) oder spezieller schizophrener Syndromtyp. Ebensowenig repräsentieren sie eine Koexistenz von Krankheiten. "Doppeldiagnose" bedeutet nicht "Doppelkrankheit". Vielmehr zeigen sie den Alkoholmißbrauch als integralen Bestandteil schizophrener Psychopathologie. Die hier vorgelegte Analyse kann somit als Beitrag zu einer "prozessualen" Diagnostik, orientiert am Konzept einer hierarchischen Nosologie (vgl. García 1987, Strauss 1989), verstanden werden. Will man nämlich die zu untersuchenden komplexen schizophrenen Störungsmuster nicht als akzidentelle "Mischung" von (psychotischen und nicht-psychotischen) Einzelsyndromen begreifen, so ist der systematische Zusammenhang von Alkoholsymptomatik und schizophren abgewandelter Matrix darzutun.

Die Studie stützt sich auf eine persönliche, detaillierte retrospektive Untersuchung von 37 Schizophrenen mit und 29 ohne Alkoholmißbrauch (ICD-9 Nr. 295. Erstmanifestation der Psychose vor ≥ 2 Jahren. Keine Alkoholhalluzinose in der Vorgeschichte.). Die 29 abstinenten Kranken (= Kontrollgruppe: 13 Männer, 16 Frauen) stellen eine Zufallsstichprobe aus der langzeitbetreuten Klientel eines sozialpsychiatrischen Standarddienstes dar, die 37 trinkenden Probanden (= Alkoholgruppe: 24 Männer, 13 Frauen) eine - nach Selektionsmodus - heterogene Gruppe. 23 Kranke der Alkoholgruppe befanden sich in langfristig ambulanter Behandlung; 3 Patienten waren dauerhospitalisiert; 11 Schizophrene erhielten keine kontinuierliche Therapie. Die persönliche Untersuchung bediente sich einer flexiblen Explorationstechnik mit Leitfadeninterview-Elementen. Ihre Ergebnisse bildeten - zusammen mit Daten aus Krankenblättern und Drittinformationen - den Ausgangspunkt für eine standardisierte Dokumentation des psychopathologischen Befundes, des schizophrenen Verlaufs (einschließlich der präschizophrenen Persönlichkeitsentwicklung), der aktuellen Adaptation, des Bewältigungsverhaltens und des Alkohol- oder sonstigen Substanzmißbrauchs.

Alle Probanden wurden mithilfe der *ICD-10*-Systematik reklassifiziert (WHO 1989). Danach gehörten zur Gruppe der Schizophrenien i.e.S. (Kategorie F20) 35 Fälle der Alkohol- (95%) sowie 25 der Kontrollgruppe (86%). Die Kategorisierung des Mißbrauchs unterschied "schweren Mißbrauch" (schädlicher Gebrauch und Abhängigkeitssyndrom, nach: WHO 1989) und "leichten Mißbrauch" (gefährlicher Gebrauch, nach: WHO 1987). In der Alkoholgruppe hatten während des zurückliegenden 1-Jahres-Zeitraums 15 Kranke (40,5%) einen "leichten" Alkoholmißbrauch geboten, weitere 22 einen "schweren" Abusus (59,5%), darunter 7 (19%) mit Abhängigkeitssyndrom. Bei schwerem Mißbrauch überwogen paranoide und hebephrene, bei leichtem dagegen residuale Schizophrenie-Formen.

Die *Häufigkeit* eines Alkoholmißbrauchs bei Schizophrenen ist u.a. von diagnostischen Kriterien, Herkunft und Zusammensetzung der Stichprobe sowie von soziokulturellen Rahmenbedingungen abhängig. Bei der Stichprobenselektion für diese Studie zeigt sich, daß von 96 Schizophrenen (ICD-9 Nr.295. Erstmanifestation vor $\geq$ 2 Jahren) eines sozialpsychiatrischen Dienstes 18 im zurückliegenden 1-Jahres-Zeitraum einen Alkoholmißbrauch geboten haben, darunter in 8 Fällen mit schwerer Ausprägung. Die "wahre" 1-Jahres-Prävalenz läßt sich - mit $p < 0,05$ - auf 11%-27% schätzen, für schweren Mißbrauch auf 5%-11%. D.h. höchstens bei *1/10 der ambulant langzeitbetreuten Schizophrenen* ist mit einer klinisch bedeutsamen Alkoholsymptomatik zu rechnen.

Im bivariaten statistischen *Vergleich* von Alkohol- und Kontrollgruppe findet man für trinkende Schizophrene kürzere neuroleptische Behandlungszeiten, bezogen auf zurückliegendes Jahr ($p < 0,001$) und Gesamtverlauf der Erkrankung ($p < 0,05$). Der Hospitalisationsquotient (= Zahl der stationären Aufnahmen/schizophrene Verlaufsstrecke [in Jahren]) liegt in der Alkoholgruppe signifikant höher ($p < 0,05$). Diesen Befunden entspricht ein ungünstigeres Bewältigungsverhalten, wenn "Inanspruchnahme von Hilfe" und "Zustimmung zur Behandlung" verglichen werden ($p < 0,01$). Trinkende Schizophrene stehen den professionellen Hilfsangeboten eher *ablehnend* gegenüber, erhalten häufig keine ausreichend stetige neuroleptische Therapie und besitzen ein höheres Rehospitalisationsrisiko.

Die Dauer der schizophrenen Erkrankung fällt in der Alkoholgruppe kürzer aus als im Kontrollkollektiv ($p < 0,05$), da gerade *frühe, labile Verlaufsstadien* der Psychose ein hohes Mißbrauchsrisiko in sich bergen. Bei rund 2/3 der Fälle setzt der Abusus im engeren zeitlichen Umkreis ($\pm$ 5 Jahre) der schizophrenen Ersterkrankung ein. Mit zunehmender Beruhigung und Erstarrung der schizophrenen Symptomatik bildet sich ein Alkoholmißbrauch meist zurück. Der allmählichen Entaktualisierung schizophrener Krankheitsdynamik mit zunehmendem Alter entspricht ein signifikant höheres Lebensalter in der Kontrollgruppe (p < 0,01), verglichen mit dem Alkoholteilkollektiv *schwer* trinkender Schizophrener.

Kranke der Alkoholgruppe zeigen häufiger als das Kontrollkollektiv einen Mißbrauch auch *anderer Substanzen*, wobei - bedingt durch geringe Fallzahlen - nur für den Nikotinkonsum eine signifikante Differenz nachweisbar ist (p < 0,01). Der Alkoholmißbrauch spiegelt somit eine relativ *stoffunabhängige* Tendenz zur chemischen Befindlichkeitsmanipulation.

Keine signifikanten Differenzen zwischen Alkohol- und Kontrollgruppe ergeben sich für: Geschlechtsrelation, Familienstand, präschizophrene Persönlichkeitsentwicklung, Typik und Schwere des schizophrenen Verlaufs, Häufigkeit der Suizidversuche. Daß *Verlaufs*kennwerte und "outcome" sich nicht deutlich unterscheiden, dürfte nicht zuletzt der Heterogenität der untersuchten Stichproben zuzuschreiben sein. Greift man nur Probanden mit *schwerem* Alkoholmißbrauch heraus und vergleicht sie mit dem Kontrollkollektiv, so findet man - als nichtsignifikanten Tendenzbefund - einen häufiger chronischen Krankheitsbeginn und ein insgesamt ungünstigeres aktuelles Anpassungsniveau. Schwere Formen des Abusus dürften somit Indikatoren einer prognostisch dubiösen schizophrenen Verlaufsform sein. - Die *Alkoholismus-Rate der Eltern* ist (nicht-signifikant) gruppendifferent (8 Fälle in der Alkohol- [22%], 2 in der Kontrollgruppe [7%]).

Der *psychopathologische Befund* wurde mithilfe des AMDP-Systems dokumentiert. Sodann konnten 4 inhaltlich interpretierbare Faktoren mit PCA und anschließender Varimax-Rotation dargestellt werden (paranoides Syndrom, apathisches Syndrom, dissoziatives Syndrom, "Bewußtseinseinengung"). Univariate Varianzanalysen, von den Faktorwerten der Probanden ausgehend, erbrachten keine signifikanten Differenzen zwischen den Untersuchungsgruppen. Als Tendenzbefund läßt sich jedoch ein schwächer ausgeprägtes apathisches Syndrom bei trinkenden nicht-hospitalisierten Schizophrenen, verglichen mit der (nicht-hospitalisierten) Kontrollgruppe, hervorheben, während hospitalisierte trinkende Schizophrene - als Ausdruck neuroleptisch bedingter Antriebsreduktion - ein akzentuiertes Apathie-Syndrom aufweisen. Offenbar bedingt ein *Antriebsüberschuß* ein erhöhtes Mißbrauchsrisiko.

In einem weiteren Untersuchungsschritt wurde in heuristischer Absicht versucht, mithilfe einer Diskriminanzanalyse das relative Gewicht jener Variablen zu ermitteln, welche zur Gruppentrennung (zwischen Alkohol- und Kontrollgruppe) beitragen - als (hypothetisches) Maß ihrer Abusus-pathogenetischen Relevanz. Dabei bestätigte sich, daß Variablen, welche eine *"Therapie-Ferne"* des Kranken anzeigen, sowie die Variable *Nikotinkonsum* für die Gruppenunterdifferenzierung am bedeutsamsten sind. Darüberhinaus kommt dem Familienstand eine gewisse Bedeutung zu, vermutlich weil ledige, isoliert lebende Schizophrene in der Alkoholgruppe häufiger vertreten sind. Die Geschlechtszugehörigkeit dagegen spielt keine Rolle, ein Befund, der möglicherweise mit der Konfundierung dieser Variable mit anderen Variablen - z.B. dem Familienstand - erklärt werden muß. Zwar sind männliche Schizophrene in der Alkoholgruppe stärker repräsentiert. Jedoch scheint die aktuelle Alkoholgefährdung weniger eine Funktion des Geschlechts zu sein als der *sozialen Isolierung.*

Eine präschizophrene Manifestation des Alkoholmißbrauchs wird fast ausschließlich bei Männern beobachtet, ein Beginn des Abusus im Verlauf der schizophrenen Erkrankung bei beiden *Geschlechtern.* Vermutlich nähern sich die primär geschlechtsdifferenten Alkoholrisiken an, wenn die schizophrene Erkrankung (und deren sozialen Folgewirkungen) zur bestimmenden Einflußgröße im Leben des Patienten wird. Gleichwohl scheinen kulturtypische Gebrauchsmuster auch *in* der Psychose erhalten zu bleiben. Beispielsweise zeigt sich beim Medikamentenmißbrauch in den untersuchten Stichproben ein deutliches Überwiegen des weiblichen Geschlechts – analog den Befunden an nichtpsychotischen Medikamentenabhängigen.

Will man – im Sinne einer klinischen Typologie – spezielle *Bedingungskonstellationen* des Alkoholmißbrauchs herausarbeiten, so bietet sich an, Kranke mit unterschiedlichem Manifestationszeitpunkt des Abusus (relativ zum Beginn der Psychose) vergleichend zu studieren. In dieser Untersuchung wird differenziert zwischen präschizophrenem Beginn des Mißbrauchs sowie einer Erstmanifestation in Früh- oder Spätstadien der psychotischen Erkrankung (d.h. binnen 2 Jahren nach schizophrener Erstmanifestation oder später). Probanden mit *präschizophrenem* Beginn des Alkoholmißbrauchs sind unter ausgesprochen ungünstigen, häufig schwer zerrütteten Familienverhältnissen aufgewachsen und fallen durch impulsiv-extraversive Konfliktlösungsstile auf, die ihnen in der Familienumwelt vorgelebt worden sind. Der Alkoholmißbrauch repräsentiert in diesen Fällen eine überdauernde, mit der präschizophrenen Persönlichkeitsproblematik eng verknüpfte evasive Bewältigungsstrategie, die sich in den psychopathologischen und motivdynamischen Kontext der psychotischen Erkrankung hinein fortsetzt. Formen des Abusus, die erst in *Frühstadien* der Erkrankung zum Vorschein kommen, reflektieren dagegen vorrangig "morbogene" Faktoren, die als Ich-Vitalitäts-Störung (i.S. der Adynamie oder Hyperdynamie), Ich-Konsistenz-Zersplitterung und Ich-Demarkations-Störung ich-psychopathologisch interpretierbar sind. Bei akutem Krankheitsbeginn bereitet die Assoziation von schizophrener Symptomatik und Alkoholmißbrauch gewöhnlich keine differentialdiagnostischen Probleme. Ein primär chronischer Verlauf mit wenig prägnantem schizophrenen Syndrom, zumal bei sog. uncharakteristischen Prodromalstrecken, erschwert jedoch die diagnostische Wertung. Ein früh einsetzender Mißbrauch wird im letztgenannten Fall nicht selten einer "bloß" charakteropathischen Aberration zugeschrieben, so daß der Kranke adäquate therapeutische Hilfen erst verzögert erhält. Differentialdiagnostische Schwierigkeiten können auch bei Kranken mit schizotypen Störungen (i.S. von ICD-10) auftreten, wenn – im Kontext einer "pseudoneurotischen" Symptomatologie – ein Substanzmißbrauch das klinische Bild kompliziert. Ein Abusus, der in *späteren* Stadien der schizophrenen Psychose manifest wird, geht aus komplexen Risikolagen hervor, die durch Persönlichkeitswandel und soziale Behinderung definiert sind. Schizophrene in anhaltenden sozialen Notlagen, insbesondere isoliert oder mit einem alkoholkranken Angehörigen zusammenlebende Kranke, scheinen in hohem Maße alkoholgefährdet zu sein.

Die Schwere des Alkoholmißbrauchs ist im intraindividuellen *Verlauf* recht instabil (häufig mit längeren Abstinenzstrecken) und geht der schizophrenen Krankheitsdynamik gewöhnlich parallel. Das instabile Verlaufsmuster erklärt die Seltenheit von Abhängigkeitssyndromen: Nur 11 Schizophrene (der Alkoholgruppe) (29,7%) sind jemals *alkoholabhängig* gewesen, darunter 7 Männer und 4 Frauen, Kranke, die innerhalb der Alkoholgesamtstichprobe eine Subgruppe mit besonders therapieablehnender, mißtrauischer Haltung repräsentieren. Daß sich mit einer Ausnahme die Alkoholabhängigkeit stets erst im Verlauf der psychotischen Erkrankung eingestellt hat, legt nahe, sie nicht auf eine primäre süchtige Inklination des Kranken zurückzuführen, sonden auf komplexe Bedingungskonstellationen, die aus der psychotischen Erkrankung selbst hervorgehen.

Die alkoholischen *Rauschzustände* Schizophrener bieten recht unterschiedliche psychopathologische Bilder. Sie zeigen eine Dominanz der exzitatorischen Rauschkomponente und gehen häufig mit einer Aktualisierung psychotischer Erlebnisinhalte einher. Demgemäß finden sich neben einfachen Rauschsyndromen (teils gedämpfter, teils exzitatorischer Charakteristik) abnorme Rauschverläufe, die als schizophren tingierte komplizierte Rauschzustände anzusprechen sind. Letztere weisen zumeist hin auf eine inzipiente Reaktivierung akut-psychotischen Geschehens und bahnen oft fremd- und selbstgefährdende Handlungen an. *Entzugssyndrome* scheinen selten zu sein. Leichtere prädelirante Erscheinungen dürften allerdings häufig übersehen werden, da das Augenmerk des Klinikers gewöhnlich der sensu strictu schizophrenen Symptomatik gilt. Hinzu kommt die neuroleptische Abdämpfung blander Entzugssyndrome. Ein typisches Delir hat keiner der hier untersuchten Kranken jemals durchlaufen. In 3 (von 37) Fällen (8%) sind vor längerer Zeit *atypische Delire* aufgetreten, welche den *prä*deliranten Syndromen (nicht-schizophrener Probanden) gleichzustellen sind und – hypothetisch gesprochen – auf einer schizophrenen Metamorphose prädeliranter Symptomatik beruhen. Die vorliegende Studie erlaubt ihrer Methodik nach keine Aussage dazu, ob, wie häufig vermutet, die Alkoholeinnahme eine – an objektiven Kriterien gemessen – "psychose-protektive" Wirkung entfaltet. Soweit sie Rückschlüsse erlaubt, weisen die klinischen Beobachtungen eher auf einen gegenläufigen Alkoholeffekt hin: Die Aktualisierung schizophrenen Erlebens in abnormen Rauschzuständen, ihrerseits eine typische Komplikation im Zuge beginnender Rezidive (oder auch Ersterkrankungen), belegt die prinzipielle Gefahr psychose-katalysierender Alkoholeffekte.

Fragt man nach den *motivischen* Voraussetzungen des Alkoholmißbrauchs, so lassen sich Motivierungskonstellationen typisierend herausarbeiten, die mit charakteristischen *Bewältigungsstilen* des Kranken eng verflochten sind. Anders formuliert: Der Alkoholmißbrauch kann - nach explizitem oder erschlossenem Selbstverständnis des Kranken - als sinnvoller Bestandteil "selbstheilender" Anstrengungen begriffen werden. Dabei sind Bewältigungsstile als relativ zeitstabile, globale adaptive Strategien zu verstehen. Sie repräsentieren eine personale Leistung, welche die Bedrohungserfahrung der Psychose "umrahmen", i.e. strukturieren und umgrenzen soll. Ausgehend von älteren Arbeiten zur Krankheitsbewältigung Schizophrener (Mayer–Gross, Minkowski, M.Müller, Wyrsch) werden im vorliegenden Zusammenhange die Stilformen eines Lebens in mitweltlicher Ordnung, in doppelter Ordnung, in Ent–Ordnung und in eigenweltlicher Ordnung unterschieden.

Ein Leben in mitweltlicher Ordnung bringt *katathym motivierte* Formen des Alkoholmißbrauchs hervor, wie sie in ähnlicher Weise auch bei affektpsychotisch Kranken beobachtet werden können. Die Alkoholsymptomatik tritt hierbei in engem Zusammenhang mit Verstimmungszuständen und konflikthaften Belastungen auf. Syndromdiagnostisch finden sich unterschiedlichste Bilder; unter Verlaufsaspekten handelt es sich um wellenförmige, remittierende Psychosen. Ein Leben in doppelter Ordnung, in "Spältigkeit", ist motivische Grundlage eines *paranoid-konflikthaft motivierten* Alkoholabusus, der bei manchen paranoiden Schizophrenien anzutreffen ist. Er repräsentiert einen in sich zwiespältigen Versuch, Mit- und Eigenwelt zu separieren und der inneren Antinomik durch alkoholische Dämpfung zu entkommen. Eine scharf strukturierte Motivik fehlt beim dritten Typus, beim *amorph motivierten* Mißbrauch. Er ist im Kontext eines ent–ordneten Bewältigungsstiles anzutreffen und bringt am deutlichsten die basale Abwandlung des Weltbezuges zum Ausdruck. In der Maß–Losigkeit des Substanzgebrauchs wird der Zerfall intentionaler Leistungen, der "arme Autismus" (autisme pauvre, Minkowski 1927), unmittelbar faßbar. Die motivische Erschließung gerät bei diesen Fällen, die durchweg den gestaltungsarmen schizophrenen Kernformen zugehören (hebephrene und einfache Schizophrenie-Formen), an eine Grenze. Als mögliche Leitlinie der Interpretation kann gelten, die autistische Impulsivität als Restfunktion weltoffenen Handelns aufzufassen. "Höher" entwickelt stellt sich der *eigenweltlich motivierte* Alkoholmißbrauch dar, der eine – im eigenweltlichen Erlebniszusammenhang – reformulierte Motivdynamik erkennen läßt. Er steht im Dienst einer psychotropen Befindlichkeitsmanipulation, die eigenweltliche Erfahrungsmodi – im Sinne des "autisme riche" (Minkowski 1927) – stimulieren und absichern soll. Seine motivationalen Prägnanz(sub)typen der alkoholkatalysierten rauschhaften Ich-Entgrenzung und der wahnhaften Ich-Transformation sind der Motivlage mancher schizophrener Drogenkonsumenten vergleichbar.

Vergleicht man die Bewältigungsstile trinkender und abstinenter Schizophrener, so findet man bei abstinenten Kranken häufiger eine Neigung zu *starrer Konsequenz*, zu kämpferisch-verschrobener Selbstbehauptung und zu anankastischer Reorganisation. Demgegenüber erscheinen die Bewältigungsweisen trinkender Probanden weniger gefestigt und anfälliger gegenüber situativen Störeinflüssen. Der anankastisch restrukturierte Schizophrene veranschaulicht – auf psychotischem Niveau – die nämliche Antinomik von Zwang und Sucht, die aus der Psycho(patho)logie nicht-schizophrener Abhängigkeitserkrankungen geläufig ist.

Mißbrauch und Abhängigkeit als behavioral definierte Formen des Alkohol-bzw. - umfassender - Substanzgebrauchs sind scharf zu unterscheiden von "Sucht" (als klinischem Typus gestörten Erlebens und Verhaltens) und "*Süchtigkeit*" oder "süchtiger Fehlhaltung" (als "unterlegte" Struktur spezifischer Erlebnisdispositionen und Reaktionsbereitschaften). Alkoholabhängigkeit (oder allgemeiner: Substanzabhängigkeit) eines Schizophrenen impliziert keineswegs eo ipso "Süchtigkeit". Umgekehrt können Verhaltens- und Erlebnisweisen Schizophrener auch ohne Substanzmißbrauch oder -abhängigkeit in einer Erlebnisstruktur wurzeln, die Analogien zur süchtigen Fehlhaltung (nicht-psychotischer Probanden) aufweist. Um einer oberflächlichen Gleichsetzung differenter psychopathologischer Sachverhalte zu begegnen, versucht die vorliegende Studie Kernmerkmale süchtigen Erlebens auf ihren Erklärungswert für ein Verständnis schizophrener Psychopathologie zu befragen. Es zeigt sich dabei, daß unter den Bedingungen schizophrener Alienation jener fraglos "selbstverständliche" Weltbezug fehlt, dessen es zur Ausbildung einer süchtigen Haltung zur Welt bedarf. Modellhaft können jedoch bestimmte Aspekte schizophrener Psychopathologie als *Modifikationen der Süchtigkeit im Kontext der Alienation* begriffen werden. Umgekehrt: im selben Maße, wie der Schizophrene in die Mitweltlichkeit zurückfindet, wird er zur süchtigen Gestaltung seines Weltbezugs fähig. An der "Suchtfähigkeit" bemißt sich seine Nähe zur Mitwelt, sein Bezug zum menschengemeinsamen Sinnhorizont.

Bewältigungsstile entwickeln sich im faktischen oder imaginären Dialog mit der sozialen Umwelt. Die individuellen Formen der Krankheitsbewältigung werden somit durch bewältigende Anstrengungen der jeweiligen sozialen Bezugsgruppen, insbesondere der Familie, überformt. Hier von speziellem Interesse sind *familiäre Bewältigungsstile* im Umgang mit störenden und gefahrvollen Verhaltensweisen, insbesondere die Stilformen der kontrollierenden Sorge, der verdeckten Partizipation und der aktiven Förderung. Sie zeigen unterschiedliche familiale Modi, Bedrohungserfahrung zu begrenzen. Beim Typus der "kontrollierenden Sorge" begegnet eine in Pseudomutualität erstarrte Familienkonstellation. "Verdeckte Partizipation" am problematischen Verhalten des Kranken ist kennzeichnend für "schiefgelagerte" Familien mit unklaren Rollenzuweisungen, "aktive Förderung" charakteristisch für "schismatische" Familien. Die Alkoholsymptomatik erhält im Kontext der jeweiligen familiären Krankheitsbewältigung unterschiedliche Funktionen als *Deckthema*. Ihre interaktiv entwickelten Bedeutungsgehalte dienen der Familie dazu, die abgewandelten Erlebnis- und Verhaltensweisen des Kranken in der Sprache alltagsweltlicher Sinnzusammenhänge zu formulieren.

Generell erweist sich die Alkoholthematik als flexibles interpretatives Versatzstück im Umgang des Patienten mit seinen Mitmenschen. Sie gestattet eine "Kommunikation des Inkommunikablen", eine Kausalattribution des Krankheitsgeschehens und damit eine "Lokalisierung" von Bedrohungserfahrung, eine Definition von Schuld- und Verantwortungszusammenhängen, eine Gestaltung zwischenmenschlicher Beziehungen durch provozierenden Appell und distanzierende Abkehr. Schließlich verhilft sie dem Kranken gelegentlich dazu, in der Sozialrolle des Alkoholikers eine Selbstdefinition zu entwickeln, die als alternativer Rollen- und Identitätsentwurf aufzufassen ist - als Gegengewicht zur "Differenzverfassung" der Psychose (Blankenburg 1988). In diagnostischer Hinsicht ergibt sich daraus das Erfordernis, im konkreten Einzelfall stets sorgfältig zwischen Alkohol*mißbrauch* und Alkohol*thematik* zu unterscheiden.

Für die *Behandlung* der Schizophrenien mit Alkoholmißbrauch sind in jüngster Zeit teils "monistische", teils "dualistische" Konzepte zugrundegelegt worden. Die Ergebnisse *dieser* Studie, welche die Alkoholsymptomatik als integralen Bestandteil der basal psychotischen Störung auffaßt, rechtfertigen kein neues Therapiemodell, sondern sprechen dafür, dieser Patientengruppe keine Sonderstellung gegenüber den übrigen Schizophrenen zuzumessen. Demgemäß sind "zweipolige" (i.e. auf Alkohol- und schizophrene Symptomatik gleichermaßen ausgerichtete) oder gar einlinig alkoholtherapeutische Programme unzweckmäßig, unter Umständen sogar risikoreich. Der Gefahr, daß trinkende Schizophrene im Widerstreit psychiatrischer Subdisziplinen keine angemessene Behandlung finden, muß durch Bündelung therapeutischer Aktivitäten entgegengewirkt werden. Die Auffassung mancher suchttherapeutisch Tätiger, die gezielte Behandlung einer (unterstellten) süchtigen Fehlhaltung könne Verlauf und Prognose der schizophrenen Erkrankung günstig beeinflussen, ist fragwürdig, wenn – wie die vorgelegte Studie nahelegt – der Alkholmißbrauch nicht als kausal wirksamer, wesentlich verlaufsbestimmender Faktor, sondern als klinisches Epiphänomen begriffen wird.

Im einzelnen gelten folgende Leitlinien: Eine Teilnahme an Selbsthilfegruppen ist – von Ausnahmen abgesehen – nicht ratsam. Starr konfrontative Behandlungsstile sind zu vermeiden. Den evasiven Bewältigungsweisen der Kranken sollte mit Geduld und ohne übereilte, disziplinierende Maßnahmen begegnet werden. Alkoholisierungen müssen als Indikatoren einer Notlage und nicht als Aufforderung zur strafenden Sanktion betrachtet werden. Eine strikte Alkoholabstinenz ist meist weder realisierbar noch zwingend geboten. Entscheidender therapeutischer Gesichtspunkt ist, das Vertrauen dieser gewöhnlich recht mißtrauischen Kranken zu gewinnen. Schwere Entzugssyndrome dürften eher selten sein und erfordern kaum je einmal die Verlegung in eine spezialisierte Behandlungseinheit. Disulfiram ist kontraindiziert. Grundsätzlich sollten Substanzen mit Abhängigkeitspotential bei Schizophrenen mit toxikophiler Gefährdung vermieden werden. Dies gilt insbesondere für kooperationsunwillige, mißtrauische, impulsive Kranke mit entdifferenzierten schizophrenen Syndromen, bei isoliert lebenden Patienten in persistierenden sozialen Notlagen und familiären Konfliktsituationen sowie bei bekannter früherer Tendenz zum Substanzmißbrauch.

Die vorliegende Studie ist als Beitrag zu einer verstehenden Psychopathologie der Schizophrenien angelegt. Sie konvergiert mit Bemühungen, zu einer subtilen psychopathologischen Aufgliederung der Störungen Abhängigkeitskranker zu gelangen. Es gilt, von simplifizierenden "Suchtmodellen" Abschied zu nehmen und in sorgfältiger klinischer Analyse den Verknüpfungen von Abhängigkeitssymptomatik und (nicht-psychotischer oder psychotischer) Persönlichkeitsverfassung nachzugehen. Die Aktualität dieses Themas läßt sich an der anschwellenden Literatur über sog. "Doppeldiagnose-Patienten" ablesen und zeugt von einem fruchtbaren Dialog zwischen suchttherapeutischen Spezialisten und Experten des psychiatrischen "Kernlandes". Der "Doppel-Diagnose-Patient" repräsentiert keine neue Patientenkategorie; er bezeichnet vielmehr ein psychopathologisches Problem und beinhaltet die Aufforderung, bei Kranken mit Substanzmißbrauch bzw. Substanzabhängigkeit stets die fundierende Persönlichkeitsverfassung mitzubedenken.

Noch in einer weiteren Hinsicht berühren sich Problemstellungen dieser Studie mit Fragen, welche die psychopathologische Analyse der Abhängigkeitskrankheiten aufwirft. Der Substanzmißbrauch Schizophrener illustriert nämlich die Vielschichtigkeit des Mißbrauchsverhaltens, die Polymorphie und Variabilität seiner Motivierungen. Dies gilt aber ebenso für das Kerngebiet der Abhängigkeitskrankheiten. Zudem können Schizophrene *und* Abhängigkeitskranke – nach Ähnlichkeit und Differenz – unter dem Blickwinkel mißlingender "Selbstheilung" und Bewältigungsanstrengung betrachtet werden (vgl. Khantzian 1985). Damit nähert sich die klinische Theorie auf unterschiedlichen Arbeitsfeldern gleichsinnig *einem* Ziel: zu einer therapierelevanten Interpretation seelischer Gestörtheit zu gelangen, welche nicht darauf verzichtet, der Sinnhaftigkeit menschlichen Handelns nachzuspüren.

10 Anhang

Anhang A: Beurteilungsinstrumente/Meßskalen

Anhang A.1: ICD–10 (April 1989 draft). Section F 10–19

F1 Mental and behavioural disorders due to psychoactive and other substance use

F10	Disorders resulting from use of alcohol
F11	Disorders resulting from use of opioids
F12	Disorders resulting from use of cannabinoids
F13	Disorders resulting from use of sedatives or hypnotics
F14	Disorders resulting from use of cocaine
F15	Disorders resulting from use of other stimulants (incl. caffeine)
F16	Disorders resulting from use of hallucinogens
F17	Disorders resulting from use of tabacco
F18	Disorders resulting from use of volatile solvents
F19	Disorders resulting from multiple drug use and use of other and unidentified substances

F1x.0	Acute intoxication*
F1x.1	Harmful use
F1x.2	Dependence syndrome*
F1x.3	Withdrawal state*
F1x.4	Withdrawal state with delirium*

---

* Subkategorien (5th character codes) nicht angegeben.

F1x.5	Psychotic disorder*
F1x.6	Alcohol or drug induced amnesic syndrome
F1x.7	Alcohol or drug induced residual and late onset psychotic disorder*
F1x.8	Other mental and behavioural disorders induced by alcohol or drugs
F1x.9	Mental or behavioural disorder induced by alcohol or drugs, unspecified

---

* Subkategorien (5th character codes) nicht angegeben.

128

Anhang A.2: ICD–10 (April 1989 draft). Section F 20–29

F2 Schizophrenia, schizotypal and delusional disorders

F20	Schizophrenia	
	F20.0	Paranoid schizophrenia
	F20.1	Hebephrenic schizophrenia
	F20.2	Catatonic schizophrenia
	F20.3	Undifferentiated schizophrenia
	F20.4	Post–schizophrenic depression
	F20.5	Residual schizophrenia
	F20.6	Simple schizophrenia
	F20.8	Other schizophrenia
	F20.9	Unspecified schizophrenia

F21   Schizotypal disorder

F22   Persistent delusional disorder*

F23   Acute and transient psychotic disorders
      F23.0   Acute polymorphic psychotic disorder*
            (without symptoms of schizophrenia)
      F23.1   Acute polymorphic psychotic disorder
            with symptoms of schizophrenia*
      F23.2   Acute schizophrenia–like psychotic disorder*
      F23.3   Other acute predominantly delusional psychotic
            disorder*
      F23.8   Other acute and transient psychotic episode
      F23.9   Unspecified acute and transient psychotic episode

F24   Induced delusional disorder (folie à deux)

F25   Schizoaffective disorders*

F28   Other non–organic psychotic disorders

F29   Non–organic psychosis, unspecified

---

* Subkategorien nicht angegeben.

Anhang A.3: Meßskalen

A.3.1 Zustimmung zur Behandlung

Zu beurteilen sind Einstellungs- und Verhaltensmerkmale. Bewertet werden soll eine zeitübergreifende Tendenz in der Einstellung zu und Inanspruchnahme von therapeutischen Hilfen. Das Verhalten in Krisensituationen wird gesondert erfaßt (A.3.2).

Einschätzungshilfen

(A) Äußert sich der Patient Therapeuten, Angehörigen oder Mitpatienten gegenüber eher zustimmend oder ablehnend zur Behandlung? Versucht er, Mitpatienten von der Notwendigkeit einer Therapie zu überzeugen? Verteidigt oder kritisiert er seine Behandler gegenüber Dritten? Sucht er Hilfe und Unterstützung, um einer empfohlenen oder (gerichtlich) angeordneten Therapie zu entkommen?

(B) Hält er Therapie–Vereinbarungen ein? Nimmt er verabredete Termine verläßlich wahr? Werden Medikamente von ihm wie abgesprochen eingenommen? Kündigt er Abbruch der Behandlung an?

(C) Ist die Behandlung vom Kranken selbst in die Wege geleitet worden, oder wurde er von Angehörigen, Bekannten usw. gedrängt? Gründet sich die Fortsetzung einer Behandlung auf Furcht vor negativen Konsequenzen?

(D) Ist die Behandlung gerichtlich angeordnet? Ist der Kranke bereit, nach Aufhebung der richterlichen Verfügung die Therapie freiwillig fortzusetzen?

Skala

1 Patient bejaht die Behandlung und hält therapeutische Vereinbarungen insgesamt verläß– lich ein.

2 Patient bejaht überwiegend die Behandlung, bezweifelt aber häufig ihren Nutzen und muß von der Therapie–Notwendigkeit überzeugt werden; bisweilen unverläßlich in der Einhaltung von Vereinbarungen.

3 Patient steht der Behandlung skeptisch, mißtrauisch, gleichgültig oder klar abweisend gegenüber, sucht von sich aus kaum Kontakt zu den Behandlern, muß aufgesucht oder zur Therapie gedrängt werden, kann bei geduldigem Bemühen von der Behandlungsnotwendigkeit – zumindest zeitweise – überzeugt werden.

4 Patient kommt nur aufgrund von Zwangsmaßnahmen zur Behandlung.

A.3.2 Nutzung therapeutischer Hilfen in Krisen

Zu beurteilen ist das Verhalten in Bezug auf tatsächlich verfügbare therapeutische Angebote. Grundlage der Einschätzung ist ausschließlich das Verhalten bei krisenhafter Verschlechterung. Komplizierende nicht–psychiatrische Krankheitsbilder bleiben unberücksichtigt.

Einschätzungshilfen

(A) Bemüht sich der Patient selbständig und rechtzeitig um ein therapeutisches Angebot? Muß er zur Behandlung aufgesucht, zur Einhaltung von Verabredungen gedrängt oder überredet werden? Schaltet er Angehörige, Freunde oder Bekannte ein, wenn er eine Verschlechterung bemerkt? Hält er Behandlungstermine ein? Zieht er sich zurück, oder bricht er gar den therapeutischen Kontakt ab?

(B) Nimmt er therapeutische Empfehlungen an? Muß er zur Einnahme von Medikamenten überredet oder gedrängt werden? Begibt er sich, falls erforderlich, in stationäre Behandlung?

Skala

1 Patient nimmt therapeutische Hilfe rechtzeitig in Anspruch und bemüht sich um zweckmäßige Behandlungsplanung.

2 Zögernde Inanspruchnahme therapeutischer Hilfe; der Patient muß aufgesucht und überredet werden.

3 Versucht sich therapeutischen Hilfen zu entziehen, muß zur Behandlung gedrängt werden.

4 Entzieht sich hartnäckig allen therapeutischen Angeboten, kann nur durch Zwang zur Behandlung gebracht werden.

Anhang B: Tabellen

Tabelle B.1. Soziodemographische und klinische Basisdaten der untersuchten Patienten-gruppen (ICD–9. Nr.295).
A = Alkoholgruppe, K = Kontrollgruppe.
A_1 und A_2 = Alkoholteilgruppen (zur Gewinnung der Stichproben vgl. Kp.2.1).

	A_1 (n = 18)	A_2 (n = 19)	A (n = 37)	K (n = 29)	Gesamt (n = 66)
Alter *)	24–68 (38,2)	23–60 (40,5)	23–68 (39,3)	26–70 (43,9)	23–70 (41,3)
Geschlecht					
männlich	11	13	24	13	37
weiblich	7	6	13	16	29
Familienstand					
ledig	11	12	23	11	34
nicht–ledig	7	7	14	18	32
Wohnsituation					
mit Eltern	6	4	10	2	12
alleinlebend	6	11	17	15	32
mit Partner	6	1	7	12	19
Krankenhaus	–	3	3	–	3
Lebensunterhalt					
Erwerbstätigkeit	2	–	2	3	5
Soz.Unterstützg./Angehör.	16	19	35	26	61
Höchsterreichte Schulbildung					
Sonder–/Grund–/Hauptsch.	5	13	18	17	35
weiterführende Schule	13	6	19	12	31
Ambulanter Behandlungsstatus					
kontinuierliche Behandlung	18	5	23	29	52
keine kontin. Behandlung	–	11	11	–	11
Langzeithospitalisation	–	3	3	–	3
Freiheitsbeschränkungen					
vorhanden	2	8	10	1	11
nicht vorhanden	16	11	27	28	55

Tabelle B.1. (Fortsetzung)

	A$_1$ (n = 18)	A$_2$ (n = 19)	A (n = 37)	K (n = 29)	Gesamt (n = 66)
ICD–10. Sektion F 20–29					
F 20.0	4	9	13	9	22
F 20.1	3	5	8	3	11
F 20.3	2	2	4	3	7
F 20.5	7	2	9	10	19
F 20.6	1	–	1	–	1
F 21	–	1	1	–	1
F 23.0	–	–	–	1	1
F 23.1	–	–	–	2	2
F 25	1	–	1	1	2
Alter bei schizophrener Erstmanifestation *)	14–36 (25,2)	17–50 (28,6)	14–50 (27,0)	12–52 (27,1)	12–52 (27,0)
Verlaufsdauer *) (Schizophrenie)	3–40 (12,7)	4–24 (12,2)	3–40 (12,4)	4–40 (17,0)	3–40 (14,5)
Anpassungsniveau **) (Global–assessment–scale)					
gut	10	0	10	10	20
mittel	4	7	11	13	24
schlecht	4	12	16	6	22
Alkoholmißbrauch ***)					
gefährlicher Gebrauch	10	5	15	–	15
schädlicher Gebrauch	7	8	15	–	15
Abhängigkeitssyndrom	1	6	7	–	7
Verlaufsdauer *) (Alkoholmißbrauch)	2–37 (10,9)	3–30 (13,3)	2–37 (12,1)	–	2–37 (12,1)

*)   Streuung, in ( ) Mittelwert.

**)   Reduzierung der GAS–Skala auf 10–schrittige Ordinalskala:
Punktwert ≥ 7 =   gute Anpassung
               6 =   mittlere Anpassung
           ≤ 5 =   schlechte Anpassung

***)   Im laufenden Text wird gefährlicher Gebrauch auch als "leichter" Alkoholmiß-
brauch gekennzeichnet und dem "schweren" Alkoholmißbrauch (schädlicher Gebrauch,
Abhängigkeitssyndrom) gegenübergestellt.

Tabelle B.2. Trinkende (A) und abstinente (K) Schizophrene im Vergleich. A_s schwerer, A_l leichter Alkoholmißbrauch (im zurückliegenden 1–Jahres–Zeitraum).
Chi–Quadrat–Technik außer: *) t–Test.
Signifikanzniveaus:

–	p > 0,1 (nicht signifikant)
(<)	p < 0,1 (nicht signifikant)
<	p < 0,05
<<	p < 0,01
<<<	p < 0,001

Die Öffnungsrichtung der Symbole gibt an, in welcher Gruppe (des jeweiligen Gruppen-vergleichs) die höheren Mittel- bzw. Häufigkeitswerte erzielt worden sind. Zur Erläuterung bei dichotom–nominalskalierten Variablen: Beispielsweise bedeutet A (>) K für die Variable "Familienstand (ledig/nicht–ledig)", daß 1. in A verglichen mit K häufiger ledige Probanden zu finden waren, 2. dieser Unterschied sich nicht als signifikant erwies.

Vergleich der Gruppen	A/K	A_s/K	A_l/K
Anzahl der Probanden in den Gruppen	37/29	22/29	15/29
Alter *)	(<)	<<	–
Verlaufsdauer *)	<	<<	–
Geschlecht männlich/weiblich	–	–	–
Familienstand ledig/nicht–ledig	(>)	(>)	–
Präschizophrene Entwicklung:			
Psychosoziale Maladaptation (Phillips–Skala)	–	–	–
Schulbildungsniveau	–	–	–
Schulabschluß ja/nein	–	–	–
Berufsbildungsniveau	–	–	–

Tabelle B.2. (Fortsetzung)

Vergleich der Gruppen	A/K	A_s/K	A_1/K
Schizophrener Verlauf:			
Alter bei schizophrener Erstmanifestation *)	–	–	–
Beginn akut/chronisch	–	–	–
Verlauf wellenförmig/kontinuierlich	–	–	–
Anpassungsniveau (GAS)	–	–	–
Behandlung:			
Hospitalisationsdauer			
Gesamtverlauf	–	–	–
letztes Jahr *)	(>)	(>)	–
Neuroleptische Therapie (Dauer)			
Gesamtverlauf	<	<<	–
letztes Jahr *)	<<<	<<<	–
Hospitalisationsquotient *)	>	>	–
Bewältigungsverhalten:			
Integration der Krankheitserfahrung	–	–	–
Zustimmung zur Behandlung	<<	<<<	–
Inanspruchnahme von Hilfe	<<	<<<	–
Freiheitsbeschränkungen	>	(>)	>
Suizidversuche			
(im Gesamtverlauf)	–	–	–
Substanzmißbrauch			
Nikotin (letztes Jahr)	>>	>>	–
Medikamente (jemals)	(>)	>	–
Cannabis (jemals)	–	(>)	–
Rauschdrogen (jemals)	–	–	–

Tabelle B.3. AMDP–Befund–Dokumentation. Hauptkomponentenanalyse mit Varimax–Rotation.
Rechte Spalte: Leitvariablen mit a > .5
Ausgewertetes Gesamtkollektiv: n_{AMDP} = 64

Faktoren		Ladung

Faktor 1: 29,3 % der erklärten Varianz

44	Beeinträchtigungs– und Verfolgungswahn	a = .89
37	Wahndynamik	a = .87
36	Wahneinfall/Wahngedanken	a = .86
38	systematisierter Wahn	a = .82
98	Mangel an Krankheitseinsicht	a = .63

Faktor 2: 20,7 % der erklärten Varianz

61	affektarm	a = .85
80	antriebsarm	a = .83
79	affektstarr	a = .76
92	sozialer Rückzug	a = .74

Faktor 3: 11,8 % der erklärten Varianz

25	inkohärent/zerfahren	a = .80
85	maniriert	a = .76
10	Konzentrationsstörung	a = .65
75	ambivalent	a = .51

Faktor 4: 8,4 % der erklärten Varianz

59	ratlos	a = .85
18	eingeengt	a = .67
9	Auffassungsstörungen	a = .63

11 Literatur

Alanen YO, Räkköläinen V, Laakso J, Rasimus R, Kaljonen A (1986) Towards Need-Specific Treatment of Schizophrenic Psychoses. Springer, Berlin Heidelberg New York

Alterman AI, Ayre FR, Williford WO (1984) Diagnostic validation of conjoint schizophrenia and alcoholism. J Clin Psychiatry 45:300–303

Alterman AI, Erdlen F, McLellan AT, Mann SC (1980) Problem drinking in hospitalized schizophrenic patients. Addictive Behaviors 5:273–276

Angermeyer MC (1988) Soziales Netzwerk und Schizophrenie: Eine Übersicht. In: Angermeyer MC, Klusmann D (Hrsg) Soziales Netzwerk. Springer, Berlin Heidelberg New York

Angermeyer MC, Klusmann D (1988) The causes of functional psychoses as seen by patients and their relatives. I. The patients' point of view. Eur Arch Psychiatr Neurol Sci 238:47–54

Angermeyer MC, Klusmann D, Walpuski O (1988): The causes of functional psychoses as seen by patients and their relatives. II. The relatives' point of view. Eur Arch Psychiatr Neurol Sci 238:55–61

Angst J (1956) Zur Frage der Psychosen bei der Behandlung mit Disulfiram (Antabus[R]). Schweiz Med Wochenschr 46:1304–1306

Angst J (1988) Prämorbide Persönlichkeit – methodische Probleme. In: Janzarik (Hrsg) Persönlichkeit und Psychose. Enke, Stuttgart

Antons K, Schulz W (1976) Normales Trinken und Suchtentwicklung. Theorie und empirische Ergebnisse interdisziplärer Forschung zum sozialintegrierten Alkoholkonsum und süchtigen Alkoholismus. Bd.I. Hogrefe, Göttingen

Arbeitsgemeinschaft für Methodik und Dokumentation in der Psychiatrie (1981) Das AMDP-System. Manual zur Dokumentation psychiatrischer Befunde. 4.Aufl. Springer, Berlin Heidelberg New York

Aronson TA (1985) Historical perspectives on the borderline concept: a review and critique. Psychiatry 48:209–222

Athen D (1986) Syndrome der akuten Alkoholintoxikation und ihre forensische Bedeutung. Springer, Berlin Heidelberg New York

Babor TF, Lauermann RJ (1986) Classification and forms of inebrity. Historical antecedents of alcoholic typologies. In: Galanter M (ed) Recent developments in alcoholism. Vol.4. Plenum Press, New York London

Baeyer W von (1966) Situation, Jetztsein, Psychose. In: Baeyer W von, Griffith RM (Hrsg) Conditio humana. Springer, Berlin Göttingen Heidelberg

Bagley C, Binitie A (1970) Alcoholism and Schizophrenia in Irishmen in London. Br J Addict 65:3-7

Balint M (1957) The Doctor, His Patient and the Illness. International Universities Press, New York

Barbee JG, Clark PD, Crapanzano MS, Heintz GC, Kehoe CE (1989) Alcohol and substance abuse among schizophrenic patients presenting to an emergency psychiatric service. J Nerv Ment Dis 177:400-407

Ban TA (1977) Alcoholism and schizophrenia: Diagnostic and therapeutic considerations. Alcohol Clin Exp Res 1:113-117

Barry H (1982) A psychological perspective on development of alcoholism. In: Pattison M, Kaufman E (eds) Encyclopedic Handbook of Alcoholism. Gordon Press, New York

Bauer M (1977) Sektorisierte Psychiatrie. Enke, Stuttgart

Bauer M, Haselbeck H (1983) Sozialpsychiatrische Dienste in einer Großstadt. Projekt Hannover, Modellverbund "Ambulante psychiatrische und psychotherapeutisch/psychosomatische Versorgung". Schriftenreihe des BMFJG Bd.163. Kohlhammer, Stuttgart

Baumann U, Stieglitz RD (1983) Testmanual zum AMDP-System. Springer, Berlin Heidelberg New York

Beckmann H, Haas S (1980) High dose diazepam in schizophrenia. Psychopharmacology 71:79-82

Beckmann H, Haas S (1984) Therapie mit Benzodiazepinen: eine Bilanz. Nervenarzt 55:111-121

Benedetti G (1975) Ausgewählte Aufsätze zur Schizophrenielehre. Vandenhoeck & Ruprecht, Göttingen

Benedetti G (1980) Klinische Psychotherapie. Einführung in die Psychotherapie der Psychosen. 2., überarb. Aufl. Huber, Bern Stuttgart Wien

Benedetti G (1983) Todeslandschaften der Seele. Vandenhoeck & Ruprecht, Göttingen

Berger H (1921) Zur Pathogenese des katatonischen Stupors. Münch med Wschr 68:448-450

Bernadt MW, Murray RM (1986) Psychiatric Disorder, Drinking and Alcoholism: What are the Links? Br J Psychiatry 148:393-400

Berner P, Gabriel E, Katschnig H, Kieffer W, Koehler K, Lenz G, Simhandl, Ch (1983) Diagnostic Criteria for Schizophrenic and Affective Psychoses. World Psychiatric Association

Bertschinger H (1901) Die Verblödungspsychosen in der kantonalen zürcherischen Pflegeanstalt Rheinau. Allg Zschr Psychiatr 58:269-305

Bertschinger H (1911) Heilungsvorgänge bei Schizophrenen. Allg Zschr Psychiatr 68:209-222

Berze J (1914) Die primäre Insuffizienz der psychischen Aktivität. Ihr Wesen, ihre Erscheinungen und ihre Bedeutung als Grundstörung der Dementia praecox und der Hebephrenien überhaupt. Deuticke, Leipzig Wien

Betz H (1967) Faktoren des Alkoholkonsums bei Psychosen und Neurosen. Med Welt 18:1469-1473

Binder (1935a) Über alkoholische Rauschzustände. Schweiz Arch Neurol Psychiatr 35:209–228

Binder (1935b) Über alkoholische Rauschzustände. Schweiz Arch Neurol Psychiatr 36:17–51

Binswanger K (1920) Über schizoide Alkoholiker. Zschr ges Neurol Psychiatr 60:127–159

Binswanger L (1922) Einführung in die Probleme der allgemeinen Psychologie. Springer, Berlin

Binswanger L (1928) Lebensfunktion und innere Lebensgeschichte. Mschr Psychiatr 68:52–79

Binswanger L (1947) Ausgewählte Vorträge und Aufsätze. Bd.I. Francke, Bern

Binswanger L (1956) Drei Formen mißglückten Daseins. Verstiegenheit – Verschrobenheit – Manieriertheit. Max Niemeyer, Tübingen

Binswanger L (1957) Studien zum Schizophrenieproblem 1945–1952. Neske, Pfullingen

Blankenburg W (1971) Der Verlust der natürlichen Selbstverständlichkeit. Ein Beitrag zur Psychopathologie symptomarmer Schizophrenien. Enke, Stuttgart

Blankenburg W (1981) Nomothetische und idiographische Methodik in der Psychiatrie. Schweiz Arch Neurol Neurochir Psychiatr 128:13–20

Blankenburg W (1987) Zur Psychopathologie des Autismus. Fundamenta Psychiatrica 1:19–25

Blankenburg (1988) Das Problem der prämorbiden Persönlichkeit. In: Janzarik W (Hrsg) Persönlichkeit und Psychose. Enke, Stuttgart

Bleuler E (1908) Die Prognose der Dementia praecox (Schizophreniegruppe). Allg Zschr Psychatr Psychisch–Gerichtl Med 65:436–464

Bleuler E (1911) Dementia praecox oder Gruppe der Schizophrenien. Deuticke, Wien

Bleuler E (1912) Das autistische Denken. Jahrb psychoanal psychopathol Forschungen 4:1–39

Bleuler E (1923) Die Probleme der Schizoidie und der Syntonie. Zschr ges Psychiatr 78:373–399

Bleuler E, Jung CG (1908) Komplexe und Krankheitsursachen bei Dementia praecox. Zentralbl Nervenheilkunde Psychiatr 31:220–227

Bleuler M (1943) Die spätschizophrenen Krankheitsbilder. Fortschr Neurol Psychiatr 15:259–290

Bleuler M (1972) Die schizophrenen Geistesstörungen im Lichte langjähriger Kranken- und Familiengeschichten. Thieme, Stuttgart

Blum K (1984) Handbook of Abusable Drugs. Gardner Press, Guilford Press, London

Böker W, Brenner HD (1983) Selbstheilungsversuche Schizophrener. Psychopathologische Befunde und Folgerungen für Forschung und Therapie. Nervenarzt 54:578–589

Böker W, Brenner HD (1986) Bewältigung der Schizophrenie. Multidimensionale Konzepte. Huber, Bern

Böker W, Brenner HD, Gerstner G, Keller F, Müller J, Spichtig L (1984) Selfhealing strategies among schizophrenics: attempts at compensation for basic disorders. Acta psychiatr scand 69:373–378

Böning J (1983) Psychopathologische Verlaufsdynamik als Indikator variabler psychotherapeutisch–psychopharmakologischer Behandlungsstrategien. Prax Psychiatr 10:109–114

Bonhoeffer K (1901) Die acuten Geisteskrankheiten der Gewohnheitstrinker. G.Fischer, Jena

Bortz J (1984) Lehrbuch der empirischen Forschung für Sozialwissenschaftler. Springer, Berlin Heidelberg New York 1984

Bortz J (1985) Lehrbuch der Statistik. Springer, Berlin Heidelberg New York

Bowman KM, Jellinek EM (1941) Alcohol addiction and its treatment. Quart J Study Alcohol 2:98–176

Brenner HD, Böker W, Müller J, Spichtig L, Würgler S (1987) On autoprotective efforts of schizophrenics, neurotics and controls. Acta psychiatr scand 75:405–414

Bron B (1982) Drogenabhängigkeit und Psychose. Psychotische Zustandbilder bei jugendlichen Drogenkonsumenten. Springer, Berlin Heidelberg New York

Bronisch T (1985) Zur Beziehung zwischen Alkoholismus und Depression anhand eines Überblicks über empirische Studien. Fortschr Neurol Psychiatr 53:474–486

Brüderl L (1988) (Hrsg) Theorien und Methoden der Bewältigungsforschung. Juventa, Weinheim München

Burchard JM (1958) Pharmakopsychiatrische Untersuchungen über die Wirkungsweise der Opiumalkaloide bei endogenen Psychosen. Nervenarzt 29:103–110

Burchard JM (1967) Opiumtherapie und moderne Psychopharmaka. Arzneim Forsch 17:557–561

Carey KB (1989) Emerging treatment guidelines for mentally ill chemical abusers. Hosp Community Psychiatry 40:341–342

Carlson ET, Simpson MM (1963) Opium as a tranquilizer. Am J Psychiatry 120:112–117

Chotzen F (1906) Ueber atypische Alkoholpsychosen. Beitrag zur Kenntniss des hallucinatorischen Schwachsinns der Trinker und der alkoholistischen Pseudoparalyse. Arch Psychiatr 41:383–481

Ciompi L (1982) Affektlogik. Klett–Cotta, Stuttgart

Ciompi L, Müller C (1976) Lebensweg und Alter der Schizophrenen. Eine katamnestische Langzeitstudie bis ins Senium. Springer, Berlin

Condrau G (1949) Klinische Erfahrungen an Geisteskranken mit Lysergsäure–Diäthylamid. Acta Psychiatr Scand 24:9–32

Condrau G (1976) Angst und Schuld als Grundprobleme der Psychotherapie. Suhrkamp, Frankfurt

Conrad K (1958) Die beginnende Schizophrenie. Thieme, Stuttgart

Conrad K (1959) Das Problem der "nosologischen Einheit" in der Psychiatrie. Nervenarzt 30:488–494

Cook BL, Winokur G (1985) Separate heritability of alcoholism and psychotic symptoms. Am J Psychiatry 142:360–361

Daumézon (1942) Diskussionsbemerkung zu: Pottier C (1942) Démence précoce consécutive à une intoxication éthylique chronique. Ann méd–psychol 100:230–235

de Boor W (1954) Psychiatrische Systematik. Ihre Entwicklung in Deutschland seit Kahlbaum. Springer, Berlin Göttingen Heidelberg

Diem O (1903) Die einfach demente Form der Dementia praecox (Dementia simplex). Arch Psychiatr Nervenkr 37:111–187

140

Dilling H, Dittmann V (1990) Die psychiatrische Diagnostik nach der 10. Revision der internationalen Klassifikation der Krankheiten (ICD–10). Nervenarzt 61:259–270

Dittmann J, Schüttler R (1989) Bewältigungs- und Kompensationspsychismen bei Patienten mit endogenen Psychosen aus dem schizophrenen Formenkreis. Psychiat Prax 16:126–130

Dittrich A (1985) Ätiologie-unabhängige Strukturen veränderter Wachbewußtseinszustände. Ergebnisse empirischer Untersuchungen über Halluzinogene I. und II. Ordnung, sensorische Deprivation, hypnagoge Zustände, hypnotische Verfahren sowie Reizüberflutung. Enke, Stuttgart

Dittrich A, Scharfetter C (1987) Phänomenologie außergewöhnlicher Bewußtseinszustände. In: Dittrich A, Scharfetter C (Hrsg) Ethnopsychotherapie. Enke, Stuttgart

Drake RE, Osher FC, Wallach MA (1989) Alcohol use and abuse in schizophrenia. A prospective community study. J Nerv Ment Dis 177:408–414

DSM-III (Diagnostisches und statistisches Manual Psychischer Störungen) (1984) (Deutsche Bearbeitung und Einführung: K.Koehler, H.Saß) Beltz, Stuttgart

Dunaif SL, Hoch PH (1955) Pseudopsychopathic schizophrenia. In: Hoch PH, Zubin J (eds) Psychiatry and the Law. Grune & Stratton, New York

Endicott J, Spitzer RL, Fleiss JL, Cohen J (1976) A procedure for measuring overall severity of psychiatric disturbance. Arch Gen Psychiat 33:766–771

Engelken F (1851) Die Anwendung des Opiums in Geisteskrankheiten und einigen verwandten Zuständen. Allgemeine Zeitschrift für Psychiatrie und psychisch–gerichtliche Medizin 8:393–434

Erikson EH (1966) Identität und Lebenszyklus. Suhrkamp, Frankfurt

Ernst K, Kind H, Rotach–Fuchs M (1968) Ergebnisse der Verlaufsforschung bei Neurosen. Springer, Berlin Heidelberg New York

Esquirol, JED (1838) Von den Geisteskrankheiten (herausgegeben und eingeleitet von: E.H.Ackerknecht), Huber, Bern Stuttgart 1968

Ey H (1952) Grundlagen einer organo–dynamischen Auffassung der Psychiatrie. Fortschr Neurol Psychiatr 20:195–209

Ey H (1958) Einheit und Mannigfaltigkeit der Schizophrenie. Nervenarzt 29:433–439

Ey H (1963) Esquisse d'une conception organo–dynamique de la structure, de la nosographie et de l'étiopathogénie des maladies mentales. In: Gruhle HW, Jung R, Mayer–Gross W, Müller M (Hrsg) Psychiatrie der Gegenwart. Bd.I/2. Grundlagen und Methoden der klinischen Psychiatrie. Springer, Berlin Göttingen Heidelberg

Falloon IRH, Talbot RE (1981) Persistent auditory hallucinations: coping mechanisms and implications for management. Psychol Med 11:329–339

Feuerlein W (³1984) Alkoholismus – Mißbrauch und Abhängigkeit. 3. Aufl. Thieme, Stuttgart

Feuerlein W (1987) Definition und Diagnose der Suchtkrankheiten. In: Kisker KP, Lauter H, Meyer JE, Müller C, Strömgren E (Hrsg) Psychiatrie der Gegenwart 3. Abhängigkeit und Sucht. Springer, Berlin Heidelberg New York

Feuerlein W, Küfner H (1977) Alkoholkonsum, Alkoholmißbrauch und subjektives Befinden: Ergebnisse einer Repräsentativerhebung in der Bundesrepublik Deutschland. Arch Psychiatr Nervenkr 224:89–106

Fichter MM (1985) Magersucht und Bulimie. Springer, Berlin Heidelberg New York

Filipp SH, Klauer T (1988) Ein dreidimensionales Modell zur Klassifikation von Formen der Krankheitsbewältigung. In: Kächele H, Steffens W (Hrsg) Bewältigung und Abwehr. Beiträge zur Psychologie und Psychotherapie schwerer körperlicher Krankheiten. Springer, Berlin Heidelberg New York

Fox HA (1981) The DSM-III concept of schizophrenia. Br J Psychiatry 138:60-63

Freed EX (1969) Alcohol abuse by manic patients. Psychol Rep 25:280

Freed EX (1970) Alcoholism and manic-depressive disorders. Quart J Study Alcohol 31:62-89

Freed EX (1975) Alcoholism and schizophrenia: The search for perspectives. J Stud Alcohol 36:853-881

Freud S (1911c) Psychoanalytische Bemerkungen über einen autobiographisch beschriebenen Fall von Paranoia (Dementia paranoides) G.W., Bd.8

Fritsch W (1976) Die prämorbide Persönlichkeit der Schizophrenen in der Literatur der letzten hundert Jahre. Fortschr Neurol Psychiatr 44:323-372

Fromm-Reichmann F (1978) Psychoanalyse und Psychotherapie. Auswahl aus ihren Schriften. Klett-Cotta, Stuttgart

Gabriel Ernst (1962) Die Süchtigkeit: Psychopathologie der Suchten. Neuland-Verlagsgesellschaft, Hamburg

Gabriel Eberhard (1978) Die langfristige Entwicklung von Spätschizophrenien. S.Karger, Basel München Paris

García C (1987) Die Schichtenregel als Grundsatz der Psychopathologie. Nervenarzt 58: 589-594

Gadamer (1972) Wahrheit und Methode. 3.Aufl. Mohr, Tübingen

Gebhardt R, Pietzcker A, Strauss A, Stoeckel M, Langer C, Freudenthal K (1983) Skalenbildung im AMDP-System. Arch Psychiatr Nervenkr 233:223-245

Gebsattel VE von (1948) Zur Psychopathologie der Sucht. Stud Gen 1:258-265

Gelma E (1952) Note sur la facon de réagir des schizophrènes à l'égard de la morphinisation. Cahiers de psychiatrie 8:15-23

Glover E (1932) On the aetiology of drug-addiction. Int J Psychoanal 13:298-328

Goffman E (1972) Asyle. Über die soziale Situation psychiatrischer Patienten und anderer Insassen. Suhrkamp, Frankfurt

Goldberg DP, Cooper B, Eastwood MR, Kedward HB, Shepherd M (1970) A standardized psychiatric interview for use in community surveys. Br J prev soc Med 24: 18-23

Gottheil E, Waxman HM (1982) Alcoholism and schizophrenia. In: Pattison M, Kaufman E (eds) Encyclopedic Handbook of Alcoholism. Gordon Press, New York

Gracia RI, Levitt JJ, Tsuang MT (1989) A chronic psychotic: a longitudinal perspective. Psychiatry 52:26-40

Graeter K (1909) Dementia praecox oder alcoholica. 11 Krankengeschichten in klinisch-kritischer Beleuchtung. Barth, Leipzig

Gruhle HW (1922) Die Psychologie der Dementia praecox. In: Gruhle HW (1953) Verstehen und Einfühlen. Springer, Berlin Heidelberg New York

Häfner H (1989) Ist Schizophrenie eine Krankheit? Epidemiologische Daten und spekulative Folgerungen. Nervenarzt 60:191-199

Hallay L (1937) Alcohol and schizophrenia. The Journal of Medicine 18:23-28

142

Hallay L (1940) Schizophrenia modified by alcohol. Virginia Medical Monthly 67:111–112

Harris JG (1975) An abbreviated form of the Phillips rating scale of premorbid adjustment in schizophrenia. J Abnorm Psychol 84:129–137

Haselbeck H (1987) Ambulante Dienste als Alternative zum psychiatrischen Krankenhaus? Ergebnisse der ambulanten Langzeitbetreuung chronisch schizophrener Menschen. Enke, Stuttgart

Hays P, Aidroos N (1986) Alcoholism followed by schizophrenia. Acta psychiatr scand 74:187–189

Hell D (1982) Ehen depressiver und schizophrener Menschen. Springer, Berlin Heidelberg New York

Hellerstein DJ, Meehan B (1987) Outpatient group therapy of schizophrenic substance abusers. Am J Psychiatry 144:1337–1339

Hellman JM (1981) Alcohol abuse and the borderline patient. Psychiatry 44:307–317

Hoch PH, Cattell JP, Strahl MO, Pennes HH (1962) The course and outcome of pseudoneurotic schizophrenia. Am J Psychiatry 119:106–115

Hoch PH, Polatin P (1949) Pseudoneurotic forms of schizophrenia. Psychiatric Quart 23:248–276

Huber G, Gross G, Schüttler R (1979) Schizophrenie. Eine verlaufs- und sozialpsychiatrische Langzeitstudie. Springer, Berlin Heidelberg New York

Hufeland CW (1795) Ideen über Pathogenie und Einfluß der Lebenskraft auf Entstehung und Form der Krankheiten als Einleitung zu pathologischen Vorlesungen. Jena. In: Rothschuh KE (Hrsg) (1975) Was ist Krankheit? Wissenschaftliche Buchgesellschaft, Darmstadt

Jacobson E (1972) Psychotischer Konflikt und Realität. S.Fischer, Frankfurt

Janzarik W (1978) Wandlungen des Schizophreniebegriffes. Nervenarzt 49:133–139

Janzarik W (1988) (Hrsg) Persönlichkeit und Psychose. Enke, Stuttgart

Janzarik W (1989) Die nosologische Differenzierung der idiopathischen Psychosyndrome – ein psychiatrischer Sisyphus–Mythos. Nervenarzt 60:86–89

Jaspers K (1959) Allgemeine Psychopathologie. 7.Aufl. Springer, Berlin Göttingen Heidelberg

Kächele H, Steffens W (1988) (Hrsg) Bewältigung und Abwehr. Beiträge zur Psychologie und Psychotherapie schwerer körperlicher Krankheiten. Springer, Berlin Heidelberg New York

Kallmann FG (1938) The genetics of schizophrenia. Augustin, New York

Kant F (1930) Über Reaktionsformen im Giftrausch. Mit einem Beitrag zum Halluzinationsproblem. Arch Psychiatr Nervenkr 91:194–721

Kantorovich NV, Constantinovich SK (1935) The effect of alcohol in catatonic syndromes. Am J Psychiatry 92:651–654

Kardos G, Mária B (1969) Beiträge zum Problem des symptomatischen Alkoholismus. I. Endogene Psychosen und "Alkoholismus". Br J Addict 64:207–218

Katschnig H (1983) Methods for Measuring Social Adjustment. In: Helgason I (ed) Methodology in Evaluation of Psychiatric Treatment. Cambridge University Press, Cambridge

Keeler MH (1982) Alcoholism and affective disorder. In: Pattison M, Kaufman E (eds) Encyclopedic Handbook of Alcoholism. Gordon Press, New York

Kendler KS (1985) A twin study of individuals with both schizophrenia and alcoholism. Br J Psychiatry 147:48–53

Kernberg OF (1978) Borderline–Störungen und pathologischer Narzißmus. Suhrkamp, Frankfurt

Kesselman M, Solomon J, Beaudett M, Thornton B (1982) Alcoholism and schizophrenia. In: Solomon J (ed) Alcoholism and Clinical Psychiatry. Plenum Press, New York

Khantzian EJ (1985) The self–medication hypothesis of addictive disorders: focus on heroin and cocaine dependence. Am J Psychiatry 142: 1259–1264

Kingsbury SJ, Salzman C (1990) Disulfiram in the treatment of alcoholic patients with schizophrenia. Hosp Community Psychiatry 41:133–134

Kisker KP (1964) Kernschizophrenien und Egopathien. Bemerkungen zum heutigen Stand der Forschung und zur Methodologie. Nervenarzt 35:286–294

Kisker KP, Strötzel L (1962) Zur vergleichenden Situationsanalyse beginnender Schizophrenien und erlebnisreaktiver Fehlentwicklungen. Arch Psychiatr Zschr ges Neurol 203:26–60

Klaesi J (1922) Über die Bedeutung und Entstehung der Stereotypien. S.Karger, Berlin 1922

Klages W (1961) Die Spätschizophrenie. Enke, Stuttgart

Kleber HD (1982) The interaction of a treatment program using opiates for mental illness and an addiction treatment program. Ann NY Acad Sci 398: 173–177

Klein GS (1976) Psychoanalytic Theory: An Exploration of Essentials. International Universities Press, New York

Klorman R, Strauss JS, Kokes RF (1977) Premorbid adjustment in schizophrenia. Part III. The relationship of demographic and diagnostic factors to measures of premorbid adjustment in schizophrenia. Schizophrenia Bull 3:214–225

Klosterkötter J (1983) Schizophrenia simplex – gibt es das? Nervenarzt 54:340–346

Knight RP (1954) Management and psychotherapy of the borderline schizophrenic patient. In: Knight RP, Friedman CR (eds) Psychoanalytic psychiatry and psychology. International Universities Press, New York

Kögel H (1978) "Sekundäre Abhängigkeit" – die Rolle der zugrundeliegenden Störungen. In: Keup W (Hrsg) Sucht als Symptom. Thieme, Stuttgart

Köhler A (1983) Psychotische Syndrome und Gewichtsverschiebung. Zschr psychosom Med 29:146–154

Kofoed L, Kania J, Walsh T, Atkinson RM (1986) Outpatient treatment of patients with substance abuse and other coexisting psychiatric disorders. Am J Psychiatry 143:867–872

Kraepelin E, Lange J (1927) Psychiatrie. 9., vollständig umgearbeitete Aufl. Bd.I. Allgemeine Psychiatrie (bearbeitet von J.Lange). Barth, Leipzig

Krasik ED, Eliseev AV, Semin IR (1988) (Epidemiological characteristics associated with alcoholism in schizophrenics) Zh Nevropatol Psikhiatr 88:72–76 (engl. abstract)

Kraus A (1977) Sozialverhalten und Psychose Manisch–Depressiver. Enke, Stuttgart

144

Kraus A (1980) Bedeutung und Rezeption der Rollentheorie in der Psychiatrie. In: Peters UH (Hrsg) Die Psychologie des 20. Jahrhunderts. Bd.X. Kindler, Zürich 1980

Kraus A (1981) Depression und Sucht. Nervenarzt 52:629–634

Kretschmer E (1961) Körperbau und Charakter. 23. und 24. Aufl. Springer, Berlin Heidelberg New York

Kretschmer E (1966) Der sensitive Beziehungswahn. 4. erw. Aufl., herausgegeben von W.Kretschmer. Springer, Berlin Heidelberg New York

Kronfeld A (1930) Perspektiven der Seelenheilkunde. Thieme, Stuttgart

Kryspin-Exner K (1966) Psychosen und Prozeßverläufe des Alkoholismus. Ueberreuter, Wien

Lang H (1978) Die strukturale Triade. Habilitationsschrift. Universität Heidelberg

Laubenthal F (1964) Allgemeine Probleme um Mißbrauch, Süchtigkeit und Sucht. In: Laubenthal F (Hrsg) Sucht und Mißbrauch. Thieme, Stuttgart

Laux G, König W (1986) Benzodiazepin-Abusus. Epidemiologische und klinisch-klassifikatorische Aspekte. In: Heimann H, Gaertner HJ (Hrsg) Das Verhältnis der Psychiatrie zu ihren Nachbardisziplinenen. Springer, Berlin Heidelberg New York

Lehmann HE (1984) Schizophrenie: Klinisches Bild. In: Freedman AM, Kaplan HI, Sadock BJ, Peters UH (Hrsg) Psychiatrie in Praxis und Klinik. Bd.I. Schizophrenie, affektive Erkrankungen, Verlust und Trauer. Thieme, Stuttfgart New York

Lenz F (1927) Die krankhaften Erbanlagen. In: Baur E, Fischer E, Lenz F: Menschliche Erblichkeitslehre. Bd.I. Lehmann, München

Leonhard K (1972) Aufteilung der endogenen Psychosen in der Forschungsrichtung von Wernicke und Kleist. In: Kisker KP, Meyer JE, Müller M, Strömgren E (Hrsg) Psychiatrie der Gegenwart. Klinische Psychiatrie I. Springer, Berlin Heidelberg New York

Leuschner W (1985a) Psychiatrische Anstalten – ein institutionalisiertes Abwehrsystem. Teil I. Psychiat Prax 12:111–115

Leuschner W (1985b) Psychiatrische Anstalten – ein institutionalisiertes Abwehrsystem. Teil II. Psychiat Prax 12:149–153

Levy ST, McGlashan TH, Carpenter WT (1975) Integration and Sealing-over als Recovery Styles from Acute Psychosis: Metapsychological and Dynamic Concepts. J Nerv Ment Dis 161:307–312

Lidz T, Fleck S (1979) Die Familienumwelt der Schizophrenen. Klett-Cotta, Stuttgart

Luby ED, Cohen BD, Rosenbaum G, Gottlieb J, Kelley R (1959) Study of a new schizophrenomimetic drug – Sernyl. AMA Arch Neurol Psychiat 81: 363–369

Mahorney SL (1983) Alcoholism. In: Cavenar JO, Brodie HKH (eds) Signs and Symptoms in Psychiatry. Lippincott, Philadelphia London Mexico City

Maier HW (1912) Ueber katathyme Wahnbildung und Paranoia. Zeitschrift für die gesamte Neurologie und Psychiatrie 13:555–610

Mallach HJ, Hartmann H, Schmidt V (1987) Alkoholwirkung beim Menschen. Pathophysiologie, Nachweis, Intoxikation, Wechselwirkungen. Thieme, Stuttgart New York

Malzberg B (1960) The alcoholic psychoses; demographic aspects at midcentury in New York State. Rutgers Center of Alcohol Studies, New Brunswick (NJ)

Matakas F, Berger H, Koester H, Legnaro A (1984) Alkoholismus als Karriere. Springer, Berlin Heidelberg New York

Matussek P (1953) Zur Psychodynamik des Glücksspielers. Jahrb Psychol Psychother 2:232–252

Matussek P (1958a) Süchtige Fehlhaltungen. In: Frankl VE, Gebsattel VE von (Hrsg) Handbuch der Neurosenlehre und Psychotherapie. Bd.2. Urban und Schwarzenberg, München

Matussek P (1958b) Zwang und Sucht. Nervenarzt 29:452–456

Mayer–Gross W (1920) Über die Stellungnahme zur abgelaufenen akuten Psychose. Zschr ges Neurol Psychiatr 60:160–212

Mayer–Gross W (1922) Über das Problem der typischen Verläufe. Zschr ges Neurol Psychiatr 78:429–441

McGlashan TH, Levy ST, Carpenter WT (1975) Integration and sealing over: Clinical recovery styles from schizophrenia. Arch Gen Psychiat 32:1269–1272

McGlashan TH, Docharty JP, Siris S (1976) Integrative and sealing–over recoveries from schizophrenia: distinguishing case studies. Psychiatry 39:325–338

McGlashan TH, Wadeson HS, Carpenter WT, Levy ST (1977) Art and recovery style from psychosis. J Nerv Ment Dis 164:182–190

Meichenbaum D, Turk DC (1987) Facilitating Treatment Adherence. Plenum Press, New York London

Meyer A (1951) Fundamental conceptions of Dementia praecox In: Winters EE (ed) Collected Works. Vol.II. John Hopkins Press, Baltimore

Meyer E (1903) Über akute und chronische Alkoholpsychosen und über die ätiologische Bedeutung des chronischen Alkoholmißbrauches bei der Entstehung geistiger Störungen überhaupt. Arch Psychiatr Nervenkr 38:331–401

Miller FT, Busch F, Tanenbaum JH (1989) Drug abuse in schizophrenia and bipolar disorder. Am J Drug Alcohol Abuse 15:291–295

Minkoff K (1989) An integrated treatment model for dual diagnosis of psychosis and addiction. Hosp Community Psychiatry 40:1031–1036

Minkowski E (1923) Bleulers Schizoidie und Syntonie und das Zeiterlebnis. Zschr ges Neurol Psychiatr 82:212–230

Minkowski E (1927) La Schizophrenie. Payot, Paris

Minkowski E (1929) Der Einfluß der modernen Charakterologie auf die psychopathologischen Probleme. Nervenarzt 2:129–133

Minkowski E (1952) La psychopathologie contemporaine en face de l'être humain. Évolution psychiatrique (1952)1–19

Minkowski E (1972) Die gelebte Zeit. Bd.2. Über den zeitlichen Aspekt psychopathologischer Phänomene. Otto Müller, Salzburg

Möller HJ, Scharl W, Zerssen D von (1984) Störungen der prämorbiden sozialen Adaptation als Prädiktor für die Fünfjahresprognose schizophrener Psychosen. Nervenarzt 55:358–364

Müller M (1930) Über Heilungsmechanismen in der Schizophrenie. Abhandlungen aus der Neurologie, Psychiatrie, Psychologie und ihren Grenzgebieten. Heft 57. S.Karger, Berlin

Mukherjee S (1983) Reducing American Diagnosis of Schizophrenia: Will the DSM–III Suffice? Br J Psychiatry 142:414–418

Mundt C (1982) Zur Psychopathologie und Theorie der schizophrenen Primärpersönlichkeit. In: Laux G, Reimer F (Hrsg) Klinische Psychiatrie. Hippokrates, Stuttgart

146

Mundt (1985) Das Apathiesyndrom der Schizophrenen. Springer, Berlin Heidelberg New York

Mundt C (1989) Die psychopathologischen Grundlagen zur Psychopathometrie des schizophrenen Residualsyndroms. Fundamenta Psychiatrica 3:2–11

Murphy HBM (1982) Comparative Psychiatry. Springer, Berlin Heidelberg New York

Nasse, W (1877) Über den Verfolgungswahnsinn der geistesgestörten Trinker. Allg Zschr Psychiatr 34:167–183

Norusis MJ (1983) SPSS^x. Introductory Statistic Guide. McGraw-Hill, Chicago

O'Farrell TJ, Connors GJ, Upper D (1983) Addictive behaviors among hospitalized psychiatric patients. Addictive Behaviors 8:329–333

Opler MK (1957) Schizophrenia and culture. Sci American 197:103–110

Parker JB, Meiller RM, Andrews GW (1960) Major Psychiatric Disorders Masquerading als Alcoholism. Sth med J 53:560–564

Pattison M, Kaufman E (1982) (eds) Encyclopedic Handbook of Alcoholism. Gordon Press, New York

Pauleikhoff B (1953) Über die Seltenheit von Alkoholabusus bei zyklothym Depressiven. Nervenarzt 24:445–448

Perleman AA (1930) (An Experiment with Alcohol in Schizophrenia) Obosrenie Psychiatrii. Vol.I. Zitiert nach: Kantorovich NV, Constantinovich SK (1935) The effect of alcohol in catatonic syndromes. Am J Psychiatry 92:651–654

Peters UH (1967) Das exogene paranoid–halluzinatorische Syndrom. S.Karger, Basel New York

Pitts FN, Winokur G (1966) Affective Disorder – VII: Alcoholism and Affective Disorder. J Psychiat Res 4:37–50

Platt S (1981) Social adjustment as a criterion of treatment success: Just what are we measuring? Psychiatry 44:95–112

Pottier C (1942) Démence précoce consécutive à une intoxication éthylique chronique. Ann méd–psychol 100:230–235

Pulver AE, Wolyniec PS, Wagner MG, Noormann CC, McGrath JA (1989) An epidemiological investigation of alcohol–dependent schizophrenics. Acta psychiatr scand 79:603–612

Racamier PC (1982) Die Schizophrenien. Eine psychoanalytische Interpretation. Springer, Berlin Heidelberg New York

Rimmer J, Jacobson B (1977) Alcoholism in schizophrenics and their relatives. J Stud Alcohol 38:1781–1784

Rinderknecht G (1920) Über kriminelle Heboide. Zschr ges Neurol Psychiatr 57:35–70

Rennert H (1982) Zum Modell "Universalgenese der Psychosen" – Aspekte einer unkonventionellen Auffassung der psychischen Krankheiten. Fortschr Neurol Psychiatr 50:1–29

Roa A (1970) Alcoholism and endogenous psychosis. In: Popham RE (ed) Alcohol and alcoholism. University of Tronto Press, Toronto

Rohde–Dachser C (1979) Das Borderline–Syndrom. Huber, Bern Stuttgart Toronto

Rosenfeld HA (1981) Zur Psychoanalyse psychiatrischer Zustände. Suhrkamp, Frankfurt

Rüger U, Blomert AF, Förster W (1990) Coping. Theoretische Konzepte, Forschungsansätze, Meßinstrumente zur Krankheitsbewältigung. Vandenhoeck & Ruprecht, Göttingen Zürich

Rümke HC (1967) Eine blühende Psychiatrie in Gefahr. Springer, Berlin Heidelberg New York

Saß H (1987a) Psychopathie, Soziopathie, Dissozialität. Zur Differentialtypologie der Persönlichkeitsstörungen. Springer, Berlin Heidelberg New York

Saß H (1987b) Die Krise der psychiatrischen Diagnostik. Fortschr Neurol Psychiatr 55:355–360

Saß H (1990) Operationalisierte Diagnostik in der Psychiatrie. Nervenarzt 61:255–258

Saß H, Koehler K (1983) Borderline–Syndrome: Grenzgebiet oder Niemandsland? Nervenarzt 54:221–230

Sattes H (1959) Über die gegenseitige Ersetzbarkeit der Suchtmittel. Nervenarzt 30:129–131

Sattes H (1962) Zur Anthropologie der Rauschmittelsucht. Nervenarzt 33:184–187

Scharfetter C (1973) Streifzüge in die Geschichte des Schizophreniebegriffs. Schweiz Arch Neurol Neurochir Psychiatr 112:75–85

Scharfetter C (1976) Allgemeine Psychopathologie. Thieme, Stuttgart

Scharfetter C (1986) Schizophrene Menschen. 2.Aufl. Urban und Schwarzenberg, München Weinheim

Scharfetter C (1987) Schizophrenien. I. Definition, Abgrenzung, Geschichte. In: Kisker KP, Lauter H, Meyer JE, Strömgren E (Hrsg) Psychiatrie der Gegenwart 4. Schizophrenien. Srpinger, Berlin Heidelberg New York

Schindler R (1960) Das psychodynamische Problem beim sogenannten schizophrenen Defekt. 2. Int. Symp. Psychother. Schizophrenie. Zürich 1959. Vol. 2. S.Karger, Basel New York

Schleiffer R (1980) Zur Methodologie von Psychopathologie und Historik. Nervenarzt 51:17–21

Schneider K (1967) Klinische Psychopathologie. 8.Aufl. Thieme, Stuttgart

Schneier FR, Siris SG (1987) A review of psychoactive substance use and abuse in schizophrenia. J Nerv Ment Dis 175:641–652

Schrappe O (1978) Abhängigkeit – Symptom oder Krankheit? In: Keup W (Hrsg) Sucht als Symptom. Thieme, Stuttgart

Schröder P (1905) Über chronische Alkoholpsychosen. Sammlung zwangloser Abhandlungen aus dem Gebiete der Nerven- und Geisteskrankheiten. Bd 6. Carl Marhold, Halle/Saale

Schuckit MA (1986) Genetic and clinical implications of alcoholism and affective disorder. Am J Psychiatry 143:140–147

Scott EM (1966) Group therapy for schizophrenic alcoholics in a state–operated out–patient clinic: with hypnosis as an integrated adjunct. The Int J Clin Exp Hypnosis 14:232–242

Searles HF (1974) Der psychoanalytische Beitrag zur Schizophrenieforschung. Kindler, München

Searles HF (1955) Abhängigkeitsprozesse bei der Psychotherapie von Schizophrenie. In: Searles HF (1974) Der psychoanalytische Beitrag zur Schizophrenieforschung. Kindler, München

Sechehaye M (1986) Eine Psychotherapie der Schizophrenen. Klett–Cotta, Stuttgart

Shumakov VM (1970) (Alcoholism in schizophrenic patients) Zurnal nevropatologii i psychiatrii imeni S.S. Korsakova 70:435–443 (engl. abstract)

Soskis DA, Bowers BM (1969) The schizophrenic experience: A follow–up study of attitude and posthospital adjustment. J Nerv Ment Dis 149:443–449

Soyka M (1987) Probleme bei der Behandlung und Rehabilitation psychotischer Alkoholabhängiger. (Internationales Symposium München 8.–10.4.1987. Dokumentation I.)

Spitzer M (1988a) Psychiatry, Philosophy, and the Problem of Description. In: Spitzer M, Uehlein FA, Oepen G (Hrsg) Psychopathology and Philosophy. Springer, Berlin Heidelberg New York

Spitzer M (1988b) Ichstörungen: In Search of a Theory. In: Spitzer M, Uehlein FA, Oepen G (Hrsg) Psychopathology and Philosophy. Springer, Berlin Heidelberg New York

Spitzer M, Degkwitz R (1986) Zur Diagnose des DSM–III. Nervenarzt 57:698–704

Staehelin JE (1960) Nichtalkoholische Süchte. In: Gruhle HW, Jung R, Mayer–Gross W, Müller M (Hrsg) Psychiatrie der Gegenwart. Bd.II. Klinische Psychiatrie. Springer, Berlin Göttingen Heidelberg

Stengel E (1937) Über die Bedeutung der prämorbiden Persönlichkeit für Verlauf und Gestaltung der Psychose. Arch Psychiatr 106:509–553

Stierlin H (1980) Eltern und Kinder. Suhrkamp, Frankfurt

Strauss JS (1989) Commentary on Gracia et al.: Diagnostic Entity or Dynamic Processes? Psychiatry 52:41–44

Strauss JS, Carpenter WT (1977) Prediction of outcome in schizophrenia. III. Five–year outcome and its predictors. A report from the International Pilot Study of Schizophrenia. Arch Gen Psychiat 34:159–163

Strömgren E (1983) The Strengths and Weaknesses of DSM–III. In: Spitzer RL, Williams JBW, Skodol AE (eds) International Perspectives on DSM–III. American Psychiatric Press, Washington

Süllwold L (1977) Symptome schizophrener Erkrankungen. Uncharakteristische Basisstörungen. Springer, Berlin Heidelberg New York

Süllwold L, Huber G (1986) Schizophrene Basisstörungen. Springer, Berlin Heidelberg New York

Sullivan HS (1953) The interpersonal theory of psychiatry. W.W.Norton, New York

Sundby P (1967) Alcoholism and Mortality. Universitets Forlaget, Oslo

Tellenbach H (1971) Hermeneutische Akte in der klinischen Psychiatrie. Salzburger Studien zur Philosophie Bd.9/1971. A.Pustet, Salzburg München. In: Tellenbach H (1987) Psychiatrie als geistige Medizin. Verlag für angewandte Wissenschaften, München

Thomae H (1968) Das Individuum und seine Welt. Eine Persönlichkeitstheorie. Hogrefe, Göttingen

Trapp CE, Schube PG (1937) The reaction fo certain psychotic types to alcohol. J Nerv Dis 85:668–688

Tress W (1987) Die intentionale Beschreibung als Grundlage psychoanalytischer Erkenntnis. Psychother med Psychol 37:133–141

Vaziri H (1961) Fréquence de l'oligophrénie, de la psychopathie et de l'alcoolism dans 79 familles de schizophrènes. Schweiz Arch Neurol Psychiatr Neurochir 87:160–177

Wanke K (1989) Drogen und Alkohol. Ihre Bedeutung für die psychische Entwicklung bei Jugendlichen. Z Allg Med 65:93–97

Weiss RD, Mirin SM (1989) The dual diagnosis alcoholic – Evaluation and treatment. Psychiatric Annals 19:261–265

Weissman MM (1975) The Assessment of Social Adjustment. A Review of Techniques. Arch Gen Psychiat 32:357–365

Weissman MM, Sholomskas D, John K (1981) The assessment of social adjustment. An update. Arch Gen Psychiat 38:1250–1258

Welz R (1987) Epidemiologie des Drogenmißbrauchs. In: Kisker KP, Lauter H, Meyer JE, Strömgren E (1987) Psychiatrie der Gegenwart 3. Abhängigkeit und Sucht. Springer, Berlin Heidelberg New York

Werner W, Guth W, Leipig FJ (1982) Schizophrene Psychosen und Alkoholismus. In: Wieck HH, Schrader A, Daun H, Witkowski R (Hrsg) Krankheit Alkoholismus. Perimed, Erlangen

Wilmanns K (1906) Zur Psychopathologie des Landstreichers. Eine klinische Studie. Barth, Leipzig

Windgassen K (1989) Schizophreniebehandlung aus der Sicht des Patienten. Springer, Berlin Heidelberg New York

Wing JK (1987) Rehabilitation, Soziotherapie und Prävention. In: Kisker KP, Lauter H, Meyer JE, Müller C, Strömgren E (Hrsg) Psychiatrie der Gegenwart 4. Schizophrenien. Springer, Berlin Heidelberg New York

Wolfsohn R (1907) Die Heredität bei Dementia praecox. Allg Zschr Psychiatr Grenzgeb 64:347–367

World Health Organization (1987) I.C.D.–10. June 1987 draft of chapter V. Geneva

World Health Organization (1989) I.C.D.–10. April 1989 draft of chapter V. Geneva

Wulff E (1972) Psychose als süchtiges Verhalten. In: Ders., Psychiatrie und Klassengesellschaft. Fischer Athenäum, Frankfurt

Wynne LC, Ryckhoff IM, Day J, Hirsch SI (1958) Pseudomutuality in the fmaily relations in schizophrenics. Psychiatry 21:205–220

Wyrsch J (1937) Über akute schizophrene Zustände, ihren psychopathologischen Aufbau und ihre praktische Bedeutung. S.Karger, Leipzig

Wyrsch J (1946) Ueber die Intuition bei der Erkennung des Schizophrenen. Schweiz med Wschr 46:1173–1176

Wyrsch J (1949) Die Person des Schizophrenen. Paul Haupt, Bern

Wyrsch J (1963a) Psychopathologie I: Bedeutung und Aufgabe. Ich und Person. Bewußtsein, Antrieb, Gefühl. In: Gruhle HW, Jung R, Mayer–Gross W, Müller M (Hrsg) Psychiatrie der Gegenwart. Bd.I/2. Grundlagen und Methoden der klinischen Psychiatrie. Springer, berlin Göttingen Heidelberg

Wyrsch J (1963b) Über Sucht und Süchtige. Psychiat et Neurol 145:67–99

Yesavage JA, Zarcone V (1983) History of drug abuse and dangerous behavior in inpatient schizophrenics. J Clin Psychiatry 44:259–261

Zeiler J (im Druck) Mißbrauch psychoaktiver Stoffe bei Schizophrenen. Suchtgefahren

Zeiler J (1988) Zur Situagenie der schizophrenen Episode eines Morphinisten. Fundamenta Psychiatrica 2:13–18

Zimberg S (1979) Alcoholism. Prevalence in general hospital emergency room and walk-in clinic. New York State J Jed (1979):1533–1536

Zubin J, Spring B (1977) Vulnerability. A new view of schizophrenia. J Abnorm Psychol 86:103–126

Zutt J (1948) Über das Wesen der Sucht nach den Erfahrungen und vom Standpunkt des Psychiaters. Stud Gen 1:253–257

Zutt J (1958) Zur Anthropologie der Sucht. Nervenarzt 29:439–445

Zutt J (1963) Auf dem Wege zu einer anthropologischen Psychiatrie. Springer, Berlin Göttingen Heidelberg

Zutt J (1975) Anthropologie von Rausch und Sucht. In: Steinbrecher W, Solms H (Hrsg) Sucht und Mißbrauch. 2.Aufl. Thieme, Stuttgart

12 Sachverzeichnis

Abhängigkeitskonflikt 109
Abhängigkeitssyndrom, s. Alkohol-
  mißbrauch, Definition
Abstinenz, s. Alkoholmißbrauch bei
  Schizophrenie, Abstinenz
– und Bewältigungsstil 100f
Acting-out 51
affektive Psychosen, Alkoholmiß-
  brauch 84
Affektivität, s. Verstimmungszustände
akuter alkoholischer Wahnsinn 2
Alkohol als Thema, s. Alkoholmiß-
  brauch bei Schizophrenie als Thema
Alkoholiker, schizoider, s. schizoider
  Alkoholiker
Alkoholikerrolle 103, 110
Alkoholintoleranz 65, 71
Alkoholismus 1ff
– und Borderline-Syndrom 51
– Definition 19
– Keimschädigung 7
– als pathogenetischer Faktor 7
– Schizophreniemorbidität 9
– sekundärer 2f
– symptomatischer 2ff
Alkoholmißbrauch, Definition 2, 18ff
Alkoholmißbrauch bei Schizophrenie
– Abhängigkeitssyndrom 20f, 62ff, 69
– Abstinenz 61f
– Alkoholismus der Eltern 12, 22, 33,
  48

– Alkoholrausch 65ff
– Alkoholwirkungen 10, 65ff
– Alter bei Beginn des Alkoholmiß-
  brauchs 46f
– Alter bei Katamnese 31
– Alter bei schizophrener Erstmanife-
  station 33
– autoprotektive Wirkung 73
– Bedingungskonstellationen 48ff
– Bewältigungsverhalten, s. Schizo-
  phrenie, Bewältigungsverhalten
– broken home 48
– Diagnose 18ff
– Disposition 10
– Drogenmißbrauch und -abhängig-
  keit, s. Drogenmißbrauch
– Entzugssyndrome 69f, 115
– Familiendynamik, s. Familiendyna-
  mik
– Familienstand 32, 43
– Folgen 60f
– Geschlechtsverteilung 32, 43, 46f
– Häufigkeit 8f, 28f
– Katamnesendauer 31
– Medikamentenmißbrauch, s. Medi-
  kamentenmißbrauch
– Motivierung 10f, 73ff
– Motivierungstypen 80ff
– Neuroleptika 33
– psychopathologischer Befund 36ff,
  43

- präschizophrene Persönlichkeitsent-
  wicklung 22f, 33, 48ff
- Substanzmißbrauch 22, 39ff
- Suizidversuche 33
- als Thema 107ff
- Therapieleitlinien 113ff
- Vergleichsstudien 13f
- Verlauf des Alkoholmißbrauchs 9,
  59ff
- Verlauf der schizophrenen Psychose
  9f, 33ff, 46ff
Alkoholpsychosen 3, 69f
- atypische 70, 111
AMDP-System 24f, 36ff
Antrieb 88
artificialisme 94
Assoziationismus 80
attitudes schizophréniques 77
Autismus 6f, 55, 82, 87ff, 91ff

Basisstörungstheorie 76
Behinderung, soziale 59, 77
Bewältigungsstile 77
- familiäre, s. Familiendynamik
Bewältigungsverhalten, s.
  Schizophrenie
- psychopathologische Analyse 11,
  73ff
Borderline-Persönlichkeitsstörung 51
Borderline-Syndrom 51

Co-Morbidität 4
Coping, s. Schizophrenie, Bewältigungsverhalten

Daseinstechniken 74
Dämmerzustände, s. Alkoholmiß-
  brauch bei Schizophrenie, Alkohol-
  rausch
Defekt, schizophrener 77
Degeneration 7
Delegation, gebundene 105
Delirium tremens 69f
Dementia praecox 1ff

Diagnosesystem, s. Klassifikation
Dipsomanie 1
Diskriminanzanalyse 41
Disulfiram 116
Doppeldiagnose 2, 4, 113, 117
Drangzustände 88
Drogenmißbrauch 8, 39ff
Drogenpsychosen 7
DSM-III 6, 19, 23

Ehepartner, s. Schizophrenie, Partnerbeziehung
Ekstase, s. Exzeß
empirischer Dualismus 75
exogenes paranoid-halluzinatorisches
  Syndrom 3
Exzeß 98f

Faktorenanalyse 24f, 34
Familiendynamik 103ff
- schiefgelagerte Familie 105
- schismatische Familie 106
Familienschisma

Global-assessment-scale 25
Griffnähe 7f
Grundstörung 6, 75ff

ICD-9 15
ICD-10 6, 19ff, 23f
- Abhängigkeitssyndrom 20f
- gefährlicher Gebrauch 19f
- schädlicher Gebrauch 20
- Schizophrenie 23f, 30f
Ich-Bewußtsein, Dimensionen 52ff
Ich-Identität 103
Ich-Störungen 53
In-der-Welt-sein, schizophrenes 74

Jetztsein der Psychose 87

Klassifikation 6, 15, 19, 23f
Kompensationsversuch, s. Schizophrenie, Bewältigungsverhalten

Konflikttrinker 83
Kontinuitätsmodell 5, 51
Krankheitseinheit 5
Krankheitsmodelle 78, 108ff
– der Angehörigen 108
– Kausalattribution 108
– und Schulderleben 108f

Leere 97f

Medikamentenmißbrauch 8, 39ff

negative Identität 85
Negativität 75
Neurotransmitter–Störung 71
Nikotin, s. Alkoholmißbrauch bei
   Schizophrenie, Substanzmißbrauch
Nosologie 117

Pathologischer Rausch 66
Person 74ff
Persönlichkeit, präschizophrene, s.
   präschizophrene Persönlichkeit
Persönlichkeitswandel 58f
– organischer 63f
Phillips–Skala 22
prädelirantes Syndrom 70
primäre und sekundäre Symptome 76
Prozeß 76
Pseudomutualität 104
Psychoanalyse 11f, 76

Rolle, s. Sozialrolle; Wahnrolle
Rollentheorie 110

schizoider Alkoholiker 51
Schizophrenie
– mit Alkoholmißbrauch, s. Alkohol-
   mißbrauch bei Schizophrenie
– Adaptation 25
– Auslösung durch Alkohol 70ff
– Begriff 4ff
– Behandlung 113ff
– Behandlung mit Rauschdrogen 115

– Benzodiazepine 115f
– Bewältigungsverhalten 10, 26, 33f,
   43, 73ff, 77ff
– Cannabiseffekte 91
– latente 50ff, 57
– Langzeitstudien 21
– Maskierung 71
– Partnerbeziehung 58f, 109
– Prodromalstrecke 52
– pseudoneurotische 11, 51
– pseudopsychopathische 57
– Residualsyndrom 24
– Schizophrenia simplex 56f
– soziale Reaktivität 102
– Substanzmißbrauch, s. Drogenmiß-
   brauch; Medikamentenmißbrauch
– Verlauf 25
– Verlauf, präschizophren und post-
   schizophren 40
Schizotype Störung, s. Schizophrenie,
   latente
Schizotypische Persönlichkeitsstörung,
   s. Schizophrenie, latente
Selbstgestaltung 79
Selbstheilung, s. Schizophrenie, Be-
   wältigungsverhalten
Selbsthilfegruppen 115
Selbstzerstörung 99
Sichtpsychose 5
sozialintegriertes Trinken 80, 83
Sozialisation 102f, 110
– zum Kranken 103
Sozialrolle 103, 110ff
Spaltung 80
Spältigkeit, s. Spaltung
Sucht 11f, 21, 84
– und Zwang 12, 101
suchtanaloges Verhalten 92
Suchtfähigkeit 96ff
süchtige Fehlhaltung 96ff
Süchtigkeit, s. süchtige Fehlhaltung

Toxikophilie und Toxikophobie 100f
Trinkerheilanstalt 2

Vater–Repräsentanz, symbolische 95
Verlust des lebendigen Kontakts 90
verständliche Zusammenhänge 18
Verstehen 74
verstehende Psychopathologie 18
Verstimmungszustände 82ff
Vulnerabilitätsmodell 5, 51, 76
VWB, s. Wachbewußtseinszustände, veränderte

Wachbewußtseinszustände, veränderte 91ff
Wahnrolle 95, 110ff

Zeiterleben 88

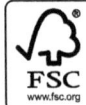

MIX
Papier aus verantwortungsvollen Quellen
Paper from responsible sources
FSC® C105338

If you have any concerns about our products,
you can contact us on
ProductSafety@springernature.com

In case Publisher is established outside the EU,
the EU authorized representative is:
**Springer Nature Customer Service Center GmbH
Europaplatz 3, 69115 Heidelberg, Germany**

Printed by Libri Plureos GmbH
in Hamburg, Germany